Samenw

Samenwerken in de mondzorg

Onder redactie van:
Prof. dr. Rob M.H. Schaub

Met medewerking van:
Mr. dr. Wolter G. Brands
Dr. Josef J.M. Bruers
Dr. Ronald C. Gorter
Drs. Jos L.M. van den Heuvel
Mevr. Anita Hoyng
Mevr. Corrie Jongbloed-Zoet
Mevr. drs. Agnes M.A. Kerckhoffs
Mevr. Petra Koole-Kisman
Drs. Rien Koopmans
Drs. Albert J. Rijnsburger
Mevr. dr. Annemarie A. Schuller
Drs. Jan Ulehake
Drs. Nico Vos

Bohn Stafleu van Loghum
Houten

ISBN 978 90 313 5164 0
NUR 887

Ontwerp omslag en binnenwerk: Studio Bassa, Culemborg
Automatische opmaak: Prepress, Zeist

Bohn Stafleu van Loghum
Het Spoor 2
Postbus 246
3990 GA Houten

www.bsl.nl

Inhoud

Inleiding		9
	De doelen van dit boek	11
Verantwoording		13
	De opzet	13
	De keuze van onderwerpen en auteurs	14
1	**Samenwerken, waarom?**	16
	Inleiding	16
	De indeling in doelen	17
	Zorgdoelen	21
	Persoonlijke doelen	21
	Beroepsmatige doelen	22
	Bedrijfsmatige doelen	22
	De praktijk	22
2	**Maatschappelijke achtergronden van samenwerken in de mondzorg: van abstracte wens tot de praktijk van alle dag?**	24
	Inleiding	24
	Historische context: van ondersteuning naar structurele taakherschikking	29
	De verschillende belanghebbenden bij samenwerking in de mondzorg	39
	Belangen van deze actoren bij samenwerken	45
	Europa	53
	Slotbeschouwing	56
3	**De mondgezondheid vraagt aangepaste zorg**	57
	Inleiding	57
	Demografische ontwikkelingen	57
	Het kunstgebit verdwijnt grotendeels	60

De toestand van het natuurlijke gebit verbetert   61
De ontwikkelingen in kennis en kunde   64
Veranderde verwachtingen   66
Van tandheelkunde naar mondzorg   67
Mondzorg betekent samenwerking   69
Conclusie   71

4   **Juridische aspecten van samenwerken in de mondzorg**   72
Inleiding   72
Waarborgen in de Wet BIG   74
De behandelmogelijkheden van de samenwerkende hulpverleners   79
Fouten en aansprakelijkheid van de leden van een samenwerking   87
Besluit   98

5   **Financiering en honorering in de tandartspraktijk**   98
Financiering van de zorg, het overheidsbeleid   98
Hoe kwamen tarieven tot stand?   100
Nieuw prijsbeleid voor de zorg   102
Financiering van de tandheelkunde   103
Honorering van de tandheelkunde   104
Waar gaat het heen?   106

6   **Samenwerking in de mondzorg: verschillende vormen**   110
Een pleidooi voor categorieën   110
Aspecten van organisatie   112
Samenwerken naar werkwijze in theorie   114
Samenwerken naar doel en structuur in de mondzorg   117
Samenwerken naar doelen, structuur en werkwijze   118
De contingentietheorie   120
Contingentiefactoren en samenwerken in de mondzorg   123
De typering van de samenwerking in de mondzorg   125
Nabeschouwing   127

7   Sociaalpsychologische aspecten van werken in
     tandheelkundige teams   129
     Inleiding   129
     De mensen in de samenwerking   131
     De onderlinge processen tussen de mensen die
     samenwerken   143
     De relatie met de samenwerking   151
     Ten slotte   155

8   Informatie- en communicatietechnologie in
     het tandheelkundig team   157
     Inleiding   157
     Van mond op mond naar papier   158
     Van kopiëren naar innoveren   158
     Van informatie op papier naar elektronische
     gegevens en elektronische informatie   160
     Van solopraktijk naar teampraktijk   160
     Van vrije teksten naar een database   162
     Gangbare situatie: informatie beschikbaar
     voor en na maar niet tijdens de behandeling   163
     Van eenmaal invoeren naar multi-moment
     invoeren   164
     Gewenste situatie: informatie beschikbaar
     voor, na, maar vooral tijdens de behandeling   165
     Van data naar informatie naar monitoren   166
     Monitoren   168
     Information at your fingertips   167
     Eén plaatje meer zegt dan duizend woorden   168
     Team?   170
     Team!   171
     Van gele briefjes naar werkelijke communicatie   171
     Van typemachine naar centrale rol ICT   174
     Van schijnhygiëne naar echte hygiëne   174
     Tot slot   175

9   Samenwerken?   176
     Inleiding   176
     De inhoud van het beroep van mondhygiënist   177
     Mondgezondheid in Nederland   179
     Ontwikkelingen in de mondzorg   181
     Mondhygiënist in Nederland   183
     De effectiviteit van de mondhygiënist   184

De positie van de mondhygiënist in de organisatie   186
Slotbeschouwing   189

10   **Het managen van een samenwerking**   192
Inleiding   192
Samenwerkingsvormen   193
Het voorbereiden van een goede samenwerking   195
Het onderhouden van een goede samenwerking   196
Het managen van een samenwerking   198
Tandheelkunde   201
Financiën versus kwaliteit   205
Conclusie   206

Nabeschouwing   208
Behoorlijk gereedschap   208
De toekomst   209

Over de auteurs   215

Literatuur   220

Inleiding

Aan het einde van de vorige eeuw maakte de overheid samenwerken in de mondzorg, evenals elders in de zorg, tot beleid met als doel: beheersing en sturing van het aanbod aan menskracht. 'Overschotten' en 'tekorten' zullen door samenwerking van tandartsen met andere beroepsgroepen minder direct van invloed zijn op de zorg. Sindsdien staat samenwerken in de mondzorg sterk in de belangstelling.
Binnen de mondzorg werd de gewenste samenwerking aangeduid met 'teamconcept'. Het begrip 'team' lijkt duidelijk en het heeft een uitstekende ietwat romantische uitstraling van 'samen de schouders eronder' en 'klaar staan voor elkaar'. Trainers en leiders van teams uit de sport of het bedrijfsleven met aansprekende successen worden daarom uitgenodigd als spreker. Doorgaans een prima afsluiter van het congres: 'zo kan het dus vorm krijgen'. Aansprekend zijn de doorgaans strakke organisatie, de krachtige aansturing, de duidelijke rolverdeling en de heldere doelen. Uiterlijke kenmerken zoals gelijke kleding en een lach op het gezicht worden daarbij positief gewaardeerd. Menige samenwerkingspraktijk presenteert zich ook zo op zijn website. In de beginperiode van samenwerken in de mondzorg (zie hoofdstuk 2) was er wel sprake van dergelijke 'teams': tandartsen met allerlei vormen van hulpkrachten. Maar zoals zal worden uitgelegd in de hoofdstukken 6 en 7 gaat het bij een team om het gezamenlijk dragen van verantwoordelijkheid, en elkaar protocollair maar ook flexibel aanvullen in het bereiken van de doelen van de samenwerking. Dat was en is ook de beleidsintentie van de overheid. Juist bij een vervloeien (taakherschikking) van de rollen van verschillende beroepsbeoefenaren zal het mogelijk zijn problemen door tekorten in het aanbod (tandartsen, mondhygiënisten) te beperken. Daarmee kunnen ook de andere doelen van samenwerken bereikbaar worden (zie hoofdstukken 1 en 2). Deze 'nieuwe' invulling van het teamconcept werd bij de start van de gezamenlijke opleidingen Tandheelkunde en Mondhygiëne in Groningen in 1995 het uitgangspunt om studenten te leren samen te werken. Vele bezoekers van de opleidingen

waren daarover enthousiast. Anderen waren echter teleurgesteld, ver-
baasd of zelfs gechoqueerd, mogelijk omdat men het team 'oude stijl'
voor ogen had. Men zag niet een groep studenten gedisciplineerd
werken aan een patiënt, maar individueel werkende studenten, die
hun samenwerking in afstemming gestalte gaven in zorgplannen en
overleg. Veel beslissingen werden individueel genomen, met verantwoording achteraf. Kortom een nabootsing van een 'echt team'
(hoofdstuk 6).
Deze ervaring leert dat het begrip team bij nadere beschouwing tot
veel interpretaties leidt. En daarmee kan samenwerken in de mondzorg ook niet rekenen op een eenduidige benadering.

Het teamconcept kreeg ook een controversiële betekenis. Het nemen
van eigen verantwoordelijkheid binnen een gezamenlijke verantwoordelijkheid van een team en de flexibele werkwijze maakten dat teamleden soms buiten hun bestaande bevoegdheid konden of zouden
kunnen gaan. Voor de mondhygiënist werd dit structureel gemaakt.
Voor hem werd een uitbreiding van taken gezien. En dat was contro-
versieel. Vooral de gedachte dat de mondhygiënist cariës diagnosti-
ceert en restauraties maakt gaf (en geeft?) veel discussie. Die contro-
verse werd bepalend voor het beeld van het teamconcept. Als samenwerkingsvorm verdween het naar de achtergrond. Centraal kwam de
discussie te staan over de aard en vorm van de overdracht van taken
van de tandarts naar andere beroepsbeoefenaren. In de loop van de
afgelopen jaren hebben concepten als 'de tandarts als regisseur van de
mondzorg', 'de vrije vestiging van de mondhygiënist' en de 'mondhygiënist als basistandarts' dan ook tot veel commotie geleid.

Inmiddels heeft in de dagelijkse praktijk samenwerking een grote
vlucht genomen. Anno 2008 zijn rond de 2000 praktijken (40% van de
Nederlandse praktijken) als samenwerkingspraktijk aan te merken.
Dat wil zeggen er werkt meer dan één bevoegde tandarts. Daarnaast
zijn er in wisselende aantallen mondhygiënisten, assistenten en anderen werkzaam. Als de trend van de afgelopen jaren zich voortzet, zal
per jaar het aantal samenwerkingspraktijken met één procent toenemen. Gegeven deze groei en het ontbreken van tekenen van misluk-
kingen op enige schaal is samenwerking in de mondzorg dus kennelijk een succes. En de belangstelling is groot als het aantal congressen
en congressprekers op dit terrein in overweging wordt genomen.

Tegelijk moet worden vastgesteld, dat over samenwerking in de
mondzorg weinig bekend is. De hiervoor aangehaalde discussiepun-

ten zijn nog niet tot algemeen aanvaarde oplossingen gebracht. Hoe moet samenwerking/het teamconcept vorm krijgen? Samenwerkingen blijken onderling sterk te verschillen. En de taakverdeling krijgt eveneens allerlei vormen. De doelen van de samenwerking zijn al lang de beheersing en sturing van de menskracht ontgroeid (zie hoofdstuk I). Er zijn nauwelijks gegevens over de wijze waarop de gewenste doelen effectief en efficiënt bereikt kunnen worden, afgezien van algemene organisatorische principes.

Samenwerken in de mondzorg kost ook energie en inspanning. Zoals een tandarts, die hieraan begon verzuchtte: 'nu ben ik een dag per week bezig met managen'. Werken in een problematische samenwerking kan bijdragen tot slecht functioneren en zelfs arbeidsongeschiktheid. Verkeren met andere mensen, ook in het werk, kent naast positieve immers ook negatieve kanten.

Conclusie: het is in alle opzichten zaak te weten waar je aan begint als het om samenwerken in de mondzorg gaat.

De doelen van dit boek

Voor het opzetten van een samenwerking is het noodzakelijk vast te stellen wat doelen zijn en op welke wijze die te bereiken zijn. Als het doel is om regelmatig beroepsinhoudelijk contact met collega's te onderhouden, dan is het opzetten van team erg overdreven. Het reserveren van een zaaltje met een beamer en een lichtbak is dan genoeg.
Wie werkt of wil gaan werken in een samenwerking moet zich realiseren waar men zelf staat. Wie graag werkt met duidelijk voorwaarden (bijvoorbeeld tijden van aanvang en afsluiten van de werkdag) moet niet gaan werken in een team waarin flexibiliteit en eigen verantwoording centraal staan. Wie graag alleen werkt moet een solo-praktijk beginnen. Samenwerken blijft dan wel noodzakelijk, maar dat kan op enige afstand door te verwijzen naar andere praktijken.
Samenwerken betekent echter ook taken verdelen en overdragen. Ook op dat terrein is kennis nodig. De tandarts die zonder toezicht en duidelijk opdracht anderen behandelingen uit laat voeren, loopt risico's ten aanzien van de aansprakelijkheid bij problemen. En in de praktijk waarin de taakverdeling heel goed georganiseerd is ontstaat het risico van tariefsdaling: er is immers sprake van verlaging van de kosten en verhoging van het inkomen?

In de komende hoofdstukken wordt aan verschillende onderwerpen betreffende samenwerken vooral op het niveau van processen en achtergronden aandacht besteed. Daarbij komen de twee hoofdzaken van 'samenwerken in de mondzorg' anno 2008 aan bod. Enerzijds worden allerlei aspecten van de vormgeving van samenwerking beschreven. Dat gebeurt in hoofdstukken over doelen, sociaal-psychologische aspecten van samenwerken, financiering en communicatie (ICT) binnen de samenwerking. Aan de andere kant wordt aandacht besteed aan de taakverdeling binnen de samenwerking. Dat gebeurt vooral in het hoofdstuk over de juridische aspecten van samenwerken. Een scherpe scheiding tussen beide benaderingen is niet altijd te maken. In het hoofdstuk over de maatschappelijk context en de hoofdstukken vanuit de praktijk (mondhygiënisten en tandarts) lopen deze aspecten dooreen.

Blauwdrukken voor samenwerking in de mondzorg bestaan niet. Er zijn wel algemene organisatorische en bedrijfsmatige principes die kunnen worden toegepast. Zij laten echter een grote mate van diversiteit in de vormgeving toe. Allerlei omstandigheden zullen op de uiteindelijke vorm van invloed zijn. Met dit boek wordt ernaar gestreefd om achtergronden en processen die een rol spelen bij samenwerken te belichten. Het begrijpen van wat er speelt is belangrijk voor wie een samenwerking opzet, maar ook voor wie in een samenwerking functioneert dan wel dat wil gaan doen.

Eelde, januari 2008
prof. dr. Rob M.H. Schaub

Verantwoording

Er is over samenwerken veel geschreven. Daarbij komen allerlei onderwerpen aan de orde. Wat ontbreekt is een samenhang van de onderwerpen. Duidelijk is dat voor samenwerken geen blauwdruk bestaat. In feite moet iedereen die met samenwerken bezig is of daaraan wil beginnen zijn/haar eigen weg zoeken. Dit boek is bedoeld om 'gereedschap' aan te reiken om samenwerking vorm te geven en te analyseren. Uit de veelheid aan informatie moest daarbij worden gekozen om tot een hanteerbaar werk te komen. Over deze keuzes het volgende.

De opzet

Het 'teamconcept' kent vele vormen en heeft vele doelen. Het concept 'team' is daarbij een in de wetenschap van bedrijfskunde en organisatie een specifieke vorm van samenwerking. Voor bepaalde doelen is de vorm van een team het meest effectief en efficiënt. Er is echter geen bewijs dat dit voor de mondzorg ook van toepassing is. Daarom is er voor dit boek gekozen om te spreken van 'samenwerking in de mondzorg' als koepelbegrip voor alle vormen van samenwerking. Het boek is voortgekomen uit de academische behoefte om aan samenwerken in de mondzorg een wetenschappelijke basis te geven. Zover is het nog niet. Feitelijk zijn hier vooral theoretische beschouwingen weergegeven die in onderzoek nader op hun waarde moeten worden getoetst. Tegelijk is ervoor gekozen om de tekst zo dicht mogelijk bij de praktijk te schrijven. Vandaar dat niet voor de vorm van literatuuronderzoek is gekozen, maar voor beschouwende teksten door deskundigen. Alleen bij vermelding van specifieke gegevens (bijv. tabellen) zijn de bronnen verantwoord. De overige aangegeven literatuur heeft wel als bron gediend, maar is vooral bedoeld om 'verder te lezen'.

De keuze van onderwerpen en auteurs

Er is een opzet gemaakt, waarbij relevante onderwerpen als 'gereedschap' een plaats kregen. Daarvoor zijn bij het onderwerp 'samenwerken' betrokken deskundigen gevraagd een bijdrage te leveren.
Ondanks deze brede opzet moesten er keuzes worden gemaakt. Zo is
met name de inbreng vanuit de beroepsgroep van tandartsen domi-
nerend. Zij hebben van oudsher samenwerking met anderen geïniti-
eerd en vormgegeven. Andere beroepsgroepen hebben echter ook in
belangrijke mate bijgedragen aan de ontwikkeling van samenwerken
in de mondzorg. Voor dit boek is gekozen voor een inbreng vanuit de
mondhygiënisten, omdat deze beroepsgroep een grote rol speelt bij de
recente ontwikkelingen op het terrein van samenwerking in de
mondzorg. Daarbij komen allerlei aspecten en processen aan de orde
die als 'gereedschap' kunnen dienen voor allen die samenwerken
willen starten of evalueren. Te denken valt daarbij aan de verschuiving
van taakdelegatie naar taakherschikking; beter gezegd van 'hulpkracht' naar zelfstandige zorgverlener. Dat zijn processen die bij alle
beroepsgroepen spelen. Er is daarom niet gekozen voor een verte-
genwoordiging van alle beroepsgroepen. Dat zou vooral gaan over
specifieke meningen en opvattingen, hetgeen niet bijdraagt aan een
beter 'gereedschap' voor samenwerken. Daarom zijn, ondanks respect
voor alle beroepsbeoefenaren, niet allen uitgenodigd. In dit boek ligt
de nadruk op de samenwerking in de algemene mondzorgpraktijk.
Samenwerking met specialisten is buiten beschouwing gelaten omdat
daarbij andere processen spelen.
Sommigen zullen ook de inbreng van de opleidingen missen. Het
beleid om verschillende beroepsgroepen in samenhang met elkaar op
te leiden wordt immers uitgevoerd. Bij het opleiden tot 'samenwerken'
zijn echter allerlei aspecten betrokken die voor dit boek niet relevant
zijn.

Het zal duidelijk worden uit de volgende hoofdstukken, dat op de
punten van de aard van samenwerking en de onderliggende filosofie
de auteurs met elkaar van mening verschillen. Vooral de positie van
andere beroepsbeoefenaren dan de tandarts en hun werkzaamheden
staan hierbij centraal. Maar ook de inzichten in de drijfveren van de
overheid en de beroepsgroepen verschillen. Dat wordt duidelijk in
beschreven opinies, maar ook in de uitleg van zaken als wettelijke
kaders (bijv. de wijze van opdracht verstrekken of aansprakelijkheid),
de inrichting van samenwerking (bijv. wel of niet strakke protocollering) en de onderlinge communicatie. De verschillen leiden ook tot

een zekere overlap van onderwerpen. Maar die worden dan vanuit verschillende perspectieven belicht. Zo worden in het hoofdstuk over de maatschappelijke achtergronden vele onderwerpen uit het boek ten minste benoemd. Dat gebeurt echter vanuit de beleidsmatige redenering van de overheid. De toonzetting is anders bij behandeling in de meer op inhoud gerichte hoofdstukken. Er is geen poging gedaan deze verschillende inzichten bij elkaar te brengen. Ze vertegenwoordigen anno 2008 de stand van zaken als het gaat om samenwerken in de mondzorg.

Eelde, januari 2008
prof. dr. Rob M.H. Schaub

Samenwerken, waarom?

prof. dr. Rob M.H. Schaub

Inleiding

Het is essentieel voor het (voort)bestaan van een samenwerking dat iedereen helder en duidelijk weet waarom wordt samen gewerkt. In hoofdstuk 10 wordt het belang van doelen vanuit de praktijk helder geïllustreerd. Ook in andere hoofdstukken wordt vanuit een eigen perspectief aandacht besteed aan doelen, zoals in hoofdstuk 2 over de doelen die maatschappelijke instellingen hebben met samenwerking. In hoofdstuk 6 worden doelen besproken in de relatie tot de werkwijze. Gegeven het belang van doelen wordt in dit hoofdstuk een overzicht gegeven van de mogelijke doelen om samen te werken. Daarbij zal eerst ingegaan worden op de complexiteit van het zo eenvoudig lijkende concept 'doelen'. Er is namelijk meestal sprake van meerdere doelen, waarvan sommige expliciet zijn uitgesproken, terwijl andere impliciet blijven. De aard van de doelen kan sterk uiteenlopen. Het blijkt daarom lastig duidelijke doelen van samenwerkingspraktijken te identificeren. En die complexiteit ervaart de onderzoeker bij het ontwerpen van onderzoek naar de effecten van samenwerking. Goed inzicht in na te streven doelen is echter ook van belang voor degenen die gaan samenwerken of dat al doen. Het kan helpen bij het opzetten van een transparante samenwerking of bij de analyse van een bestaande samenwerking.

Een voorbeeld van complexiteit is de waarneming dat *doelen* voor samenwerking en *redenen* daarvoor dooreenlopen. Ze liggen doorgaans wel in elkaars verlengde, maar kunnen ook leiden tot verwarring en onduidelijkheid. In de hoofdstukken 2 en 3 worden twee redenen uitvoerig toegelicht: de maatschappelijke context en de ontwikkeling van de mondgezondheid. In beide gevallen zijn dat geen doelen voor samenwerking: ze zijn er wel van af te leiden. De genoemde redenen zijn echter niet eenduidig, eerder een complex van redenen. Er zijn dan ook verschillende specifieke doelen van af te leiden.

Een ander voorbeeld van complexiteit blijkt uit de praktijk (hoofdstuk 10): doelen kunnen verschuiven door ervaringen of door (externe) invloeden. Een veranderde zorgvraag, wijziging van de financiering, een nieuw teamlid erbij of nieuwe behandelmogelijkheden: alle kunnen ze leiden tot verandering van de doelen van de samenwerking. Het is echter essentieel dat alle doelen (en de redenen daarvoor) expliciet en helder zijn. Ze zijn bepalend voor de te kiezen organisatie en werkwijze. Impliciete of onduidelijke doelen leiden vrijwel altijd tot problemen. Dat betekent vooraf doelen stellen, maar ook deze frequent herijken.

In het navolgende worden de mogelijke doelen systematisch besproken.

De indeling in doelen

Doelen om samen te werken kunnen worden ingedeeld op basis van twee criteria. Het eerste criterium is aan te geven als 'gerichtheid, te weten patiënt- dan wel zorgverlenergericht', het tweede als 'perspectief, te weten intern dan wel extern'.

GERICHTHEID

Doelen voor samenwerking kunnen gericht zijn op de patiënten en de zorg voor hen. Maar ze kunnen ook heel goed gericht zijn op de zorgverleners.

Er zal weinig discussie zijn over het ideële doel van de zorg, of dat nu in samenwerking of door zorgverleners alléén wordt gegeven: 'de patiënt, die centraal staat, moet goede zorg krijgen'. Zowel over het 'centraal staan' als de 'goede zorg' lopen daarna de meningen sterk uiteen. En daarmee de doelen. De een zal vooral inzetten op de inhoudelijke aspecten door zorg te verlenen op basis van alle beschikbare specialisaties en differentiaties. De ander zal vooral de 'klantvriendelijkheid' centraal stellen; afspraken nakomen, gezellige wachtkamer, krantje, kopje koffie. Een derde zal vooral de communicatie met de patiënt benadrukken. Natuurlijk komen dit soort doelen meestal tegelijk voor, hoewel er doorgaans nadruk op een bepaald aspect zal liggen. Belangrijk om te weten voor wie tot een samenwerking (maar dat geldt voor iedere praktijk) toetreedt. Want dat doel kan gevolgen hebben voor de aan te trekken patientenpopulaties. In een communicatieve praktijk zal de angstige patiënt misschien beter geholpen zijn dan in een praktijk 'waar iedere behandeling mogelijk is'. De patiënt die 'het nieuwste snufje wil' zal mogelijk minder goed uit zijn in de praktijk waar de klantvriendelijkheid leidend is. Als zorgverlener kan er voorkeur bestaan voor de sfeer in een samenwerking en het soort patiënten dat daardoor wordt aangetrokken.

In het ideële vlak worden ook nogal eens specifieke doelen aangetroffen. Twee daarvan springen in het oog: onderling overleg en voorzieningen. Dikwijls wordt vernomen dat vooral de onderlinge contacten, sociaal en beroepsmatig, worden gewaardeerd. Dat kan overigens een ander doel dienen. In hoofdstuk 10 wordt beschreven dat het onderling zien van elkaars werk en patiënten bijdraagt aan de kwaliteit. Grotere investeringen kunnen doen, zoals een extra ruimte voor onderling overleg of dure apparatuur, is een ook een specifiek doel van samenwerking. Als dit soort specifieke doelen zich dominant voordoen, dan ligt een intensieve samenwerking niet voor de hand. De inspanning van de samenwerking overstijgt dan de doelen.

Op het materiële vlak zijn er diverse doelen mogelijk. Uiteraard zijn de meest sprekende materiële doelen: omzet en inkomen. Samenwerken kan erop gericht zijn lage kosten en een hoge productie (veel patiënten per tijdseenheid) te maken. Dat kan gevolgen hebben voor de ideële doelen: verlaging van kosten zou kunnen leiden tot verlaging van het niveau van de zorg (minder tijd per patiënt, vermijden van zorg met een laag tarief, zoals preventie).

Andere materiële doelen hebben te maken met intrinsieke doelen en welzijn van de medewerkers. Samenwerking wordt nogal eens gestart om deelnemers in de samenwerking gelegenheid te geven tot eigen ontwikkeling en toeleggen op aandachtsgebieden. Een voorbeeld daarvan is de differentiatie onder tandartsen. Maar in samenwerkingspraktijken kunnen ook assistenten zich op een bepaald aspect toeleggen (preventieassistente), terwijl mondhygiënisten hun beroep een specifieke kleur kunnen geven (bijv. zorg voor kinderen of de rol van basistandarts). Samenwerken kan ook worden nagestreefd om de arbeidsvreugde te vergroten. Er kan minder werkdruk zijn, terwijl door taakverdeling de minder 'leuke' taken kunnen worden vermeden. Als dat doel wordt nagestreefd is het misschien niet verstandig tegelijk de efficiëntie te willen verhogen.

PERSPECTIEF

Verschillen in doelen op het criterium 'perspectief' zijn te verklaren als verschillen in perspectief van waaruit die doelen worden ervaren. De buitenwereld, zoals overheid, opleidingen, verzekeraars en industrie, lijken samenwerken en de doelen daarvoor anders te zien dan de betrokkenen in de samenwerking.

Er zijn allerlei externe redenen om samen te werken, die kunnen worden vertaald als doel. De overheid (lees samenleving) ziet problemen met de toegankelijkheid van de mondzorg. Zij streeft daarom naar sturing van menskracht en beperking van kosten door het stimuleren van samenwerking in de mondzorg. Echter weinig samenwerkingsverbanden zijn gestart om het aanbod aan menskracht te sturen. Wel zijn samenwerkingsverbanden bekend omdat een tandarts zijn/haar beroepsuitoefening in de praktijk tot een einde zag komen en vreesde geen opvolger voor de praktijk te kunnen vinden. Het interne doel is dan om door samenwerking met bijvoorbeeld een jonge collega of met collega's met dezelfde zorg, de zorg voor de patiënten ook op langere termijn toegankelijk te houden.

Interessant is dat deze externe en interne redenen en dus ook doelen voor samenwerking erg op elkaar lijken. Maar ze kunnen in de uitwerking minder goed met elkaar sporen, zelfs conflicteren.

Voorbeelden

Om toegankelijkheid te waarborgen kan de overheid de taakdelegatie als uitgangspunt hebben. Een tandarts die samenwerkt om zeker te zijn van opvolging (toegankelijkheid op termijn) hoeft dat uitgangspunt niet te hebben. Voor hetzelfde doel worden dan verschillende wegen bewandeld.

Samenwerkingsverbanden zullen niet begonnen worden omdat daarmee de kosten van de zorg kunnen worden beheerst (extern). Maar efficiënter werken met een beter bedrijfsresultaat is wel aantrekkelijk (intern). Wel jammer als dat resultaat wordt afgeroomd door de financier in lagere tarieven: hier conflicteren gelijkluidende doelen.

Samenwerking zal niet begonnen worden op basis van epidemiologisch onderzoek naar de mondgezondheid van de bevolking in de regio, zoals meer aandacht voor de jeugd (extern). Wel zal samenwerking kunnen ontstaan door veranderingen in de zorgvraag, zoals meer esthetische zorg (intern). Deze redenen/doelen, hoewel ze op elkaar lijken, komen niet echt overeen. Dat kan problemen opleveren in de financiering als verzekeraar en zorgverlener verschillend gericht zijn.

Samenwerking kan gericht zijn op een verbetering van de kwaliteit. Maar in wiens ogen is welke kwaliteit gewenst? De samenleving lijkt gebaat bij toegankelijke, kosteneffectieve zorg die gesteund wordt door wetenschappelijk bewezen behandelingen. De zorgverlener kan kwaliteit vooral zien in de toepassing van nieuwe, geavanceerde behandelingen.

Maar er zijn ook andere externe partijen, zoals opleidingen en beroepsgroepen. Zo kunnen beroepsgroepen van tandartsen en mondhygiënisten een heel verschillende uitleg geven aan het doel 'kwaliteit van de zorg' of 'efficiënt werken'.

Voorbeeld
Samenwerken in de mondzorg kan efficiënter (doel) als sprake is van taakverdeling. De overheid en verzekeraars streven hierbij naar taakherschikking: mondhygiënisten zullen met een eigen verantwoordelijkheid de basis van de mondzorg gaan leveren. Veel tandartsen lijken uit te gaan van taakdelegatie, ook in de basis van de mondzorg: concrete handelingen worden opgedragen aan medewerkers, soms zelfs nog hulpkrachten genoemd. Dit kan leiden tot problemen in de financiering als de verzekeraars uitgaan van lagere tarieven op grond van de veronderstelling dat mondhygiënisten goedkoper de basiszorg geven.

DOELEN GECOMBINEERD
Al de hiervoor genoemde doelen zullen in combinatie voorkomen en dat is ook noodzakelijk. Bij ieder doel moet er sprake zijn van een evenwicht, omdat ieder doel een keerzijde zal hebben.

Voorbeeld
Het doel om meer tijd en energie in een eigen aandachtsgebied te kunnen steken, is prima te combineren met het doel om de kwaliteit van de zorg en de arbeidsvreugde van de zorgverlener te vergroten. En dat kan de efficiëntie weer doen toenemen en mogelijk de toegankelijkheid. Dat zijn op zich interne doelen, maar ze kunnen ook extern gewaardeerd worden. Beroepsgroepen zullen de kwaliteit waarderen en dat de overheid de efficiëntie waardeert is al besproken.

Tegelijk kunnen doelen die duidelijk lijken verschillend worden geïnterpreteerd, vooral als ze globaal worden geformuleerd. Voor het vervullen van verwachtingen van leden van de samenwerking is dit belangrijk. Als de werkelijkheid niet overeenstemt met de verwachtingen kan dit tot spanningen leiden.

Concluderend kan worden gezegd dat het niet eenvoudig is om duidelijke doelen te formuleren. In hoofdstuk 2 worden mogelijke doelen van verschillende externe partijen in een tabel samengevat. In hoofdstuk 10 wordt aangeraden veel overleg te spenderen aan het vastleggen van de doelen, waarbij steun van een externe coach gewenst is.
Met de complexiteit van doelen op de achtergrond en in de wetenschap dat ze in combinatie en afgewogen zullen worden gehanteerd, worden hierna een aantal categorieën beschreven vanuit het interne perspectief. In hoofdstuk 2 worden doelen aangegeven vanuit externe perspectieven.

Zorgdoelen

Hierbij gaat het vooral om doelen gericht op de wijze waarop zorg wordt verleend. Daartoe behoren doelen als de breedte van het zorgpakket, de kwaliteit, de toegankelijkheid en de klantvriendelijkheid.

Persoonlijke doelen

Een aantal doelen voor samenwerkingsverbanden is van persoonlijke aard voor de zorgverlener. Hiertoe behoren doelen gericht op arbeidsvreugde, beperking van de werkdruk en loopbaanperspectief. Daarnaast zijn er allerlei 'zachte' doelen van persoonlijke aard mogelijk. Daartoe zijn te rekenen de behoefte aan sociaal en beroepsmatig contact; kunnen overleggen over een patiënt, maar ook gezellig over het weekend kunnen napraten. Persoonlijk is ook het doel om door parttime werken privé en werk te kunnen combineren.
Persoonlijke doelen zijn waarschijnlijk een belangrijke factor in het streven naar samenwerking en het vormgeven daaraan. Ze zijn sterk verbonden met persoonlijke kenmerken. Sommigen organiseren graag en daar leent een samenwerkingspraktijk zich goed voor. Of ze dat doen vanuit een sterk dominant of juist een democratisch perspectief is (mede) bepalend voor de inrichting van de samenwerking. In al deze gevallen zijn dit, zo niet doelen, dan toch sterke invloeden.

Beroepsmatige doelen

Tandartsen, mondhygiënisten en tandprothetici, maar ook de andere beroepsbeoefenaren worden geconfronteerd met een scala aan mogelijkheden om invulling te geven aan het beroep. Daar is voortdurende ontwikkeling voor nodig, die echter niet op alle gebieden mogelijk is. Om te kunnen ontwikkelen is samenwerking dus een goed middel. Afstemming van de ontwikkeling op elkaar kan leiden tot een gezamenlijk breed aanbieden van mondzorg. Daarmee hebben deze beroepsmatige doelen zowel een persoonlijk als een zorgelement. In de praktijk zal daarin evenwicht moeten worden gevonden. Samenwerken betekent dat mogelijkheden ontstaan voor bij- en nascholing zonder onderbreking in de continuïteit van de mondzorg. Beroepsmatige doelen kunnen ook invulling krijgen door het gezamenlijk aanschaffen van apparatuur, zoals cad-cam en orthopantomograaf. Of het gezamenlijk aantrekken van een tandtechnicus, die in de praktijk werkt. Ook het kunnen betrekken van een mondhygiënist behoort dan tot de mogelijkheden.

Bedrijfsmatige doelen

Grotere organisaties kunnen kosteneffectief werken, het gevolg van de 'economy of scales'. Het is dus in theorie aantrekkelijk samen te werken: het kan leiden tot een grotere productie, meer omzet en hogere inkomens. Uiteraard kunnen die middelen ook ingezet worden voor verdere investering gericht op zorgdoelen of beroepsmatige doelen. In de bedrijfsmatigheid, en een aantal auteurs wijst hierop in volgende hoofdstukken, moet wel een goed evenwicht worden gevonden met zorgdoelen.
Een concreet bedrijfsmatig doel van samenwerken is het waarborgen van continuïteit. Op de korte termijn bij ziekte, verlof, bij- en nascholing of de pijndienst. Op langere termijn is in samenwerking de continuïteit te waarborgen bij beëindiging van de loopbaan. Daarbij kan een optie zijn om het aandeel in de samenwerking sterk te verminderen en in deeltijd ervaring in te brengen en de 'leuke' dingen van het vak te blijven doen. Daarmee kan op plezierige wijze de arbeidsparticipatie worden verlengd.

De praktijk

Hoewel goede gegevens ontbreken, lijken doelen voor samenwerking in de praktijk niet altijd expliciet en strategisch tot stand te komen.

Toevalligheden, persoonskenmerken en omstandigheden lijken bepalend te zijn. De beschikbaarheid van een pand, beroepsbeoefenaren
die elkaar liggen en incidenten waardoor persoonlijke doelen dwin-
gend worden (burn-out) zijn hierbij als voorbeelden te noemen. Niet
onbelangrijk is de omgeving: de verschillende zorgverleners ontwikkelen zich en nemen een plaats in op de zorgmarkt. Voorbeelden zijn
de gedifferentieerde tandartsen, de tandprothetici en de mondhygie-
nisten. Dat kan een duidelijke aanleiding tot samenwerking zijn. Maar
ook de samenwerking als trend speelt een rol. Overheden, verzekeraars en beroepsgroepen gaan steeds meer van samenwerking uit.
Heel vaak zijn persoonskenmerken van doorslaggevende betekenis. In
hoofdstuk 6 wordt dat aangeduid. Het streven van een tandarts naar
sociale waardering of fysiek welzijn heeft invloed op de samenwerking. Op grond van de persoonlijke kenmerken, sterke en zwakke
punten is het ook volstrekt denkbaar en waarschijnlijk het meest
effectief dat tandartsen en mondhygiënisten om hun doelen te bereiken soms kiezen voor de solopraktijk. Een solopraktijk kan echter
nauwelijks inhouden dat alléén kan worden gewerkt. Daarvoor worden in het vervolg vele argumenten aangedragen.

Maatschappelijke achtergronden van samenwerken in de mondzorg: van abstracte wens tot de praktijk van alle dag?

drs. Jos L.M. van den Heuvel, mevr. drs. Agnes M.A. Kerckhoffs

Inleiding

De beroepsuitoefening in de gezondheidszorg is al sinds een aantal jaren aan het veranderen. Het is vaak niet alleen meer de 'dokter', of één 'dokter', die de uitkomst van de zorg bepaalt, want meestal spelen ook andere professionals een duidelijke rol. In die situatie is het in het belang van de patiënt dat de betrokken zorgverleners, die allemaal hun eigen professionele verantwoordelijkheid hebben, ervoor zorgen dat ieders aandeel goed op dat van de anderen is afgestemd. De noodzaak voor enige vorm van effectieve en doelmatige samenwerking is duidelijk. Effectief en doelmatig samenwerken tussen verschillende professionals betekent onder meer dat ieders kennis en vaardigheden zo goed mogelijk en in onderlinge samenhang moeten worden ingezet. Daarbij is het nodig om vooraf een duidelijke verdeling van de taken overeen te komen en ieders verantwoordelijkheden te beschrijven.

In de totale gezondheidszorg vindt momenteel een heroriëntatie plaats op de taken zoals die van oudsher in de gezondheidszorg worden verdeeld. In de traditionele taakverdeling vond en vindt delegatie van bepaalde taken plaats, van een professional met een hoger opleidingsniveau naar een professional met een lager opleidingsniveau. Er is nu echter een duidelijke ontwikkeling naar een andere taakverdeling waarbij de traditionele beroepsdomeinen met bijbehorende takenpakketten worden herschikt. Met andere woorden, bepaalde taken die in het verleden bijvoorbeeld tot die van de wetenschappelijk opgeleide 'dokter' werden gerekend, worden steeds meer gerekend tot de competentie van andere, op hoger of middelbaar niveau opgeleide professionals. In wezen is dat een erkenning van de praktijk zoals die hier en daar was gegroeid. Deze expliciete erkenning leidt enerzijds tot aanpassingen van de verschillende opleidingen en anderzijds tot een formele (juridische) herschikking van taken in de gezondheidszorg.

Samenwerken en taakherschikking staan ook in de mondzorg meer en meer in de belangstelling. Niet alleen bij de tandartsen, mondhygiënisten, assistenten en tandprothetici, maar ook bij de samenleving om hen heen. Dat de belangstelling breder is dan uitsluitend bij de professies ligt voor de hand, omdat meer of minder samenwerken in de zorg effecten kan hebben op het proces en de uitkomsten van die zorg. Effecten die niet alleen van belang zijn voor de individuele patiënt, maar ook 'doortellen' naar de samenleving als geheel in de zin van toegankelijkheid, kwaliteit en kosten van deze sector van zorg.

In dit hoofdstuk komen de maatschappelijke context, de verschillende belanghebbende partijen en de rol die zij spelen aan de orde. Een oriëntatie op de verschillende belanghebbenden, mede in het perspectief van de mogelijke doelen van gestructureerde samenwerking en taakherschikking, laat een bont en complex palet van onderlinge relaties zien. Om dat overzichtelijk en in kort bestek te beschrijven, is het nodig om enkele keuzes te maken. Zo is ervoor gekozen om de 'publieke zaak' centraal te stellen, met andere woorden: de problematiek wordt in dit hoofdstuk vooral beschouwd door de bril van de overheid. Zeker, de overheid is maar één van de betrokken partijen. Daarom wordt de nodige aandacht besteed aan de relaties met andere belanghebbenden, in dit geval de individuele beroepsbeoefenaar, de beroepsorganisaties, de opleidingen, de zorgverzekeraars en de patiënten/consumentenorganisaties. Ter wille van een completer begrip wordt verder, ook vanuit het perspectief van de overheid, geschetst wat er in de rest van de gezondheidszorg en in Europa op dit vlak gebeurt.

Het samenwerken in de zorg heeft in de loop van de tijd duidelijke ontwikkelingen doorgemaakt. Ontwikkelingen vanuit de praktijk, maar ook onder invloed van veranderingen in de samenleving. Dat soort veranderingen komt niet uit de lucht vallen en heeft dus een duidelijke voorgeschiedenis. Daarom kunnen de beschouwingen in dit hoofdstuk niet zonder een historische context. Omdat de wortels van de situatie nu voor een belangrijk deel in de jaren zestig van de vorige eeuw liggen, vormen die jaren de tijdshorizon. In dit hoofdstuk zal daarom na de inleidende paragraaf begonnen worden met het schetsen van de historische context waarin duidelijk wordt dat samenwer-

ken in de mondzorg voor de overheid een steeds belangrijker item in
het bestrijden van capaciteitsproblemen is geworden. Daarna zullen
de verschillende belanghebbenden in de samenleving en hun specifieke belang worden belicht.

DOELEN VAN SAMENWERKING

Ook in de mondzorg kunnen verschillende doelen worden gediend
door samen te werken. Tandartsen werken samen met een stoelassis-
tente ter *ondersteuning* bij de directe patiëntenbehandeling. Daar komt
dan een 'omloop assistente' bij, vaak in praktijken met meer behan-
delstoelen, ter verhoging van de *efficiëntie* van de praktijkvoering. Samenwerken met het oog op een zekere *taakverdeling* bij de behandeling
van een patiënt, door een deel van de behandeling door een specialist,
de kaakchirurg of orthodontist te laten doen, is al lang gebruikelijk.
Later kwamen daar de mondhygiënist en de tandprotheticus bij. De
taakverdeling met de mondhygiënist beoogde, behalve een betere
waarborg voor een preventieve benadering van de tandheelkunde, ook
een *vergroting van het aanbod* van zorg. In de jaren tachtig van de vorige
eeuw deed de gedifferentieerde tandarts algemeen practicus zijn intrede. Een algemeen practicus, die een bijzondere deskundigheid ten
dienste stelde van patiënten van collega's die deze deskundigheid niet
bezaten. De samenwerkingsverbanden, gebaseerd op een zekere
taakverdeling, dienden vooral de *kwaliteit* van de zorg.
Daarnaast is er het georganiseerde verband van de 'jeugdtandzorg'.
Binnen dat georganiseerde verband functioneren regionale diensten
die niet alleen sterk zijn gericht op het vergroten van de *toegankelijkheid*
van de zorg, maar ook op het optimaliseren van de kwaliteit ervan.
Behalve deze procesmatige doelen leefden er ook gedachten dat vormen van gestructureerde samenwerking bij zouden kunnen dragen
aan het behoud van de aantrekkelijkheid van het beroep en daarmee
'burnout' zouden kunnen voorkomen. Immers, samenwerken levert
meer mogelijkheden op voor professionele ontwikkeling en kan
daarmee leiden tot een verhoogde *arbeidssatisfactie*.

Gezien in het perspectief van de samenleving kunnen de genoemde
doelen op hoofdlijnen worden samengevoegd tot drie aspecten van
samenwerken in de mondzorg. Het betreft dan de capaciteit van het
zorgaanbod, de kwaliteit van de zorg en de ontwikkeling van de beroepsbeoefenaren en van het beroep. Deze zullen hieronder nader
worden uitgewerkt aan de hand van een beschrijving van de betrokkenheid van de verschillende belanghebbenden.

BELANGHEBBENDEN

Niet alleen de individuele patiënten, de beroepsbeoefenaren en hun brancheorganisaties zijn belanghebbend bij de inhoud en kwaliteit van zorg, ook andere maatschappelijke organisaties hebben belang bij het proces en de uitkomsten van de zorg. Daarom raakt de ontwikkeling van meer samenwerking in de mondzorg direct of indirect ook hun belang. De andere maatschappelijke organisaties zijn de overheid, de opleidingen en de zorgverzekeraars. Zij hebben een gezamenlijk belang dat ligt, zoals hierboven reeds opgemerkt, in de sfeer van de toegankelijkheid, de kwaliteit en de kosten van de zorg. Door de positie van de verschillende belanghebbenden hebben zij alle een invloed op de structuur, het proces en de praktijk van de zorgverlening en daarmee ook op een ontwikkeling als meer samenwerking in de zorg. Die invloed zal echter ook worden aangewend met het oog op een eigen belang. Zo tekent zich een complex systeem af van elkaar beïnvloedende maatschappelijke geledingen. Om enigszins zicht te krijgen op dit complexe systeem wordt verderop in dit hoofdstuk de mogelijke rol die de verschillende belanghebbenden spelen in het verwerkelijken van de doelen van samenwerking beschreven.

PERIODE

In de gekozen periode hebben zich belangrijke ontwikkelingen voorgedaan op het gebied van het aanbod van mondzorg. Zo werden in de jaren zestig van de vorige eeuw de Ziekenfondswet en de Algemene Wet Bijzondere Ziektekosten van kracht. Deze twee wetten waren niet alleen van groot belang voor de aanspraken op zorg van degenen die krachtens deze wetten verzekerd waren tegen ziektekosten, maar ook voor de inrichting van die zorg. De regelingen waren namelijk sterk 'aanbodgericht'. Zo was bepaald dat er aanspraak was op, wat toen heette, de 'tandheelkundige hulp', mits die hulp werd verleend door een tandarts. Voor specialistische hulp door orthodontisten en kaakchirurgen op verwijzing van de tandarts algemeen practicus waren speciale regelingen getroffen. Niet-ziekenfondsverzekerden kregen ook specialistische hulp, in casu de behandeling door een kaakchirurg, vergoed via een particuliere verzekering mits op verwijzing van een algemeen practicus.

Regelingen binnen de ziektekostenverzekeringen zijn bij uitstek een teken van het maatschappelijk belang van iets dat in de samenleving speelt. Zo heeft dus de samenwerking tussen de algemeen practicus en de specialist in de mondzorg in voorkomende gevallen een eerste formele basis gekregen door de ziektekostenverzekeringen.

In de gekozen periode deden ook nieuwe professionals in de tandheelkundige zorg hun intrede en verkregen een formele juridische
status: eerst de mondhygiënist en later de tandprotheticus. De intrede
van deze nieuwe professionals had vanzelfsprekend gevolgen voor de
positie en werkwijze van de 'zittende' tandartsen, maar ook van de
assistenten. Immers, de nieuwe beroepsbeoefenaren zouden hun
aandeel in de zorg leveren naast en in samenwerking met de tandartsen en de assistenten.

Van groot belang was voorts dat aan het eind van de twintigste eeuw
een nieuwe wetgeving voor de gezondheidszorgberoepen in werking
trad: de Wet op de Beroepen in de Individuele Gezondheidszorg (Wet
BIG). Doordat deze wet de wettelijke bevoegdheid tot het uitoefenen
van gezondheidszorg baseert op de bekwaamheid om dat te doen en
niet op het hebben van een bepaald diploma, verdwenen allerlei
schotten tussen de verschillende beroepsbeoefenaren die tot dan toe
een betere samenwerking op grond van verder doorgevoerde taakverdeling in de weg hadden gestaan. Voor velen biedt deze beroepenwetgeving veel kansen op een andere invulling van het aanbod van de
gezondheidszorg. In de ogen van sommigen echter is de Wet BIG een
bedreiging van de kwaliteit van de zorg.

BEGRIPPENKADER
Als het gaat over samenwerken in de gezondheidszorg worden vaak
begrippen ten tonele gevoerd zonder dat precies duidelijk is wat ermee
wordt bedoeld. Daarom wordt, ter wille van een beter begrip van dit
hoofdstuk, hieronder zo kort mogelijk aangegeven wat de auteurs
verstaan onder enkele van de veel gehanteerde begrippen.
– *gestructureerde samenwerking*: een samenwerkingsverband tussen verschillende beroepsbeoefenaren over een langere periode en op
  basis van concrete organisatorische en inhoudelijke afspraken.
– *bevoegdheid*: krachtens de Wet BIG is in het algemeen het criterium
  voor de bevoegdheid om gezondheidszorg te leveren dat men bekwaam, voldoende deskundig, moet zijn om zorg te leveren. Op dit
  algemene uitgangspunt is de uitzondering dat alleen artsen, tandartsen en verloskundigen mits ze daartoe bekwaam zijn, zelfstandig
  bevoegd zijn om met name genoemde handelingen, de zogenoemde 'voorbehouden handelingen', uit kunnen voeren.
– *opdrachtrelatie*: het overdragen van omschreven 'voorbehouden handelingen' aan een persoon die daartoe niet zelfstandig bevoegd is,
  waarbij de opdrachtgever verantwoordelijk is voor de opdracht en
  degene die de opdracht accepteert voor de uitvoering. De opdrachtgever dient zich ervan te hebben vergewist dat degene aan

wie de opdracht wordt gegeven ook bekwaam is om deze adequaat
uit te voeren.
- *verwijzing*: het intercollegiaal overdragen van bepaalde taken mét de
verantwoordelijkheid voor de uitvoering.
- *taakdelegatie*: het laten uitvoeren van nauwkeurig omschreven taken
door een persoon van een lager bevoegdheidsniveau. De delege-
rende behoudt de verantwoordelijkheid voor de uitvoering.
- *taakherschikking*: het structureel veranderen van bepaalde taakpak-
ketten tussen personen van verschillende deskundigheidsniveaus
waarbij niet alleen de taken worden overgedragen maar ook de
verantwoordelijkheden voor de uitvoering ervan.

Historische context: van ondersteuning naar structurele taakherschikking

Samenwerking is in de mondzorg altijd tamelijk vanzelfsprekend geweest. De tandarts van vijftig jaar geleden werkte weliswaar als solist
in zijn eigen praktijk, maar dikwijls wel met de ondersteuning van zijn
echtgenote die hand-en-spandiensten verrichtte in de praktijk. Ook nu
nog voert een aanzienlijk deel van de tandartsen op deze manier
praktijk. Daarnaast is de trend tot verdere samenwerking met anderen
onmiskenbaar. Een groot deel van de tandartsen van nu werkt samen
met een aantal collegae, wordt ondersteund door stoel-, omloop- en
balieassistenten en verwijst patiënten naar preventieassistent, mondhygiënist, kaakchirurg of orthodontist. De tandarts van de toekomst
(de 'mondarts') werkt in een grote groepspraktijk waar tandartsen
verschillende aandachtsgebieden hebben. Een belangrijke taak wordt
dan de coördinatie van het tandheelkundig team, ook wel het mondzorgteam genoemd. Er vindt een duidelijke ontwikkeling plaats van
ondersteuning naar structurele taakverschuiving. Beide zijn vormen
van samenwerking, maar met een geheel andere verdeling van rollen
en met geheel andere doelstellingen.
De eerste collegae van de tandarts, met wie hij aan het begin van de
vorige eeuw samenwerkte, waren de tandartsassistent binnen de
praktijk en de tandheelkundig specialisten, orthodontist en kaakchirurg buiten de praktijk. De samenwerkingsrelatie met de tandartsassistent was van ondersteunende aard. De assistent hielp de tandarts
zijn beroep goed uit te oefenen. Met de tandheelkundig specialisten
onderhield de tandarts een verwijsrelatie. De samenwerking met deze
specialisten was steeds gericht op het doen uitvoeren van (een deel
van) een behandeling door iemand die hier beter voor geëquipeerd is
dan de algemeen practicus.

DE KOMST VAN DE MONDHYGIËNIST

Eind jaren zestig van de vorige eeuw kreeg de tandarts er een nieuwe collega bij. In die tijd werd besloten tot het opleiden van een preventief gericht hulpkracht in de tandheelkunde; de mondhygiënist. Er werd destijds gekozen voor een paramedische medewerker, de mondhygiënist, die zich geheel kon wijden aan de primaire (ziekte voorkomen) en secundaire (ziekte vroegtijdig opsporen) preventie tegen de in die tijd frequent voorkomende cariës, gingivitis en parodontitis. De preventieve activiteiten zouden tot uiting moeten komen in voorlichting, marketing, instructie en (be)handeling. Het nieuwe beroep mocht alleen worden uitgevoerd op aanwijzing en onder controle van een tandarts. In 1968 werd gestart met de tweejarige opleiding. In 1974 werd het beroep van mondhygiënist en de opleiding daartoe wettelijk erkend in de het Mondhygiënistenbesluit onder de Wet op de Paramedische Beroepen. Eind jaren zeventig van de vorige eeuw vestigden de eerste mondhygiënisten zich zelfstandig.

Door de ontwikkelingen binnen het vakgebied van de mondhygiënist en het tekort aan tandartsen en tandheelkundige zorg in de jaren zeventig van de vorige eeuw, werd in die periode voor het eerst geëxperimenteerd met het overdragen van taken aan de mondhygiënist. Op dit terrein waren er experimenten in de Verenigde Staten van Amerika, het Verenigd Koninkrijk en Australië en Nieuw Zeeland. Maar ook in Nederland, zoals hieronder wordt beschreven. Ook in de beleidsontwikkeling kreeg de taakverschuiving in de mondzorg de nodige aandacht. In 1977 verscheen het advies over de gewenste toekomstige tandheelkundige voorzieningen in Nederland door de Centrale Raad voor de Volksgezondheid (de voorganger van de huidige nationale Raad voor de Volksgezondheid en Zorg, RVZ). In het advies werd onder andere aangegeven dat er meer voorzieningen voor tandheelkundige zorg voor kinderen zouden moeten komen en dat maakte het delegeren van taken door de tandarts tot een vruchtbaar onderwerp. In de school- en jeugdtandverzorging kwam samenwerking, al dan niet gepaard met overdragen van taken van de tandarts aan de mondhygiënist, goed van de grond. In 1982 verscheen het kabinetsstandpunt *Toekomstige tandheelkundige voorzieningen*. Het kabinet nam daarin de genoemde aanbevelingen van de Centrale Raad over. Daarnaast kondigde de overheid aan het beroep van 'tandprotheticus' formeel te zullen gaan regelen, omdat gebleken was dat daar een grote politieke wens toe was. Bij de tandprothetici heeft dit geleid tot een duidelijk proces van professionalisering. Zo zetten zij in de loop der jaren als eerste van de mondzorgberoepen een systeem van interne kwaliteitsbewaking op.

NEDERLAND EXPERIMENTEERT MET HET OVERDRAGEN VAN TAKEN VAN TANDARTS AAN MONDHYGIËNIST

Naast de ontwikkelingen die in de praktijk plaatsvonden om de toegankelijkheid van mondzorg te kunnen blijven waarborgen, werd aan de universiteiten een aantal experimenten gedaan om te kijken wat de rol van de preventief gerichte mondhygiënist in de curatieve zorg zou kunnen zijn. Belangrijke overeenkomsten tussen deze experimenten zijn de vorm van samenwerking die gekozen is, namelijk taakdelegatie binnen een team. Verschillen zijn gelegen in de handelingen die de mondhygiënist verricht, te weten irreversibel of reversibel, en de patiëntencategorie die de mondhygiënist behandelt, te weten kinderen of ook volwassenen.

Tandheelkundig gezondheidsproject in de Jordaan

In een grote praktijk gingen tot curatief medewerker opgeleide mondhygiënisten kleine klinische behandelingen uitvoeren. Twee van de drie tandartsen in de praktijk, waar tevens assistenten en administratieve ondersteuning aanwezig was, hielden zich bezig met supervisie, hulp en coördinatie van de medewerkers, het eerste en laatste bezoek van patiënten, het opstellen van behandelplannen en ingrijpen in noodgevallen. Brouwer trekt een aantal conclusies over de voorwaarden waaraan voldaan moet worden om de effectiviteit van de praktijk met de komst van curatief medewerkers te verhogen. In 1983 zegt Hahn in evaluatieonderzoek dat de financiële resultaten van de groepspraktijk waren gestegen, patiënten tevreden waren over het functioneren van de curatief medewerkers, de kwaliteit van geleverde mondzorg werd bewaakt door interne intercollegiale controle, de opleiding van de curatief medewerker slechts tien procent van de kosten voor de opleiding van een tandarts kostte, het werk van de mondhygiënist gevarieerder was geworden en dat de tandarts kon functioneren op het academische niveau waartoe hij was opgeleid.

Bron: Hahn e.a., 1983.

De kindertandverzorgster

In 1972 werd na langdurige discussie aan de toenmalige faculteit Tandheelkunde van de Vrije Universiteit in Amsterdam de eerste experimentele opleiding tot kindertandverzorgster geopend, waaraan twee afgestudeerde mondhygiënisten deelnamen. Deze opleiding richtte zich vooral op de schooltandheelkunde en op mobiele centra. Een jaar later werd door de toen nog tot de Katholieke Universiteit Nijmegen behorende subfaculteit Tandheelkunde gestart met een eveneens experimentele opleiding tot kindertandverzorgster (Burgersdijk, 1979) die zich hoofdzakelijk richtte op het jonge kind tussen de twee en zes jaar. In de jaren tachtig wordt daadwerkelijk gestart met een opleiding tot kindertandverzorgster voor mondhygiënisten uit de schooltandverzorging. Uit het proefschrift van Burgersdijk blijkt dat de verzorgingsgraad verbeterde wanneer de dienstverlening werd uitgevoerd door kindertandverzorgsters.

Bron: Burgersdijk, 1979.

Opleiding en werkzaamheden van de kindertandverzorgster

Het doel van het experiment dat van Amerongen uitvoerde, was te kijken wat de rol van de kindertandverzorgster in de jeugdtandverzorging zou kunnen zijn en inzicht te krijgen in de benodigde opleiding. Van Amerongen concludeert dat de kindertandverzorgdenden zeker in kwalitatieve zin een bijdrage kunnen leveren aan de schooltandverzorging, aangezien de restauratieve verrichtingen die in een experimentele setting door de kindertandverzorgster (amalgaamrestauraties) werden uitgevoerd van eenzelfde kwalitatief niveau bleken als die uitgevoerd door een tandarts.

Bron: van Amerongen, 1980.

Taakdelegatie in een groepspraktijk in Abcoude

In 1981 publiceerde Tan de resultaten van het onderzoek dat hij deed naar de effecten van delegatie van de reversibele handelingen sealen, speeksel-plaquetest, het aanleggen van matrixbanden en het maken van restauraties in door de tandarts geprepareerde caviteiten, het plaatsen van noodkronen, het vervaardigen van kunsthars noodrestauraties, verwijderen van hechtingen en aanbrengen van cofferdam aan de mondhygiënist in een algemene groepspraktijk in Abcoude. In 1984 presenteerde de Stichting Preventief Tandheelkundige Zorg het eindrapport van het project Abcoude waarin als voordelen werden genoemd de mogelijkheid om snel in te spelen op ontwikkelingen, de 24-uurs bereikbaarheid, de horizontale verwijzing, de interne kwaliteitsbewaking, de gestegen productiviteit, de signalering van bijscholingsbehoeften en verhoogde arbeidssatisfactie en betrokkenheid van medewerkers. Als nadelen noemt de stichting het massale karakter van de praktijk en de taakverzwaring.

Bron: Tan, 1981.

In 1985 verscheen het eindrapport van de Adviescommissie Opleiding Tandartsen met als meest essentiële conclusie dat de opleiding tot tandarts gericht moest worden op het teamconcept, waarmee een samenwerkingsverband tussen tandartsen en hulpkrachten werd bedoeld. Hierdoor zou het aantal op te leiden tandartsen kunnen worden beperkt. Het kabinet geeft als standpunt dat zij het de moeite waard acht het teamconcept in een experimentele setting te beproeven. Ruimte op de arbeidsmarkt leidde ertoe dat het AOT-rapport, dat tien jaar later weer erg actueel werd, toen in de kast verdween aangezien de urgentie voor het teamconcept verdween en dat de experimentele opleidingen tot kindertandverzorgster en curatief medewerker werden stopgezet. Tandartsen wilden de jeugdige patiënten graag zelf behandelen en de gemeenten wilden niet langer bijdragen aan de extra kosten van de schooltandverzorging. Het gevolg was dat de schooltandverzorging als zodanig werd opgeheven. Hier en daar kwamen er de zogenoemde Regionale Instellingen voor Jeugdtandzorg voor in de plaats. Misschien mede ingegeven door de gedachten in het AOT-rapport, en zeker door de gevoelde overcapaciteit, zoals duidelijk verwoord door de NMT, werden er twee faculteiten Tandheelkunde gesloten. De twee faculteiten in Amsterdam werden afgeslankt en samengevoegd. Een jaarlijkse instroom van 465 studenten werd verminderd tot 120. Korte tijd later werd de opleiding tot mondhygiënist uitgebreid van twee naar drie jaar (1992).

DREIGENDE TEKORTEN AAN TANDHEELKUNDIGE ZORG
In de jaren negentig groeide, onder andere door de resultaten van de
scenariostudie van de Stuurgroep Toekomstscenario's Gezondheidszorg: Toekomstscenario's Tandheelkunde (1992), het besef van een aanko-
mend tandartsentekort door de scheve leeftijdverdeling van de populatie van tandartsen. Velen zouden rond 2010 hun werkzaamheden
door pensionering beëindigen, waardoor naar schatting één miljoen
mensen van tandheelkundige zorg verstoken zouden blijven. Tandartsen sloten hun deuren omdat hun praktijk 'vol was' met als gevolg
dat patiënten niet meer zo gemakkelijk een tandarts konden vinden.
De rijksoverheid kwam toen terug op de eerdere beslissing om de
jaarlijkse instroom van studenten tandheelkunde drastisch in te
krimpen. In dezelfde kabinetsperiode werd besloten om één van de
eerder gesloten opleidingen weer te heropenen en dat zelfs samen met
een nieuwe opleiding voor mondhygiënisten (Groningen). De door de
overheid bekostigde opleidingscapaciteit voor tandartsen en mondhygiënisten is inmiddels (eind 2007) gebaseerd op een instroom van
270 respectievelijk 300 eerstejaars. Naast deze uitbreidingen van de
opleidingscapaciteit hebben naar het zich laat aanzien de ingezette
taakherschikking en gestructureerde samenwerkingsverbanden ertoe
geleid dat er een flexibel evenwicht is ontstaan tussen de vraag naar
zorg en het aanbod ervan. Terwijl 2010 steeds dichterbij komt, wordt
er als gevolg van de verschillende maatregelen in elk geval niet meer
gesproken over een naderend tekort in het aanbod van de mondzorg.

OOK TANDARTSASSISTENTEN KRIJGEN EXTRA TAKEN
In 1995 werd door de Nederlandse Maatschappij tot bevordering der
Tandheelkunde en de tandheelkunde faculteit in Nijmegen het initiatief genomen tandartsassistenten bij te scholen tot preventieassistent.
In een achtdaagse cursus worden tandartsassistenten geschoold op
het gebied van tandheelkundige preventie en mondhygiëne in nauwe
samenwerking met de tandarts algemeen practicus.

TAKEN HERSCHIKKEN EN KOSTEN BEHEERSEN
In 1997 verscheen het rapport van de interdepartementale commissie
Concurrentie en Prijsvorming. Deze commissie, ingesteld in het kader
van het project van de Rijksoverheid in de jaren van de Paarse Kabi-
netten, Marktwerking, Deregulering en Wetgevingskwaliteit (MDW), deed
onderzoek naar de ordeningsafspraken en prijsregelgeving tussen en
ten aanzien van tandartsen en fysiotherapeuten. De commissie deed
voorstellen voor differentiatie in de tarieven. De tarieven zouden
moeten worden vastgesteld aan de hand van de vraag welke beroeps-

uitoefenaar de verrichting het goedkoopst uit kan voeren. Door deze maatregel zouden niet alle tarieven meer vastgesteld worden op basis van de duur opgeleide tandarts. Immers, een deel van de behandelingen die gewoonlijk door tandartsen worden uitgevoerd kan ook door korter opgeleide professionals worden gedaan. Dit moest leiden tot een besparing op de totale kosten van mondzorg. Om deze maatregel door te voeren zouden óf de mondhygiënist en de tandprotheticus onder de werking van de Wet op de Tarieven in de Gezondheidszorg moeten worden gebracht óf ook de tandarts niet meer onder de WTG. Het Kabinet gaf aan de mogelijkheden hiertoe te laten uitzoeken. Het Centraal Orgaan Tarieven Gezondheidszorg (COTG) heeft na een uitvoeringstoets uiteindelijk geconcludeerd dat er in de mondzorg te weinig concurrentie plaatsvindt om tariefdifferentiatie plaats te laten vinden. De MDW-commissie adviseerde tevens de wettelijke bevoegdheid van de mondhygiënist, met name op het gebied van screening, uit te breiden en daarmee een nieuw zelfstandig beroep te ontwikkelen dat niet meer enkel op verwijzing van een tandarts werkzaam is. De opleiding van de mondhygiënist zou hiervoor moeten worden aangepast. Het Kabinet steunde de voorstellen voor uitbreiding van taak en rol van de mondhygiënist en aanpassing van de opleiding. Bevordering van de doelmatigheid door substitutie en taakdelegatie naar 'goedkopere', maar wel capabele, zorgverleners kreeg de voorkeur boven uitbreiding van de instroom van 'duurdere' krachten (zie ook hoofdstuk 5).

BEROEPSUITOEFENING GEREGULEERD IN DE WET BIG
In het licht van meer samenwerking in de zorg is ook de inwerkingtreding van de wet op de Beroepen in de Individuele Gezondheidszorg (BIG) in 1997 van belang. Na een voorbereidingsperiode van zestien jaar vervangt deze wet onder andere de Wet op de Uitoefening van de Tandheelkunst (WUT) en de Wet op de Paramedische Beroepen (WPB). De WUT verbood het uitvoeren van tandheelkundige handelingen door anderen dan tandartsen. De wet BIG heeft als doel de kwaliteit van zorg te bevorderen en de patiënt te beschermen tegen ondeskundig en onzorgvuldig handelen door beroepsbeoefenaren. Nieuw in de wet BIG is dat iedereen geneeskundige handelingen mag uitvoeren, zolang deze niet behoren tot de voorbehouden handelingen die beroepsmatig zijn toegeschreven aan daartoe bepaalde beroepsbeoefenaren. Aan tandartsen zijn voorbehouden heelkundige handelingen (boren, slijpen, snijden en extraheren), toedienen van injecties en het gebruiken van radioactieve stoffen en ioniserende straling voor het maken van röntgenfoto's. De wet BIG omschrijft wel voorwaarden

waaronder het mogelijk is ook deze handelingen door anderen dan tandartsen uit te laten voeren. Dit geeft ruimte om op een andere manier samen te werken in de praktijk dan voor de komst van de wet BIG mogelijk was (zie ook hoofdstuk 4).

DELEGEREN, SUBSTITUEREN EN VERWIJZEN IN DE GEZONDHEIDSZORG VAN DE 21E EEUW

Aan het einde van de twintigste eeuw ontstond er in toenemende mate een discrepantie tussen vraag en aanbod van mondzorg, die gevoeld werd door de samenleving en uitgesproken werd door de volksvertegenwoordiging. Reden voor de minister van VWS om de commissie Lapré in te stellen, met daarin vertegenwoordigers van de beroepsorganisaties in de mondzorg, de opleidingen, de verzekeraars en de overheid. Deze commissie presenteerde in 2000 het rapport *Capaciteit Mondzorg*. De commissie adviseerde de minister van OCW de instroomcapaciteit voor de opleidingen tot tandarts en mondhygiënist te verhogen en omarmt daarnaast het werken in teamconcept als oplossing voor het capaciteitsprobleem. Dit teamconcept werd omschreven als een samenhangend systeem waarbinnen verschillende aanbieders in de mondzorg samenwerken op een zodanige wijze dat de beroepsbeoefenaar die taken uitvoert welke het beste passen bij zijn opleidings- en deskundigheidsniveau. Deze beroepsbeoefenaren worden aangeduid als de mondarts, de mondverzorgende en de mondzorgassistent. Vanuit dit systeem zou integrale zorg moeten kunnen worden aangeboden. Delegatie, substitutie en verwijzing moet leiden tot een doelmatige en doeltreffende inzet van de beschikbare capaciteit. Samenwerken en delegeren zijn de sleutelwoorden. Werken in een team wil zeggen dat een taak of functie in groepsverband wordt verricht; in samenwerking met de andere leden van de groep.

Niet alleen binnen de tandheelkunde ontwikkelden zich ideeën over het herschikken van taken tussen de academicus en de hbo-opgeleide professional. In 2002 verscheen het rapport *Taakherschikking in de gezondheidszorg* van de Raad voor de Volksgezondheid en Zorg (RVZ, 2002). Dit rapport laat zien dat samenwerking en delegatie nog niet voldoende zijn om capaciteitseffecten te kunnen bewerkstelligen. Om echt een oplossing te bieden, moeten taken structureel herschikt worden. Taakherschikking is het structureel herverdelen van taken met de daarbijbehorende bevoegdheden en verantwoordelijkheden. De toegevoegde waarde van taakherschikking is volgens de RVZ gelegen in de mogelijkheid om zorg anders te organiseren. Zodanig anders dat de vraag welke beroepsbeoefenaar deskundig en competent is, richtinggevend moet zijn voor de vraag wie welke patiënt behandelt.

DE NIEUWE OPLEIDING MONDZORGKUNDE

Vanaf 2000 wordt er gewerkt aan de implementatie van het advies van de commissie Lapré. De activiteiten die de verschillende belanghebbenden in het veld van zorg en opleidingen daartoe moesten ontwikkelen, werden gecoördineerd door de Regiegroep Opleidingen Mondzorg die was ingesteld door het ministerie van VWS. In dit licht is in september 2002 de vierjarige opleiding 'mondzorgkunde' aan de hogescholen van start gegaan. De 'oude' opleiding tot mondhygiënist werd met een jaar uitgebreid met het oog op verbreding en verdieping van de beroepscompetenties en voor de ontwikkeling van beroepsoverstijgende competenties zoals management. Door dit extra jaar leren de huidige studenten competenties die passen bij de nieuwe 'Bachelor of health' titel (hbo). Het prepareren en aanbrengen van restauraties in primaire caviteiten is de meest in het oog lopende aanvullende bekwaamheid bij afstuderen. Het nieuwe deskundigheidsgebied van de mondhygiënist kreeg in 2006 een wettelijke basis (zie hoofdstuk 4).

In 2006 werd bij Algemene Maatregel van Bestuur de nieuwe opleiding en deskundigheid van de mondhygiënist met een vierjarige opleiding geregeld. Naast primaire en secundaire preventie, kan de mondhygiënist nu in opdracht van een tandarts ook tertiaire preventie uitvoeren (het prepareren en restaureren van een initiële carieuze laesie om te voorkomen dat deze dieper wordt). De mondhygiënist heeft hier geen zelfstandige bevoegdheid voor gekregen zoals de RVZ bepleitte om structurele taakherschikking mogelijk te maken. Het kabinet kiest hiermee voorlopig bewust bij wijze van experiment, vorm te geven aan taakdelegatie. De tandarts blijft het behandelen van primaire cariës delegeren aan de mondhygiënist, al dan niet via geprotocolleerde afspraken. Nieuw is tevens dat de mondhygiënist voor het uitvoeren van de niet-voorbehouden handelingen geen verwijzing van een tandarts meer nodig heeft. De mondhygiënist is daarmee rechtstreeks toegankelijk geworden voor de patiënt. Het eveneens in 2006 van kracht geworden nieuwe zorgstelsel faciliteert deze rechtstreekse toegankelijkheid van de mondhygiënist door het omschrijven van aanspraken op zorg, zonder daarbij aan te geven door wie deze geleverd moeten worden; de aanspraken in de wettelijke zorgverzekering zijn zogenaamd functioneel omschreven. Dit biedt zorgverzekeraars de mogelijkheid om ook mondhygiënisten te contracteren (zie hoofdstuk 5).

TAAKHERSCHIKKING EEN STRUCTURELE OPLOSSING?
Na alle eerder reeds ingestelde commissies wordt in 2005 de commissie Linschoten ingesteld, die zich in vervolg op het rapport van de
commissie Lapré moet buigen over de noodzakelijke veranderingen in
de opleiding tot tandarts, mede in relatie tot de ontwikkelingen in het
beroep en de opleiding van de mondhygiënist. De veranderingen in de
opleiding tot mondhygiënist waren in 2002 gerealiseerd, maar de
ontwikkeling van tandarts naar mondarts en de daarbijbehorende
uitbereiding van de tandheelkunde opleiding van vijf naar zes jaar was
achtergebleven. De commissie Linschoten ging uit van de kabinets-
standpunten naar aanleiding van de rapporten *Capaciteit in de mondzorg*
en *Taakherschikking in de gezondheidszorg* en concludeerde in 2006 dat de
verschillende beroepsbeoefenaren in de mondzorg zoveel mogelijk
gezamenlijk moeten worden opgeleid. Voorts zou de opleidingsduur
van de tandarts met een jaar moet worden uitgebreid vanwege het
veranderende beroep van de tandarts. De opleidingscapaciteit tandheelkunde kan in verband met taakherschikking naar beneden worden
bijgesteld. Mondhygiënisten kunnen immers een deel van de werkzaamheden van de tandarts overnemen. In de visie van de commissie
Linschoten houdt taakherschikking in de mondzorg in dat over tien
jaar de primaire, secundaire en tertiaire preventie van cariës en parodontitis bij een grote groep medisch ongecompliceerde patiënten met
een stabiele mondgezondheid wordt verzorgd door de mondhygiënist
met ondersteuning van de (preventie)assistent. De meer complexe
behandelingen en behandelingen bij medisch gecompromitteerde
patiënten worden uitgevoerd door de zesjarig opgeleide tandarts
(mondarts), die indien nodig verwijst naar de orthodontist of kaakchirurg. Deze taakherschikking vindt bij voorkeur plaats onder één
dak en onder regie van een mondarts, maar kan ook de vorm hebben
van een samenwerkingsverband tussen verschillende praktijken (net-
werkorganisatie).

In 2006 brengt het demissionaire kabinet Balkenende II haar standpunt uit op het eindrapport van de commissie Linschoten. Het kabinet
biedt de Tweede Kamer het rapport aan en geeft aan de aanbevelingen
van de commissie over te nemen. Het kabinet is nog steeds van mening dat het teamconcept een doelmatige en doeltreffende manier is
om patiënten adequaat te helpen. Het kabinet verwacht dat dit niet
alleen leidt tot een efficiënte inzet van menskracht, maar tevens kan
leiden tot een kwaliteitsimpuls als gevolg van mogelijkheden voor
tweedemeningsvorming, collegiale bijsturing en stimulans van arbeidssatisfactie. Om het teamconcept verder vorm te geven wordt de

aanbeveling tot het gezamenlijk opleiden van vooral tandartsen en mondhygiënisten overgenomen. Onderwijsinstituten zouden meer moeten samenwerken om het wederzijds vertrouwen van de beide beroepsgroepen in elkaar te versterken en elkaars competenties beter te leren kennen en waarderen. Een nieuw curriculum voor de opleiding tot tandarts is noodzakelijk gezien de nieuwe rol die de tandarts toebedeeld wordt. Dit nieuwe curriculum mag worden vormgegeven in een zes jaar durende opleiding. Aangezien een groot deel van de reguliere mondzorg straks kan worden verzorgd door de mondhygienist, is het kabinet van mening dat de opleidingscapaciteit tandheelkunde met twintig procent omlaag moet van driehonderd plaatsen in 2006 naar 270 in 2007 en uiteindelijk naar 240 in 2008. In haar slotopmerking geeft het kabinet aan dat de taakherschikkingsoperatie in de mondzorg aanleiding geeft voor een herbezinning op het tariefgebouw van deze sector. Een aangepast tariefgebouw zal taakherschikking nog verder moeten bevorderen.

Inmiddels worden de tandartsen van de toekomst, met ingang van het studiejaar 2007/2008, opgeleid in een nieuw zesjarig curriculum. En de instroom voor het eerste jaar is teruggebracht in overeenstemming met het kabinetsstandpunt.

CONCLUSIE

De gepresenteerde chronologisch schets laat zien dat de manier van samenwerking in de mondzorg zich ontwikkeld heeft van ondersteuning door hulpkrachten naar taakverdeling tussen collegae binnen een tandheelkundig team. Er heeft zich een ontwikkeling voltrokken van functiedifferentiatie naar taakdelegatie naar experimentele taakherschikking. Deze ontwikkeling zal zich de komende jaren verder voortzetten. Het is een gerede verwachting dat door wetenschappelijke en technologische ontwikkelingen enerzijds en door toename en intensivering van de zorgvraag anderzijds de belasting van het tandheelkundig team zal toenemen. Verdergaande taakherschikking gepaard gaande aan een toename van horizontale en verticale verwijzingen, zal nodig zijn voor een goede afstemming tussen de vraag naar zorg en het aanbod.

De verschillende belanghebbenden bij samenwerking in de mondzorg

Behalve de individuele beroepsbeoefenaren zijn hun beroepsorganisaties, de consumentenorganisaties, opleidingsinstellingen, de rijksoverheid en zorgverzekeraars op enigerlei wijze van invloed op een vernieuwende ontwikkeling als meer samenwerken in de mondzorg.

Die invloed komt in sommige gevallen ook voort uit een duidelijke verantwoordelijkheid voor onderdelen van het proces.

BEROEPSORGANISATIES

De beroepsorganisaties van tandartsen, mondhygiënisten, tandprothetici en assistenten zijn belangrijk als behartiger van de belangen van de leden, maar zijn ook nadrukkelijk partij bij inhoudelijke ontwikkelingen. Bij dit laatste kunnen ze fungeren als motor van, of juist als rem op, vernieuwingen. Daarbij komt dat in veel gevallen de belangen van de verschillende beroepsorganisaties niet parallel lopen maar juist tegengesteld zijn.

Naast de verantwoordelijkheid van elke individuele zorgverlener voor het onderhoud en de bevordering van diens deskundigheid, kunnen de beroepsorganisaties hun medeverantwoordelijkheid in deze realiseren door middel van de organisatie van bij- en nascholingsactiviteiten, intercollegiale toetsing en interne klachtenbehandeling. Wanneer er een ontwikkeling gaande is zoals naar meer samenwerking, zullen de deskundigheidsbevorderende activiteiten zich ook daar op moeten richten. En dat gebeurt nu op grote schaal.

De beroepsorganisaties worden bij belangrijke veranderingen geconsulteerd door de overheid en dragen in positieve of negatieve zin bij aan het draagvlak voor dergelijke veranderingen. Zo heeft de beroepsgroep van tandartsen zich lang verzet tegen de komst van de oorspronkelijke mondhygiënisten, de tandprothetici en ook de mondhygiënist nieuwe stijl. Daarnaast hebben de tandartsen zich in het recente verleden ingezet voor de ontwikkeling van de 'preventieassistent', een nieuw beroep waaraan juist de mondhygiënisten duidelijke voorwaarden stellen (zie hoofdstuk 8).

Een speciale taak in het licht van samenwerking is weggelegd voor de beroepsorganisatie van de tandartsen en wel de regelingen rondom de erkenning en registratie van specialismen. Het gaat dan om de beschrijving en afbakening van bijzondere deskundigheden van een tandartsspecialist en diens relatie met de algemeen practicus. De specialismen die binnen de beroepsgroep als zodanig worden erkend (een privaatrechtelijke erkenning) krijgen een publiekrechtelijke betekenis als de overheid akkoord gaat met een dergelijke erkenning en de specialisten daardoor een aparte plaats krijgen in de financiering en organisatie van de gezondheidszorg.

CONSUMENTEN/PATIËNTEN

De consumentenorganisaties zijn belangrijk voor het draagvlak en hebben een inbreng bij vernieuwingen in de zorg op grond van de aanwezige ervaringsdeskundigheid. In de zorg draait alles om de patiënt/consument. In het individuele zorgproces wordt de patiënt, als het goed is, betrokken bij belangrijke beslissingen over de uit te voeren behandeling. De stem van de patiënt klinkt ook door op meer indirect niveau via activiteiten van bijvoorbeeld de Consumentenbond en de Nederlandse Patiënten Consumenten Federatie (NPCF). Die organisaties kunnen vanuit de ervaringsdeskundigheid bijdragen aan de gedachtevorming over ontwikkelingen die een duidelijke invloed kunnen hebben op het primaire proces in de zorg. Het belangrijke oordeel van de patiënt/consument over de kwaliteit van de gezond-heidszorg kan het individuele niveau ontstijgen als de Consumer Quality Index wordt gehanteerd. De CQIndex beoogt een objectieve maat te zijn van de kwaliteit van zorg zoals die door de patiënt wordt ervaren. Er zijn plannen om ook een CQIndex voor de mondzorg te ontwikkelen. Het zou goed zijn als daarbij ook gekeken wordt naar de ervaring van de mondzorgcliënten met de verschillende samenwer-kingsverbanden in de mondzorg.

Een bijzonder punt van aandacht in de situatie dat verschillende zorgverleners zich met één patiënt bezighouden is de verantwoorde-lijkheid en aansprakelijkheid. In het geval een patiënt in een team wordt behandeld is het een direct belang van de patiënt om te weten wie er aangesproken kan worden als het resultaat niet bevredigend was. Momenteel is dat niet altijd duidelijk. Op dit punt is het nood-zakelijk dat een mondzorgteam daar onderling goede afspraken over maakt en wenselijk dat die ook worden vastgelegd.

OPLEIDINGEN

De beroepsbeoefenaren verwerven de noodzakelijke kennis en vaar-digheden door middel van hun opleiding. Daarmee zijn de oplei-dingsinstellingen mede belanghebbende bij belangrijke vernieuwin-gen in het beroepenveld die een vertaling behoeven in de opleiding voor de vereiste competenties. Zo ook het teamconcept en het sa-menwerken in de mondzorg. Door die betrokkenheid bij belangrijke innovaties zijn ook de brancheorganisaties mede belanghebbend en spelen een rol, niet alleen met betrekking tot het draagvlak van ver-nieuwingen, maar ook bij de implementatie ervan. De betrokken brancheorganisaties zijn het Discipline Overleg Orgaan Tandheel-kunde van de Vereniging van Nederlandse Universiteiten (DOOT-VSNU) voor de wetenschappelijke opleidingen (tandartsen), de hbo-raad als organisatie van de hogescholen voor de hogere beroepsop-leidingen (mondhygiënisten), de bve-raad als organisatie van de Re-gionale Opleidingen Centra voor de middelbare beroepsopleidingen

(assistenten) en de Hogeschool van Utrecht als opleidinginstelling
voor tandprothetici.

Een illustratie van de rol van de opleidingen in deze is de opleiding
'Mondzorgkunde'. Toen namelijk in de jaren negentig van de vorige
eeuw de opleiding 'Mondhygiëne' onder de werking van de Wet op het
Hoger Onderwijs en Onderzoek werd gebracht en daarmee bij bestaande hogescholen werd ondergebracht, was de opleidingsduur drie
jaar. Die hogescholen verzorgden in het algemeen vierjarige hbo-op-
leidingen. Zij hebben daarom toen in de richting van de overheid
bepleit dat de opleiding voor mondhygiënisten ook vierjarig zou worden. Het uitbreiden van de cursusduur bood de mogelijkheid om het
deskundigheidsgebied van de mondhygiënist te verbreden en te ver-
diepen. Een aanpassing van de deskundigheid van de mondhygiënist
paste heel goed in het overheidsbeleid van taakherschikking in de
gezondheidszorg. Zo leidden deze gedeelde belangen van de opleidingen en de overheid tot de opleiding 'Mondzorgkunde' en de
'mondhygiënist nieuwe stijl' die een wettelijke basis kreeg in de beroepenwetgeving in de gezondheidszorg.

OVERHEID

Voor de rijksoverheid zijn de toegankelijkheid van de zorg, een voldoende aanbod van goed gekwalificeerd personeel, de kwaliteit van de
zorg en de betaalbaarheid ervan belangrijke aandachtspunten. Deze
elementen vormen dan ook vaak de leidraad voor overheidsmaatrege-
len. Wanneer de rijksoverheid maatregelen voorbereidt die wezenlijke
veranderingen beogen, zoals het stimuleren van meer samenwerken,
wordt hier in Nederland het veld van zorg en opleidingen geconsulteerd met het oog op het draagvlak en de medewerking bij de uitvoering van de maatregelen. Pas daarna treft de overheid financiële en
eventueel wettelijke maatregelen waarmee, door de vaak tegengestelde
belangen van de verschillende partijen, niet altijd iedereen tevreden is.

Voor de rijksoverheid hebben de ministeries van OCW en VWS een
belangrijke verantwoordelijkheid ten aanzien van de regulering van
het aanbod van zorg. De opleidingen van tandartsen, mondhygiënisten en assistenten worden bekostigd binnen het reguliere stelsel van
initiële opleidingen. Daardoor ligt de verantwoordelijkheid voor de
instroomcapaciteit van deze opleidingen voor een belangrijk deel bij
het ministerie van OCW. De minister van Onderwijs laat zich evenwel
in dit verband nadrukkelijk adviseren door de bewindspersoon van
Volksgezondheid met het oog op de door de overheid in de toekomst
gewenste aantallen zorgverleners. De gewenste aantallen worden

vastgesteld mede op grond van de zogenoemde beroepskrachtenramingen die worden uitgevoerd door onafhankelijke onderzoeksinstituten.

Soms ook spelen andere factoren een rol. Zo moest in jaren tachtig de minister van Onderwijs op basis van afspraken in het kabinet sterke bezuinigingen doorvoeren bij de universitaire opleidingen. Een dergelijke bezuinigingsoperatie wekt altijd veel weerstand in verschillende geledingen van de samenleving. De minister werd hier echter geholpen door de beroepsorganisatie van tandartsen die een overschot van tandartsen verwachtte en om dat te voorkomen een sterke reductie bepleitte van de opleidingscapaciteit. Een dergelijke houding maakte het de minister gemakkelijk om maatregelen te treffen, zodanig dat de instroom studenten tandheelkunde met ongeveer tweederde verminderde. Overigens bleek al snel dat het met dat overschot wel meeviel. Sterker nog, men zag een tekort aankomen, zoals eerder beschreven. Als gevolg van deze andere inzichten werd aan het eind van dezelfde kabinetsperiode waarin de laatste maatregel werd doorgevoerd voor de beperking van de opleidingscapaciteit, besloten de recent gesloten opleiding in Groningen weer te openen. De beslissing voor de heropening van de tandartsenopleiding ging overigens wel gepaard aan de beslissing om ook een mondhygiënistenopleiding te openen. Bovendien stelde de rijksoverheid de voorwaarde dat de beide opleidingen zo werden ingericht dat de studenten geleerd zou worden om goed samen te werken.

De minister van Volksgezondheid financiert geheel de opleidingen tot orthodontist en kaakchirurg. Sinds 1 januari 2007 gebeurt dit door vanuit een daartoe opgericht 'Opleidingsfonds' subsidiegelden beschikbaar te stellen voor de instellingen die deze specialisten opleiden. De overheid bepaalt daarbij, mede op aangeven van het 'Capaciteitsorgaan' waarin ook de beroepsverenigingen zijn vertegenwoordigd, hoe groot de opleidingscapaciteit moet zijn door slechts voor een bepaald aantal kaakchirurgen en orthodontisten subsidiegelden beschikbaar te stellen. Naast deze heel concrete overheidsbemoeienis ontwikkelt de rijksoverheid indien nodig een beleidskader voor toekomstige ontwikkelingen met betrekking tot de beroepsbeoefenaren in de zorg. Zo is in het kabinetsstandpunt op het advies van de commissie Linschoten ook het voornemen verwoord om te komen tot een integrale beroepskrachtenplanning van alle mondzorgberoepen. Het 'Capaciteitsorgaan' heeft daartoe de opdracht gekregen en is er eind 2007 mee aan de slag gegaan.

De afgelopen decennia is de rol van de overheid veranderd. Van een sterk regulerende overheid tot een overheid die samen met andere belanghebbende partijen, met elk hun eigen verantwoordelijkheid, de samenleving alleen op cruciale punten probeert te besturen. Tegenover de sterke regulering van het verleden is tegenwoordig meer marktwerking een leidend beginsel. Soms komt de overheid daarbij in de spagaat van zoveel mogelijk door de markt van zorg en opleidingen tot stand te laten brengen, maar vanwege een vermeend belang toch een grote invloed willen houden. Zo leeft bij sommige experts al lang de degelijk gefundeerde gedachte dat bijvoorbeeld het aantal benodigde tandartsen heel goed tot stand zou kunnen komen door de instroom te laten afhangen van de belangstelling voor de studie en de mogelijkheden en beperkingen van de opleidingsinstituten. De overheid zou dan niet meer de jaarlijkse instroomcapaciteit van de opleidingen bepalen. Maar dat is nog steeds een brug te ver en tot op heden stelt de overheid jaarlijks een numerus fixus vast voor de door de samenleving bekostigde instroomcapaciteit.

ZORGVERZEKERAARS

De Nederlandse curatieve gezondheidszorg is gebouwd op een systeem van ziektekostenverzekeringen. De kosten van de zorg worden voor het grootste deel gefinancierd uit de premies die de verzekerden opbrengen. Dat geldt voor de verplichte en aanvullende verzekeringen, voor de 'gewone' ziektekosten en ook voor de zorg voor langdurige en bijzondere ziektekosten. De beschikbare premieopbrengsten worden door de zorgverzekeraars beheerd en aan de zorgverleners uitgekeerd op grond van afspraken over de te vergoeden zorg en de daarbijbehorende tarieven. De basis van die afspraken, in casu de rechten van de verzekerde, ligt vast in wettelijk regelingen of in de particuliere verzekeringspolissen. Over de praktische uitvoering maakt de verzekeraar nader afspraken met de zorgverleners. Daarom is er dan ook een direct belang van de zorgverzekeraars bij een goede kwaliteit, met name de tevredenheid van de verzekerden, en de doelmatigheid, met andere woorden zo laag mogelijke kosten van de geleverde gezondheidszorg voor de verzekeraars. De brancheverening van zorgverzekeraars, Zorgverzekeraars Nederland, heeft bij de totstandkoming van het rapport *Capaciteit Mondzorg* de verwachting uitgesproken dat gestructureerde samenwerking in de mondzorg zal leiden tot hogere kwaliteit en doelmatigheid van zorg en dat zij om die reden contracten met mondzorgteams, in plaats van met individuele zorgverleners, zou willen bevorderen. Tot eind 2007 is dit echter nog maar mondjesmaat gebeurd. Wel wordt in steeds grotere mate duidelijk dat zorgverzekeraars zich oriënteren op de mogelijkheden die taakherschikking in de mondzorg biedt voor hun zorginkoopbeleid. De beperkte rol die zorgverzekeraars spelen in het tandheelkundig veld, door de beperkte mate van contracteren – alleen voor de jeugdzorg in de basisverzekering – bespoedigt deze ontwikkeling niet.

Belangen van deze actoren bij samenwerken

In de vorige paragrafen zijn de verschillende actoren in de discussie over samenwerking op macroniveau beschreven. In deze paragraaf worden de actoren gekoppeld aan de doelstellingen en wordt beschouwd wie waar belang bij heeft en hoe de actor de afgelopen jaren met dit belang is omgegaan.

Om inzicht te krijgen in de krachtenveld is een matrix gemaakt met langs de verticale as de actoren en langs de horizontale as de doelstellingen van samenwerking, gebundeld in de drie categorieën toegankelijkheid, kwaliteit en beroepsontwikkeling (tabel 2.1).

TOEGANKELIJKHEID

Vele handen maken licht werk. Vele handen maken daarmee waarschijnlijk ook meer werk. Wanneer een tandarts samenwerkt met een aantal collegae kunnen er in een praktijk meer patiënten worden behandeld. Deze collegae kunnen tandartsen zijn, maar ook andere professionals in de mondzorg zoals mondhygiënisten, tandprothetici, tandartsassistenten, preventieassistenten en tandtechnici. Door samen te werken met professionals die een ander opleidingsniveau en aandachtsgebied hebben, kan het werk in de praktijk op een andere manier georganiseerd worden dan wanneer enkel met tandartsen wordt samengewerkt (efficiënte organisatie). Werkzaamheden die passen bij het vakgebied van de mondhygiënist (preventie) kunnen door deze worden uitgevoerd en de tandarts kan taken uitvoeren in overeenstemming met diens opleiding. De verwachting is dat deze vorm van samenwerking kan leiden tot een grotere toegankelijkheid van mondzorg. Immers, de mondzorg is beter toegankelijk wanneer er voldoende aanbod is dat dusdanig georganiseerd wordt dat het tegen een aanvaardbare prijs beschikbaar is.

Toegankelijkheid is allereerst in het grootste belang van de patiënt. Patiënten willen graag dat er voor hen allen in de buurt een goede tandheelkundige voorziening is. Ze willen graag zelf kunnen kiezen bij welke tandarts zij zich inschrijven. Patiënten die zich verzekeren voor mondzorg, willen deze zorg ook geleverd krijgen. Hier spreken zij hun zorgverzekeraar op aan. Die moet ervoor zorgen dat er vol-

Tabel 2.1   Overzicht van samenwerkingsdoelen samenwerking en de mate van belang van verschillende groepen daarbij.

doelen	4.1 toegankelijkheid zorg	efficiëntere organisatie van kennis en kunde	betaalbare zorg	beschikbare zorg	4.2 kwaliteit	passende zorg	doeltreffende zorg	4.3 ontwikkeling van het vak	beter carrièreperspectief	professionalisering	verhoogde arbeidssatisfactie
actoren											
overheid	XX	XXX	XX	XX	XX	XX	XX	X	X	X	X
beroepsgroepen	X	XX	X	X	X	X	X	XXX	XXX	XXX	XXX
onderwijs	X	X	X	X	X	X	X	XX	XX	XX	XX
verzekeraars (ZN)	XX	XXX	XX	XX	XX	XXX	XX	X	X	X	X
patiënten (NPCF)	XXX	XX	XXX	XXX	XXX	XX	XXX	X	X	X	X

doende aanbod is, waarvan de kwaliteit goed is; dit is de zogeheten 'zorgplicht'. Hoewel de overheid de regie over de inrichting van de gezondheidszorg de afgelopen jaren meer en meer in handen van de zorgverzekeraars heeft gelegd, blijft de minister systeemverantwoordelijk voor het aanbod aan zorg. In artikel 22 van de Grondwet is geregeld dat de overheid maatregelen treft ter bevordering van de volksgezondheid. De overheid is verantwoordelijk voor het systeem waarbinnen aanbod en kwaliteit van zorg tot stand komt. De overheid is daarmee systeemverantwoordelijk voor de toegankelijkheid en kwaliteit van mondzorg. De volksvertegenwoordiging zal de minister erop aanspreken wanneer het voor patiënten en zorgverzekeraars niet mogelijk is een tandarts te vinden of te contracteren en vragen om een oplossing. Dit is in het verleden herhaaldelijk gebeurd.

De overheid en het aanbod van tandartsen
Begin jaren zestig was er een groot tekort aan tandartsen. De Tweede Kamer vroeg de minister van onderwijs meer studenten tandheelkunde op te leiden. Aan de twee faculteiten die destijds bestonden (Utrecht sinds 1877 en Groningen sinds 1949) werden Nijmegen en twee faculteiten in Amsterdam toegevoegd. Door de toename aan opleidingsplaatsen nam het aantal tandartsen snel toe en ontstond een overschot waardoor Nederlandse tandartsen zich in het buitenland gingen vestigen. Midden jaren tachtig werd daarom besloten de opleidingscapaciteit te verlagen. Utrecht en Groningen werden gesloten en de faculteiten in Amsterdam werden ingekrompen en fuseerden tot ACTA. In 1995 werd door opnieuw een verwacht tekort aan tandartsen de faculteit in Groningen heropent. Op dit moment zijn er drie tandheelkunde opleidingen. Daarnaast zijn er vier hogescholen waaraan de opleiding mondzorgkunde wordt gedoceerd, is er een hogeschool waar tandprothetici worden opgeleid en is er een groot aantal ROC's waar tandartsassistenten en tandtechnici worden opgeleid. Sinds 1987 bepaalt de minister van onderwijs, mede op aangeven van de minister van VWS, met behulp van een numerus fixus het aantal studenten dat aan de opleidingen tandheelkunde en mondhygiëne aan een door de overheid bekostigde opleiding mogen beginnen. Vanaf die tijd is de numerus fixus een belangrijk sturingsinstrument op de capaciteit aan mondzorg. Op dit moment bedraagt de numerus fixus voor tandheelkunde 270 opleidingsplaatsen en voor mondzorgkunde

300 opleidingsplaatsen. Het staat de opleidingen overigens vrij om studenten toe te laten buiten de bekostigde plaatsen als deze hun opleiding zelf financieren en mits de infrastructuur en het docentencorps van de opleiding het toelaten.

Niet altijd werd er gekozen voor het openen van een nieuwe faculteit of het ophogen van de numerus fixus. Nieuwe ideeën om het tekort aan tandartsen het hoofd te bieden, zoals samenwerking en taakherschikking doen hun intrede aan het begin van de 21e eeuw. Zo geeft de minister vanaf die tijd in toenemende mate aan niet alleen meer tandartsen op te willen leiden, maar vooral samenwerking met andere tandheelkundige beroepsbeoefenaren te willen bevorderen, aangezien dit volgens de commissie Lapré (2000) een structurele oplossing voor het capaciteitsprobleem kan bieden. Hierbij wordt wel opgemerkt dat de beschikbaarheid van de zorgverleners (capaciteit) niet alleen afhangt van het aantal personen dat beschikbaar is om zorg te verlenen. Hoeveel uren deze personen gemiddeld werken, hoe ze verspreid zijn over het land, of ze het juiste werk doen en of ze dat werk op de juiste manier doen zijn belangrijke factoren die de beschikbaarheid van zorg mede bepalen.

Commissie Lapré: samenwerking als oplossing voor het capaciteitsprobleem

De commissie Lapré (2000) geeft in haar rapport *Capaciteit Mondzorg* aan dat de overheid, naast de capaciteitsuitbreiding van de opleidingen, zou moeten sturen op het bevorderen van het teamconcept om het op dat moment dreigende tekort aan tandartsen te compenseren. Het teamconcept moet een basis bieden om integrale zorg te bieden, waarbij iedere zorgaanbieder dat deel kan uitvoeren dat het best bij zijn competenties aansluit. Tandartsen zullen zich meer gaan toeleggen op de tandheelkunde, die aansluit bij hun wetenschappelijke opleidingen, terwijl het meer uitvoerende werk aan hbo/mbo-opgeleiden wordt overgelaten. Het team neemt het werk over dat zich leent voor protocollering en standaardisering. Zo ontstaat ruimte voor verwijzing, delegatie en substitutie. Daarnaast zal een verhoogde arbeidssatisfactie leiden tot een lager ziekteverzuim en een langere totale arbeidsduur. Zo zal het teamconcept moeten leiden tot meer capaciteit aan mondzorg, aldus de commissie Lapré.

Het kabinet neemt in haar standpunt op dit rapport de aanbevelingen van de commissie Lapré over en geeft aan het dreigende tandartsentekort te willen bestrijden door meer tandartsen en mondhygiënisten op te leiden, de toestroom van buitenlandse tandartsen naar Nederland te bevorderen en samenwerking tussen tandartsen, mondhygiënisten en tandprothetici te verstevigen, zodat door doelmatigheidswinst meer capaciteit vrijvalt.

Niet alleen in de mondzorg wordt samenwerking als een oplossing gezien. In 2001 formuleert het kabinet acht speerpunten waarlangs het capaciteitstekort in de gehele gezondheidszorg moet worden bestreden:

1 opleidingscapaciteit vergroten via de numerus fixus (meer uitstroom opleiding);
2 rendement van de opleiding vergroten (meer uitstroom opleiding);
3 verbeteren van de doorstroom tijdens de opleiding (snellere uitstroom opleiding);
4 verkorten van de opleidingsduur (snellere uitstroom opleiding);
5 accommoderen van herintreders (meer instroom beroepsuitoefening);
6 makkelijkere instroom buitenlandse artsen (meer instroom beroepsuitoefening)
7 werkdrukverlichting (minder uitstroom beroepsuitoefening)
8 taakdelegatie; (tand)artsen moeten dat doen waartoe zij zijn opgeleid.

Voor de mondzorg wordt de focus gelegd op het vergroten van de opleidingscapaciteit en het introduceren van het teamconcept waarbinnen vormgegeven wordt aan taakdelegatie.

Zoals reeds opgemerkt is de mondzorg beter toegankelijk wanneer er voldoende aanbod is dat dusdanig georganiseerd wordt dat het tegen een aanvaardbare prijs beschikbaar is. Door te sturen op het teamconcept werkt de overheid niet alleen aan de beschikbaarheid van mondzorg maar tevens aan de doelmatigheid van mondzorg. Een deel van de zorg wordt verschoven naar goedkoper werkende en lager opgeleide beroepsbeoefenaren. Dit zou ertoe moeten leiden dat mondzorg niet alleen beschikbaar, maar tevens betaalbaar blijft voor de al dan niet verzekerde patiënt.

Niet alleen patiënten en het in verlengde daarvan de overheid en zorgverzekeraars hebben belangen bij voldoende en betaalbare mondzorg. Aangezien de beschikbaarheid en betaalbaarheid van mondzorg ongetwijfeld een relatie heeft met de arbeidssatisfactie van de beroepsbeoefenaren (o.a. door hoge werkdruk) en de mondgezondheid van de patiënt (o.a. door hoge kosten bij behandeling en lange wachttijden), hebben ook de verschillende beroepsgroepen een belang bij een goede toegankelijkheid van de zorg. Het streven naar voldoende capaciteit is dus een belangrijk reden om op macroniveau de handen ineen te slaan en samen te streven naar samenwerking in de tandheelkunde als middel om mondzorg toegankelijk te houden.

KWALITEIT VAN ZORG

Toegankelijkheid is één aspect van het bredere begrip 'kwaliteit van zorg'. In het licht van de toenemende wens tot samenwerken en taakherschikking verdient de kwaliteit van de directe zorgverlening extra aandacht. De minimumeisen die de individuele zorgconsument, maar ook de samenleving als geheel, stelt aan die kwaliteit zijn dat de zorg passend, doeltreffend en veilig is. Het spreekt voor zichzelf dat de patiënt de grootste individuele belanghebbende bij een hoge kwaliteit van de geboden zorg is.

Passende zorg is aangepast aan demografische en maatschappelijke ontwikkelingen zoals de vergrijzende populatie waar de ouderen meer dan in het verleden hun natuurlijke tanden en kiezen behouden. Het gevolg daarvan is wel dat de mondzorg te maken heeft met meer medische gecompromitteerde patiënten die een complexe zorgvraag hebben. Andere maatschappelijke ontwikkelingen die in dit verband van belang zijn, zijn de interculturalisatie, de geluiden over een verslechtering van de mondgezondheid van vooral jonge kinderen en jeugdigen, de toenemende vraag naar gedifferentieerde en specialistische zorg, de opkomende vraag naar cosmetische tandheelkunde en de mondige en kritische patiënten die vragen om transparantie en kwaliteit (zie hoofdstuk 3).

De zorg die wordt verleend, dient ook zo goed mogelijk het gestelde doel te dienen; hetzij een preventief of curatief doel. Zo doeltreffend mogelijk dus. Daarnaast is het natuurlijk van groot belang dat die zorg veilig is. Met andere woorden dat er een bewuste afweging is gemaakt ten aanzien van de beoogde effecten tegenover de, eventueel schadelijke, neveneffecten en de kans op complicaties.

Wat is nu de relatie tussen samenwerken en kwaliteit van zorg? Samenwerken betekent echt samen aan iets werken. In de praktijk leidt dit echter soms tot praktische problemen en verschil van inzicht. Het is belangrijk om met deze 'moeizame' kanten van samenwerking om te kunnen gaan en de mogelijk positieve effecten als drijfveer te laten gelden. De positieve effecten krijgen een kans als er afstemming van de zorg plaatsvindt vanuit professioneel zelfvertrouwen, kennis en inzicht in andere disciplines en het vermogen om over disciplinegrenzen heen te kijken. Het doel is dan de verrijking van het eigen vakgebied, de bevordering van de kwaliteit van het handelen, en – niet onbelangrijk – meer plezier in eigen werk. Zo bezien werkt gestructureerde samenwerking tussen verschillende zorgverleners kwaliteitbevorderend. De verschillende zorgverleners brengen hun specifieke deskundigheid in waardoor de behandeling op het meest optimale tandheelkundig-technische niveau wordt uitgevoerd. In dit licht is de opkomst van 'gedifferentieerde' tandartsen en mondhygiënisten, naast de bestaande tandheelkundig specialisten, van groot belang. De gedifferentieerde zorgverleners hebben specifieke affiniteit en bijzondere deskundigheid op een bepaald gebied van de mondzorg. Een bijzondere deskundigheid die ze inzetten ten bate van de kwaliteit van zorg. Doordat de verschillende zorgverleners in de samenwerkingsverbanden 'over elkaars schouder meekijken' vindt er onderlinge toetsing van het proces en de resultaten van de zorg plaats.

Naast dit perspectief op de kwaliteit van zorg van kant van de zorgverlener is er het perspectief van de patiënt/consument. Deze heeft een belangrijke rol in het zorgverleningsproces om duidelijk te maken wat zijn verwachtingen zijn van de zorg op de korte en lange termijn. En of hij tevreden is met de gang van zaken en de resultaten. Een rol die zelfs door de samenleving zo belangrijk wordt geacht dat er wettelijke regelingen zijn om te waarborgen dat de patiënt/consument die rol ook waar kan maken. Desondanks lijkt het erop dat de 'mondigheid' van de patiënt in de meeste gevallen onvoldoende gewicht heeft om ook werkelijk van invloed te zijn op het behandelproces. Wanneer er meer zorgverleners samenwerken bij de behandeling van een patiënt is dit een extra punt van aandacht. Immers, hoe complexer de praktijkvoering hoe beter de onderlinge afstemming moet zijn.

Leidschendam afspraken: gedeelde verantwoordelijkheid voor kwaliteit van zorg

In Nederland zijn er rond de eeuwwisseling afspraken gemaakt over een soort verantwoordelijkheidsverdeling voor de kwaliteit van de gezondheidszorg tussen de meest belanghebbende onderscheiden partijen, te weten de beroepsbeoefenaars, de consumenten/patiënten, de zorgverzekeraars en de overheid. Die afspraken komen in grote lijnen op het volgende neer:

- de individuele zorgverlener is verantwoordelijk voor de kwaliteit van het primaire proces, de inhoudelijke zorgverlening;
- de beroepsorganisaties hebben de verantwoordelijkheid op zich genomen om activiteiten te ontwikkelen om leden te helpen bij het onderhouden en bevorderen van hun deskundigheid, zoals de organisatie van bij- en nascholing, maar ook de ontwikkeling van kwaliteitssystemen. Daarnaast vertegenwoordigen de beroepsorganisaties de beroepsbeoefenaren in regionaal en landelijk overleg met de andere belanghebbenden;
- de individuele consument/patiënt is mede betrokken bij belangrijke beslissingen rondom de zorg die wordt verleend. In die zin is de patiënt medeverantwoordelijk;
- de consumenten/patiëntenorganisaties dragen op hun manier bij aan de voorlichting aan hun achterban over de preventieve en curatieve gezondheidszorg. Deze organisaties vertegenwoordigen hun achterban in regionaal en landelijk overleg met de andere belanghebbenden;
- de zorgverzekeraars hebben een 'zorgplicht' waardoor ze moeten waarborgen dat hun verzekerden de zorg krijgen waar ze recht op hebben en dat die zorg op een kwalitatief goede manier kan worden verleend. De rol van verzekeraars ligt in deze in de sfeer van de randvoorwaarden zoals de polisvoorwaarden en de tarieven en financiering van de zorg;
- de overheid is gehouden om zodanige wettelijke en andere regelingen te treffen dat er sprake is van een verantwoorde structuur en macrofinanciering van de zorgverlening. Daarbovenop heeft de overheid de wettelijke taak adequaat toezicht te houden op de uitvoering van de zorg.

Het moge duidelijk zijn dat de zorgverlener, samen met de patiënt, eerst verantwoordelijk is voor de kwaliteit van zorg maar dat maatschappelijke organisaties om hen heen een indirecte, maar wel degelijk ook belangrijke invloed kunnen hebben door hun betrokkenheid bij de structuur en financiering van het zorgsysteem.

ONTWIKKELING VAN HET VAK

De ervaringen met verdergaande vormen van samenwerking leerden dat daardoor niet alleen de capaciteit van het aanbod kon worden vergroot en de kwaliteit van zorg werd gediend, maar dat er nieuwe kansen werden geboden voor de professionele ontwikkeling van de zorgverleners. Bij gestructureerde samenwerking tussen verschillende zorgverleners kan de beroepsuitoefening meer in overeenstemming gebeuren met het niveau van de opleiding door een taakverdeling die is toegesneden op de competenties van de verschillende zorgverleners. Zo maakt gestructureerde samenwerking differentiatie van praktijkvoering mogelijk waardoor men zich meer kan concentreren op gebieden van zorg die men extra aantrekkelijk vindt. Die taakverdeling en differentiatie maken verdere vakinhoudelijke verdieping mogelijk en bieden meer vooruitzicht op een gewenste persoonlijke ontwikkeling in het vak. Aan die persoonlijke ontwikkeling kan overigens ook bijdragen dat het bij samenwerking, naast de vakinhoudelijke competenties, ook aankomt op niet-vakinhoudelijke competenties. Zo vormen de noodzaak tot communiceren met de andere 'teamleden' en voor sommigen de uitdaging van het management of de coördinatie van het samenwerkingsverband, extra dimensies voor de beroepsuitoefening. Omdat alle medewerkers zelf belang hebben bij het zo goed mogelijk functioneren van het team, is er een sociale structuur waarbinnen de leden geprikkeld zullen worden tot optimale kwaliteit en doelmatigheid van zorg en daar elkaar op aanspreken. Ieder heeft de eigen verantwoordelijkheid voor het professioneel handelen. Die eigen professionele verantwoordelijkheid en het elkaar daar steeds op aanspreken betekenen een voortdurende stimulans tot verdere professionalisering.

Een dergelijke structuur biedt de grootste kans op een werkplek waar het fijn is om te zijn. Een zo groot mogelijke arbeidssatisfactie zal het deel zijn van alle leden van het samenwerkingsverband.

Europa

De ontwikkeling naar meer mondzorgteams, taakherschikking en het aanpassen van de opleidingen zoals nu in Nederland, vindt ook plaats in een aantal andere landen. In Denemarken en Noorwegen worden de laatste jaren meer mondhygiënisten opgeleid in het besef dat met meer van deze professionals beter tegemoet kan worden gekomen aan de veranderende zorgvraag. Deze mondhygiënisten worden ook met een breder pakket van competenties opgeleid.

Ook in het Verenigd Koninkrijk zijn de taken die de mondhygiënisten mogen uitvoeren uitgebreid en er worden meer mondhygiënisten opgeleid dan voorheen. De opleiding duurt drie jaar waarbij de meeste studenten al een opleiding hebben gehad als tandartsassistent. De wetgeving is aangepast, zodat vanaf 2006, naast de tandartsen ook 'dental hygienists', 'dental therapists', clinical dental technicians' en 'orthodontic nurses' formeel worden geregistreerd. Dit baant daar de weg voor verdere taakherschikking. Zelfs de benaming 'professionals complementary to dentists' is vervangen door 'dental care professionals', een teken van de erkenning van een grotere zelfstandigheid van de andere mondzorgberoepen en een uiting van meer taakherschikking in het mondzorgteam.

In andere Europese landen vinden dergelijke veranderingen niet of veel minder plaats. Daarbij wordt opgemerkt dat Nederland in sommige opzichten wat taakherschikking betreft behoorlijk vooroploopt. Dat dit zo is hangt ook samen met de andere beroepenwetgeving voor de gezondheidszorgberoepen die Nederland kent in vergelijking met alle andere landen in Europa. Krachtens de Wet BIG is iemand bevoegd zorg te geven aan een persoon die daarom vraagt mits men bekwaam is om die zorg te geven. In de ander landen is de bevoegdheid gebonden aan een bepaald diploma. Dat maakt de inzet van verschillende soorten zorgverleners in een systeem van taakherschikking en samenwerking veel minder gemakkelijk.

Er is een formele kant aan deze ontwikkelingen in de Europese Unie voor de situatie dat zorgverleners praktijk willen gaan voeren in een van de andere lidstaten. Hoe alle lidstaten dan om moeten gaan met de erkenning van de beroepskwalificaties, is geregeld in de richtlijn 'erkenning beroepskwalificaties'. Deze Europese wetgeving is vooral gericht op het bevorderen van het vrije verkeer van beroepsbeoefenaren. Hier wordt geregeld aan welke eisen migrerende beroepsbeoefenaren moeten voldoen om hun beroepskwalificaties erkend te krijgen in een andere lidstaat van de EU. Voor de tandartsen is er de automatische erkenning van het diploma mits opgenomen in een lijst van 'erkende' opleidingen. Deze opleidingen moeten voldoen aan bepaalde eisen ten aanzien van het curriculum. Dit systeem is behoorlijk star en garandeert in de ogen van velen niet dat de tandartsen die in de verschillende lidstaten worden opgeleid ook echt beschikken over dezelfde kennis en vaardigheden. Er zijn grote verschillen tussen de opleidingsprogramma's. Met het oog op de toekomst en de toenemende mobiliteit van zorgverleners is het noodzakelijk om vast te stellen wat de skills en competenties zouden moeten zijn van tandartsen en de andere mondzorgberoepsbeoefenaren.

Er wordt al gewerkt aan meer harmonisatie van de tandartsopleidingen. Dat gebeurt in een samenwerkingsverband van de meeste tandartsopleidingen in Europa. Die samenwerking heeft gestalte gekregen in een organisatie: DentEd. Het doel van DentEd is om in Europa een netwerk van tandartsopleidingen tot stand te brengen en door middel van uitwisseling van informatie en het organiseren van internationale visitaties van de opleidingen de standaarden voor de verschillende opleidingen meer met elkaar in overeenstemming te brengen. Eén van de eisen van DentEd voor de tandarts van de toekomst is dat deze in staat moet zijn tot goede samenwerking met andere mondzorg- en algemene gezondheidszorgprofessionals.

Intussen moeten eventuele veranderingen van de opleiding in Nederland, conform het kabinetsstandpunt op Linschoten, in de eisen van de bestaande richtlijn passen. Als de veranderingen in het beroepsprofiel en de opleidingen van de tandarts nieuwe stijl (mondarts) en de mondhygiënist nieuwe stijl (mondzorgkundige) ook voor andere landen moeten gaan gelden, zal dat het nodige lobbywerk in de EU-circuits en vele jaren vergen.

Voor migrerende mondhygiënisten en tandprothetici gelden andere normen. Hun beroepskwalificaties worden van geval tot geval beoordeeld. Daar is geen sprake van automatische erkenning van de diploma's. En de ontvangende lidstaat kan telkens beoordelen of de beroepskwalificaties van de migrant wel overeenkomen met die van de opleidingen in het eigen land. Voor assistenten geldt dat dat geen geregeld beroep is en dat daardoor geen EU-richtlijnen van toepassing zijn.

Behalve in Nederland zijn ook in andere landen van Europa in de jaren zestig opleidingen gestart voor, wat toen nog vaak werd genoemd, tandheelkundige hulpkrachten of in het Engels 'auxiliairies'. In Engeland, de Scandinavische landen en Finland werd de mondhygiënist al snel een gewaardeerd medewerker met de preventie als belangrijkst aandachtgebied. Daarbij deed zich in Engeland ook al snel een ontwikkeling naar taakdelegatie voor, zoals in Nederland de kindertandverzorgende en de curatief medewerker. In Denemarken kreeg de klinische tandtechnicus, vergelijkbaar met wat later in Nederland de tandprotheticus werd, een belangrijke rol in de uitneembare prothetische voorzieningen.

Slotbeschouwing

De beroepsuitoefening van de verschillende werkers in de mondzorg
is de afgelopen decennia sterk veranderd, mede onder invloed van
maatschappelijke omstandigheden. Cruciaal hierbij is de verschuiving
van de solopraktijk naar vormen van gestructureerde samenwerking.
Voor die verschuiving worden in concrete situaties soms concrete
doelen geformuleerd en nagestreefd. Soms echter zijn de redenen om
te gaan samenwerken wat minder duidelijk uitgesproken.
Al met al is er te weinig gedegen informatie beschikbaar over de
effecten van de samenwerking in termen van toegankelijkheid, kwaliteit en efficiëntie van zorg, alsmede van de ontwikkeling van het vak
om een antwoord te kunnen geven op de vraag: leidt het wat abstracte
beleidsdoel van samenwerken ook echt tot verbeteringen in de praktijk
van alle dag? Het is duidelijk dat daarvoor meer gericht onderzoek
moet worden gedaan.

Bronnen

De voor dit hoofdstuk gebruikte literatuur is vermeld in de literatuurlijst.

De mondgezondheid vraagt aangepaste zorg

prof. dr. Rob M.H. Schaub, mevr. dr. Annemarie A. Schuller

Inleiding

In het vorige hoofdstuk is al aangegeven dat er verschillende redenen zijn om samen te werken in de mondzorg. Samenwerking kan dan ook gericht zijn op verschillende doelen. Daarbij spelen allerlei omstandigheden een meer of minder belangrijke rol. In dit hoofdstuk wordt betoogd dat samenwerking zelfs onvermijdelijk is. Dat heeft alles te maken met de inhoud van de tandheelkundige zorg, of liever mondzorg. Aan de mondzorg worden nieuwe, en ook veranderende eisen gesteld. De oorzaak ligt in de ontwikkelingen in de mondgezondheid van de bevolking, de ontwikkelingen in de zorgvraag en de ontwikkelingen in het vakgebied tandheelkunde. Vaak nog werken beroepsbeoefenaren in de mondzorg vanuit routinematige, curatieve tandheelkundige zorg. Nu wordt individueel afgestemde zorg gevraagd met doelen op langere termijn: mondzorg. In de volgende paragrafen worden de genoemde ontwikkelingen beschreven. Dan zal blijken dat te verlenen zorg breed en veelzijdig is, hetgeen voor een alleen werkende beroepsbeoefenaar niet meer mogelijk is.

Demografische ontwikkelingen

Door vergrijzing en sociaal-culturele veranderingen zal de wachtkamer van de mondzorgpraktijk bevolkt worden door een groot scala aan patiënten die verschillen in leeftijd, cultuur, leefomstandigheden en financiële mogelijkheden. De wensen en mogelijkheden met betrekking tot mondzorg zullen daarmee sterk variëren. Het tamelijk uniforme beeld van het jonge gezin

> dat halfjaarlijks mondzorg geniet bij de familietandarts is daar-
> door minder dominant geworden.

De bevolking van een land als Nederland vergrijst. Het percentage
ouderen (>65 jaar) neemt toe van veertien procent van de bevolking nu
tot vijfentwintig procent in 2040, dan vier miljoen mensen. Bovendien
is de levensverwachting substantieel toegenomen en dat zal nog verder gaan. Voor mannen en vrouwen was die levensverwachting in 2006
76 respectievelijk 81 jaar en naar verwachting zal dat in 2050 82
respectievelijk 84 jaar zijn. Vanaf het 65e levensjaar heeft men gemiddeld nog tien jaar in gezondheid te verwachten. Boven de 75 jaar
neemt het aantal gezondheidsproblemen toe. Dan heeft driekwart van
de ouderen te maken met (chronische) ziekten van lichaam (hart- en
vaatziekten, artrose, diabetes) en geest (depressie en dementie). Dat
leidt tot beperkingen in de dagelijkse activiteiten, soms zodanig dat
hulp nodig is in de vorm van mantelzorg of thuiszorg (tabel 3.1).

Tabel 3.1	Aantal ouderen in Nederland ingedeeld naar de mate van gezondheidsproblemen (Bron: VWS, 2007).		
	> 65 jaar	co-morbiditeit	kwetsbaar
2006	2,2 miljoen	1,4 miljoen	247.000
2025	3,6 miljoen	2,4 miljoen	415.000
2040	4,2 miljoen	2, miljoen	505.000

Rond de tien procent van de ouderen is als kwetsbaar te typeren. Zij
zijn thuis of in een instelling op professionele hulp aangewezen.
Daarmee is naar schatting driekwart miljoen ouderen (van wie
200.000 mensen in verzorgings- en verpleeghuizen verblijven) niet of
nauwelijks in staat naar de mondzorgpraktijk te komen. Dit aantal zal
toenemen, omdat het huidige beleid erop is gericht om meer ouderen
langer thuis te laten wonen in aangepaste woningen en met adequate
hulp en ondersteuning. Aan de mondzorg wordt in dat beleid nog
weinig aandacht besteed. Vele ouderen zullen alleen met begeleiding
naar de tandarts kunnen gaan. De mondzorg zal daarbij aangepast
moeten worden aan de algemene en mondgezondheidstoestand van
de oudere mens. Ouderen zullen dus enerzijds langer van de zorg
gebruikmaken (zie volgende paragrafen), maar ook toenemend aan-

gepaste zorg wensen. Dat zal meer tijd, aandacht en vaardigheden
(medische kennis) te vragen.

Naast deze veranderingen in leeftijdsopbouw in de samenleving,
treedt er ook verandering op in de sociaal-culturele samenstelling van
de bevolking. In de Nederlandse samenleving is nu negentien procent
van niet-oorspronkelijk Nederlandse afkomst, gelijkelijk verdeeld over
eerste en tweede generatie buitenlanders. Meer dan de helft (ong. 10%
van de totale populatie in Nederland) betreft mensen van niet-westerse
afkomst, vooral uit Marokko, Turkije en Suriname. In de komende
jaren zal dit percentage groeien naar veertien procent, overigens
hoofdzakelijk door de groei van de tweede generatie. Overige groepen
betreffen mensen uit EU-landen en bijvoorbeeld Indonesië. Tegelijk
zijn er vele niet van oorsprong Nederlanders in kleine aantallen. Op
een willekeurige dag worden in grote steden als Amsterdam driehonderd talen gesproken.

Een andere relevante ontwikkeling heeft betrekking op de gezinssa-
menstelling en sociale structuren. Zo zal naar verwachting het aantal
alleenstaanden van nu 2,5 miljoen toenemen tot 3,4 miljoen in 2030.
Daarbij zullen er meer paren zijn zonder kinderen dan nu het geval is.
Ook de toegenomen aandacht voor bijzondere groepen in de samenleving past in de ontwikkeling van veranderende sociale structuren.
Verslaafden, geriatrische patiënten en gehandicapten dienen een zo
volwaardig mogelijke plaats in de samenleving te krijgen. Onderdeel
daarvan is dat deze mensen niet of veel minder worden geïnstitutio-
naliseerd dan gebruikelijk was. Deze sociaal-culturele veranderingen
zullen leiden tot andere gewoontes en gedragingen, bijvoorbeeld ten
aanzien van zelfzorg.

In sociaal economisch opzicht doen zich eveneens veranderingen
voor. Mondzorg voor volwassenen is geen onderdeel van de basisverzekering. Aanvullend kan men zich voor tandheelkundige behandeling voor eigen rekening verzekeren, hetgeen door een groeiende
gemiddelde koopkracht ook mogelijk is. Toch kan of wil niet iedereen
zich een aanvullende verzekering veroorloven. Dit zou kunnen leiden
tot een tweedeling in de zorg. Tegenover een verminderde toegang tot
de zorg voor sommigen staat namelijk een (groeiende?) groep, voor
wie iedere gewenste behandeling op eigen kosten mogelijk is.

CONCLUSIE
De demografische en sociaal-culturele ontwikkelingen zullen het nodig maken een brede variatie aan zorg te bieden.

Het kunstgebit verdwijnt grotendeels

In de diverse populatie in de wachtkamer vallen de vele ouderen op. De tijd dat vóór de middelbare leeftijd een kunstgebit was verworven, is al enige tijd voorbij. Men wil het natuurlijke gebit behouden, ook als de kansen minder goed zijn. En als men dan wel een kunstgebit heeft, dan wil men graag dat het goed zit.

In 1981 had nog zestig procent van de Nederlandse volwassenen een kunstgebit, thans is dat nog dertig procent. Het merendeel van die prothesedragers wordt gevonden onder mensen van 65 jaar en ouder. Maar ook in die leeftijdsgroep nam het aantal dragers van een volledig kunstgebit in de afgelopen jaren af (zie figuur 3.1). Naar verwachting zal deze trend doorzetten.

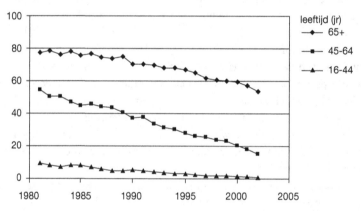

Figuur 3.1 *Percentage personen met een volledig kunstgebit in de boven- en onderkaak (bron: Kalsbeek e.a., 2006).*

Het natuurlijke gebit of delen ervan worden dus nu tot op hogere leeftijd behouden. Het aantal partiële protheses lijkt daarbij niet toe te nemen. De weinig elegante partiële plaatprothese komt zelfs minder vaak voor. Tegelijk is er ook een groeiende behoefte onder kunst-gebitdragers om het kunstgebit te verbeteren. Esthetische wensen, maar vooral wensen voor een betere functionaliteit zijn hiervoor aan-leiding. Dat leidt tot een toenemende toepassing van implantaten onder volledige protheses.

CONCLUSIE

Het aantal kunstgebitdragers neemt af. De huidige kunstgebitdragers zijn niet meer van het type oudere dat met het kunstgebit geen tandarts meer nodig heeft. Nu wordt individueel afgestemde zorg gewenst. Dat kan in de vorm van aanpassingen aan de prothese, regelmatig onderzoek van prothese en dragende weefsels, maar ook het plaatsen en onderhouden van bijvoorbeeld implantaten.

De toestand van het natuurlijke gebit verbetert

De cariësepidemie is voorbij. Het natuurlijke gebit wordt langer behouden en er bij de bevolking tot 45 jaar veel minder schade van cariës aangetroffen. Toch is er nog sprake van omvangrijke problemen met de mondgezondheid. Onder de jongeren en jong volwassenen tot 45 jaar komen risicogroepen voor met verhoogde kans op cariës en erosie. De mondgezondheid van de oudere volwassenen, boven de 45 jaar, draagt heden ten dage nog duidelijk sporen van de cariësepidemie. Ook zijn de gevolgen van parodontale afwijkingen evident. In alle gevallen gaat het om complexe problematiek.

De cariësepidemie van de vorige eeuw liep in de jaren zeventig en tachtig af. Dat leidde ertoe dat bij de kinderen die in die periode opgroeiden, de cariësexperience fors afnam. Onder twaalfjarigen nam het DMF-T getal af van gemiddeld acht in 1960 tot rond de twee in 1990. Sindsdien is dat stabiel gebleven (tabel 3.2). Het blijkt ook dat de verbetering bij het ouder worden niet verdwijnt. Dat betekent dat anno 2008 bij de bevolking tot omstreeks 45 jaar de cariësexperience lager is in vergelijking met vroeger: er worden substantieel minder carieuze, gerestaureerde en geëxtraheerde elementen aangetroffen (tabel 3.3). Naar verwachting zet deze trend zich voort met de leeftijd, zodat over twintig tot dertig jaar ook de oudere volwassene en compleet en gezond gebit zal hebben.

Ondanks de gemiddelde goede mondgezondheid zijn er in de leeftijdscategorie tot 45 jaar een aantal grote problemen aanwezig. Op jongere leeftijd komt bij sommigen actieve, progressieve cariës voor met grote schade Deze mensen lopen kennelijk een groter risico dan anderen op progressieve cariës. Zo'n zes procent van de jongeren tot 21 jaar is tot deze risicogroepen te rekenen met een DMF-T van elf of meer.

dentitie leeftijd (n)	aantal dmft of DMFT								
	jaar	0 %	1-5 %	6-10 %	11-15 %	16-20 %	> 20 %	$\bar{x}^a$	(sd^b)
melk-gebit									
5 (n=435)	1999	51	32	11	5	1	nvt	2,5	(3,8)
5 (n=386)	2005	44*	33	17	3	2	nvt	2,9	(4,1)
blijvend gebit									
11 (n=463)	1999	55	44	2	0	0	0	1,1	(1,6)
11 (n=492)	2005	53	44	2	0	0	0	1,3	(1,9)
17 (n=459)	1999	21	51	20	6	2	0	3,8	(4,0)
17 (n=453)	2005	29**	47	17	6	0	0	3,5	(3,9)
23 (n=378)	1999	11	32	35	15	5	1	6,8	(5,2)
23 (n=338)	2005	14	40	30	10	3	2	5,9*	(5,3)

Tabel 3.2 Procentuele verdeling van jongeren naar het aantal dmf-t (melkgebit) en DMF-T (blijvend gebit) en het gemiddelde aantal dmf-t of DMF-T per persoon, per leeftijdscategorie (bron: Poorterman & Schuller, 2006).

[a]gemiddelde [b]standaarddeviatie
*, **significant verschil tussen 1999 en 2005 (p resp. < 0,05 en < 0,01)

In 2005 had minder dan de helft van toenmalig ziekenfondsverzekerde vijfjarige kinderen een cariësvrij melkgebit. Van de kinderen van 11, 17 en 23 jaar (toenmalig ziekenfondsverzekerden) had respectievelijk 53, 29 en 14 procent een cariësvrij blijvend gebit. Bij kinderen met een hogere sociaaleconomische status zijn deze percentages hoger. Factoren als sociaaleconomische status en poetsgedrag zijn van invloed op het al dan niet gaaf zijn van het gebit. Kinderen uit lage sociale milieus en kinderen die minder dan tweemaal per dag hun tanden poetsen, hebben meer kans op een niet-gaaf gebit dan kinderen uit hogere milieus en/of die minimaal tweemaal per dag poetsen. Naast de hiervoor genoemde risico's van cariës moet nog worden genoemd het risico van erosie. Deze excessieve slijtage van glazuur wordt gevonden bij 24 procent van de jongeren van 12 jaar.

Het is van belang om de trends in mondgezondheid goed te volgen. Immers, het feit dat de mondzorg voor volwassen niet in het basispakket van de zorgverzekering is opgenomen, is gebaseerd op de aanname dat de jeugdigen de volwassenheid betreden met een goed gebit.

Een ander aspect dat de aandacht verdient is de zogenaamde restauratieve verzorgingsgraad. Caviteiten blijken bij jonge kinderen in meer dan de helft van de gevallen onbehandeld, bij kinderen met een melkgebit is minder dan één op de vijf caviteiten gerepareerd. Er wordt binnen de beroepsgroepen verschillend gedacht over de behandeling van het melkgebit. Er bestaat geen eensluidende visie op de noodzaak van de behandeling van cariës bij (jonge) kinderen en er is evenmin overeenstemming over de wijze(n) en het tijdstip waarop dit moet gebeuren. Die overeenstemming is echter wel gewenst en zou daarom moeten worden nagestreefd. Het werkveld in de mondzorg zal daarom de discussie moeten voeren ofwel voortzetten over de vraag wat voor de jeugd kwalitatief goede (restauratieve) zorg is, met name waar het gaat om het melkgebit.

Naast de problemen van de risicogroepen bij de jongeren, is er het probleem van de mondgezondheid van mensen van 45 jaar en ouder die voor de zorgverlening te vergelijken zijn met chronische ziekten. Deze leeftijdsgroepen maakten de cariësepidemie mee, waarvan de gevolgen vooral curatief werden bestreden. Men ging voort van vulling naar vulling naar vulling, via een eventuele wortelkanaalbehandeling naar ten slotte de extractie (de restauratieve cyclus). Gelukkig wordt deze laatste stap bij het afnemen van de cariësepidemie minder vaak gezet. Dus geen gebitsverlies. Wat resulteerde was echter een beschadigd, zij het gerepareerd gebit (tabel 3.3). Er zijn restauraties en endodontische behandelingen aanwezig. Ontbrekende elementen zijn al dan niet vervangen door (uitneembare) prothetische voorzieningen. In deze situatie wordt nogal eens een verlaging van de beethoogte gezien door slijtage. Volledig herstel naar de natuurlijke situatie is niet mogelijk. Blijvende zorg is nodig, zoals bij chronische ziekten. Dat wordt nog versterkt door de aanwezige historie van parodontale ontstekingen en botafbraak. Bij volwassenen doen zich breed gingivale en parodontale problemen voor. Bij een relatief klein deel leidt dit tot ernstige parodontale problemen, die kunnen leiden tot gebitsverlies. Ten slotte is voor de analyse van de mondgezondheid in dit kader van

Tabel 3.3	Gemiddelde aantallen DMF-T en DMF-T-componenten per persoon, per leeftijdscategorie en per jaar van onderzoek (bron: Kalsbeek e.a., 2003).						
leef-tijd	jaar	N	DT	MT	FT	DMF-T	(sd[a])
25-34	1995	298	1,3	1,4	10,1	12,8	(5,5)
	2002	250	1,4	0,8*	7,3***	9,5	(5,7)***
35-44	1995	201	1,2	5,2	10,6	17,0	(5,4)
	2002	342	1,5	3,4***	9,9	14,8	(6,1)***
45-54	1995	153	1,1	7,7	9,2	18,1	(5,1)
	2002	264	1,1	6,6	10,3	18,0	(4,7)
Totaal	1995	652	1,2	4,8	10,0	15,9	(5,8)
	2002	856	1,3	3,6***	9,2**	14,1	(6,5)***

[a]Standaardafwijking DMFT
*, **, ***Significant verschil tussen 1995 en 2002 (t-test, p resp. < 0,05, < 0,01 en < 0,001)

belang te wijzen op de toegenomen aandacht voor andere afwijkingen. Standsafwijkingen, afwijkingen van slijmvlies en mucosa, pijnsyndromen en ontwikkelingsstoornissen zijn daarvan voorbeelden.

CONCLUSIE
De gezondheid van het natuurlijke gebit is enerzijds sterk verbeterd. Het grote volume van een beperkt aantal problemen (caviteiten, pijn, missende elementen) is sterk afgenomen. Daarvoor in de plaats zijn er nu risicogroepen en chronische problemen, met een grote individuele variëteit.

De ontwikkelingen in kennis en kunde

Mogelijkheden voor onderzoek en diagnostiek zijn uitgebreid, de keuzes in behandel- en zorgrichtingen zijn toegenomen en de mogelijkheden voor de uitvoering zijn veelvuldig.

Aard, oorzaken en natuurlijk beloop van ziekten zoals cariës en parodontale afwijkingen zijn in de afgelopen jaren steeds beter begrepen. De effectiviteit van preventie en behandeling zijn daarmee drastisch toegenomen, waarbij goede diagnostiek mogelijk maar ook noodzakelijk is. De detectie van een (carieuze) laesie is niet meer het eindpunt van de diagnose. Het is schade en daarmee een symptoom van de ziekte cariës. Het is noodzakelijk voor effectieve zorg om de aard (etiologie) en verwacht verloop van de ziekte te diagnostiseren. De behandeling kan dan gedifferentieerd worden en doelgericht zijn met een integratie van screening, monitoring, preventie en curatie. Eenzelfde betoog kan worden opgezet voor bijvoorbeeld parodontale afwijkingen of voor oncologische afwijkingen, afwijkingen van speeksel, kaakgewricht of ontwikkelingstoornissen. In relatie met deze uitbreidende kennis moet ook worden gewezen op de toegenomen kennis over de relatie tussen mondgezondheid en algemene gezondheid en/of welzijn.

De ontwikkelingen op feitelijk alle deelterreinen van de tandheelkunde zijn enorm geweest en lijken zich ook voort te zetten. Cariologie en parodontologie kennen naast een groei in diagnostische en preventieve mogelijkheden ook sterk verbeterde curatieve mogelijkheden. Mogelijkheden tot de toepassing van kunststof restauratiematerialen en botregeneratie zijn hiervan voorbeelden. Er zijn vergelijkbare ontwikkelingen in de endodontologie en de esthetische tandheelkunde. Het terrein van de orale functieleer is sterk verbreed door de toepassing van kunststof en keramische materialen. De implantaten zijn sterk in opmars, waarbij het toepassingsgebied zich snel verbreedt. Algemene technische ontwikkelingen betreffen bijvoorbeeld de toepassingen van de behandelmicroscoop, de driedimensionale scanmogelijkheden en cad-cam.
Daarnaast is de kennis over de zorg voor specifieke groepen toegenomen. Jonge kinderen, (zeer) angstige patiënten, dak- en thuislozen, lichamelijk en geestelijk gehandicapten en geriatrische patiënten zijn hiervan voorbeelden.
De explosief gegroeide kennis en vaardigheden komen voort uit de veranderde mondgezondheid en ontlenen daaraan de toepassing. Andere ontwikkelingen worden ook los van de veranderde mondgezondheid toegepast. Dat betreft bijvoorbeeld een deel van de esthetische mogelijkheden. De patiënt vraagt dan om een toepassing van de verscheidenheid aan mogelijkheden.

CONCLUSIE
De ontwikkeling van kennis en kunde leidt tot een grotere variatie in mogelijkheden dan ooit tevoren in behandeling en zorg.

Veranderde verwachtingen

In de wachtkamer van de mondzorg zitten personen die weten wat er te koop is en daar ook om vragen.

Een betere mondgezondheid en goed beschikbare informatie over de mogelijkheden van zorg en behandeling hebben de kennis van mensen over mondzorg verhoogd. Behoud van het natuurlijke (rest)gebit en de wens voor vaste en esthetisch aanvaardbare voorzieningen zijn daarvan uitingen. De mondige patiënt ziet dat ook als een recht. Daarbij bestaan geen uitzonderingen (meer), ook niet als het gaat om bijzondere groepen, zoals verpleeghuisbewoners en gehandicapten. Toegenomen kennis en kunde en de uitgebreide media-aandacht daarvoor leiden ook tot de verwachting dat alles mogelijk is. Een gezond, functioneel gebit moet een mondgezondheid opleveren die een bijdrage levert aan het gevoel van welzijn. De bijdrage van de mondgezondheid aan de kwaliteit van leven is een belangrijk criterium voor verwachtingen over de mondzorg geworden.

De verwachtingen van mensen over de mondzorg zijn daarmee hoog. Toegenomen mondigheid maakt dat deze verwachtingen ook worden geventileerd. In het grootste deel van de vorige eeuw was de verwachting geaccepteerd dat het gebit, of tenminste meerdere tanden en kiezen, vroegtijdig verloren zou gaan. Algemeen was de ervaring dat vooral door cariës, maar ook parodontale afwijkingen het rond het 35e levensjaar gedaan was met het gebit. Een kunstgebit was daarom op jonge leeftijd geaccepteerd. Na de tweede wereldoorlog kwamen de financiële middelen voor mondzorg ruimer ter beschikking. Er werd meer gerestaureerd. De restauratieve cyclus, waarbij na meerdere (vaak pijnlijke) behandelingen een tand of kies toch verloren ging, werd als normaal ervaren. Gelukkig was er dan het kunstgebit en daarmee het afscheid van de tandarts. In het laatste kwart van de vorige eeuw kwam het besef dat een verbeterde mondgezondheid mogelijk was. Natuurlijk werd dat sterk gevoed door ervaringen dat de mondzorg gepaard ging met minder pijn en ongemak dan voorheen. Deze positieve verwachtingen zetten zich voort. Nu is er de verwachting dat het gebit gezond blijft. De idee daarbij is dat men dat zelf kan bewerkstellingen met geringe professionele hulp. Dat was dan ook de reden om vanaf 1995 de tandheelkundige zorg voor volwassenen voor het grootste gedeelte uit het toenmalige ziekenfondspakket te schrappen. Wel is men daarbij ervan uitgegaan dat jongeren de volwassenheid betreden met een goed gebit. Misschien is dat een (te) optimistische gedachte: als het gezonde gebit vanzelfsprekend is geworden, dan dreigt de verwaarlozing van zelfzorg. Mogelijk draagt dit bij aan de huidige omvang van de risicogroepen. Het is ook daarom van belang om de ontwikkelingen van mondgezondheid nauwlettend te volgen.

CONCLUSIE
De verwachtingen van de bevolking over de resultaten van de mondzorg zijn hoog gespannen. De veelheid aan mogelijkheden van behandeling wordt ook gevraagd, waarbij het behoud van het natuurlijke gebit vooropstaat. Ook als de problemen complex van aard zijn.

Van tandheelkunde naar mondzorg

In de praktijkkamer van de mondzorg verwacht men niet slechts een vulling, maar zorg gericht op een gezonde mond, een leven lang.

De periode van de cariësepidemie en de toenmalige ziekenfondstandheelkunde leidden tot routineuze zorg. De grote bulk aan schade door cariës vergde alle tijd en energie. De zorg richtte zich op de relatief homogene en jonge populatie en was curatief van aard. Voor de ouderen was er het kunstgebit en daarmee was verdere zorg onnodig. Voor allerlei differentiaties en specifieke zorg was weinig ruimte.
Dit beeld van de strikt curatieve behandeling in een routineuze zorg lijkt in de huidige veranderde en veranderende situatie niet (meer) te voldoen. De eerder geschetste ontwikkelingen maken duidelijk dat in alle opzichten er nu sprake is van diversiteit. Ieder mens behoeft individueel afgestemde zorg. Voor naar schatting zestig tot zeventig procent van de bevolking is de variatie daarbij niet zo groot. Zij beschikken over een goede mondgezondheid en handhaven die met zelfzorg. Screening is hierbij zinvol. Dat wil zeggen met een individueel, op basis van een risico-inschatting, afgestemde frequentie bekijken van een reeks aspecten van de mondgezondheid. Monitoring is nodig als ontwikkelingen in de mondgezondheid gevolgd moeten worden. Deze monitoring heeft een individueel afgestemde frequentie en is gebaseerd op een risicoanalyse. De frequentie is gericht op het tijdig kunnen ingrijpen met zo gering mogelijke schade. De monitoring is liefst kwantitatief (plaquescore, pocketdiepte, indicatie demi-

neralisatie glazuur) zodat de ontwikkeling goed gevolgd kan worden.
Ook bij de groep met een goede mondgezondheid is onderhoud nodig. Het betreft dan bijvoorbeeld het ondersteunen van de zelfzorg en
het eventueel aanvullen met professionele preventie.

Uiteraard zit de variatie ook in de wensen (verwachtingen) en mogelijkheden van patiënten. Zo geeft een aantal mensen aan dat zij ieder
halfjaar de traditionele 'controle' wensen. Anderen wensen veel aandacht voor esthetiek of een prettig gevoel (schoon gebit na verwijderen
van tandsteen).

Voor de risicogroepen en de mensen met de gevolgen van de cariësepidemie is vaak meer intensieve zorg nodig. Monitoring en preventie
zullen complexer zijn. Er zijn vaak meerdere aspecten van de mondgezondheid die monitoring nodig maken. Bij een hoog risico van
cariës moet op de ontwikkeling van laesies worden gelet, maar ook op
bijvoorbeeld (de ontwikkeling van) de stand van gebitselementen indien vroegtijdig gebitselementen verloren gaan. Preventie, zelfzorg en
curatie zullen op elkaar moeten worden afgesteld. Wie op vijftienjarige
leeftijd een DMF-T heeft van twaalf zal lange tijd nodig hebben de
progressie van cariës te beteugelen. Zelfzorg staat daarin centraal,
maar de zorg en betrokkenheid van anderen zullen daarin een bijdrage
moeten leveren. Het gedrag van de patiënt en de factoren die daarop
invloed hebben, zullen hierbij moeten worden betrokken. Dan nog
zullen de restauraties daarna een leven lang zorg behoeven.

Bij oudere volwassenen zullen aanwezige restauraties, het parodontium en occlusie en articulatie monitoring nodig maken. Het gaat dan
niet zelden om herstel of beperken van functieverlies. Duurzaamheid
en dus rekening houden met de prognose van het behoud van gebitselementen is dan geboden. Daarmee wordt dan ook een belangrijke
bijdrage van monitoring en preventie gevraagd. Immers kwetsbare
elementen (bijv. endodontisch behandeld, parodontaal aangedaan met
grote restauraties) vergen veel preventieve inspanning en frequent
onderzoek. Daarbij zijn juist door de zichtbaar kwetsbare conditie van
de mondgezondheid de verwachtingen nogal eens hoger dan wat kan
worden gerealiseerd. Daarmee is deze zorg te vergelijken met die voor
chronische ziekten. Er zijn realistische doelen op lange termijn nodig
en er is een afstemming van handelingen nodig, waarbij de betrokken
patiënt zelf de centrale rol vervult of dient te vervullen. De volwassene
die lijdt onder de gevolgen van de cariësepidemie, zal mogelijk een
beter functionerende gebitsprothese krijgen met implantaten. In het
verdere leven zal monitoring en preventie en soms curatie nodig zijn
om zowel de implantaten als de prothese blijvend een goede functie te

geven. Daarbij zullen de algemene gezondheid en kwaliteit van leven in de zorg moeten worden betrokken.

Tandheelkunde in de zin van vooral curatie van de cariës aan gebits-elementen ('boren en vullen') is derhalve in de afgelopen vijfentwintig jaar ontwikkeld tot mondzorg. Doelen op lange termijn met een complex karakter vergen zorg: een samenstel van screening, monito-ring, preventie en curatie. Afgestemde en geïntegreerde toepassing van kennis en kunde uit een groot aantal deelterreinen van de tand-heelkunde zijn hierbij nodig. Het sterk 'chirurgische' karakter van de tandheelkunde krijgt een duidelijke 'internistische' component. Naast 'doen' wordt 'denken en overwegen' van groter belang. Met het begrip 'zorg' wordt voorts de noodzakelijke betrokkenheid bij de patiënt en zijn/haar mondgezondheid zichtbaar.

Mondzorg betekent samenwerking

> In de praktijkkamer van de mondzorgpraktijk ziet de patiënt graag de tandarts, maar het blijkt geen probleem uit te leggen dat de tandarts het niet alleen kan. De diversiteit in kennis en vaar-digheden voor uiteenlopende zorg voor de verschillende afwij-kingen en pathologie kan niet door één persoon worden beheerst.

Al zou het al mogelijk zijn in de opleiding alle benodigde kennis en vaardigheden op te doen voor de vereiste diverse zorg, dan zal het niet mogelijk zijn voldoende ervaring hiervoor op te doen en te behouden. Als voorbeeld moge dienen een schatting van het voorkomen van diverse afwijkingen en typen patiënten in patiëntenpopulatie van 2500 personen (solopraktijk) (tabel 3.4).
Er zijn nog vele voorbeelden aan toe te voegen. Neem het vervangen van een prothese, het uitvoeren van een complexe endodontische be-handeling, de behandeling van angstige patiënten, jonge kinderen of kwetsbare ouderen. Met een enkele uitzondering zal de kennis en ervaring van de alleen werkende tandarts (of mondhygiënist of tand-protheticus) tekortschieten. De bekwaamheid staat dan ter discussie. Dit betekent dat de kans groot is dat de alleen werkende tandarts mondzorg levert op basis van de zestig tot zeventig procent van de bevolking met een problematiek die binnen de routinematige hande-lingen valt. Voor die grote groep is dat waarschijnlijk voldoende, de

Tabel 3.4 Incidentie (aantal nieuwe gevallen) per 0,6 tandarts per tijdperiode.		
incidentie*	aantal	tijdsperiode
orthodontie	3	jaar
parodontologie	4	jaar
immediaat prothese	1	2 jaar
gehandicapten	1	5 jaar
amelogenesis imperfecta	1	28 jaar

Bron: Rapport Innovatie in de mondzorg, 2006.

rest zal ten onrechte veel te beperkte zorg krijgen. Hoe dan ook zal niet op de verscheidenheid aan individuele wensen van patiënten en (technische) mogelijkheden kunnen worden ingegaan.

Samenwerking tussen tandartsen, specialisten, mondhygiënisten, tandprothetici, enzovoort wordt dus onvermijdelijk. Het is dan mogelijk grotere patiëntenpopulaties te verzorgen, waarin ook adequate aandacht kan worden geschonken aan patiënten met specifieke condities, wensen en mogelijkheden. Bij samenwerking kan ook vorm worden gegeven aan de integratie van verschillende categorieën handelingen in de mondzorg: screening, monitoring, preventie en curatie. De verschillende categorieën zullen kunnen worden toegedeeld aan de best toegeruste beroepsbeoefenaar. De samenwerking met bijvoorbeeld de tandarts is echter nodig voor een afstemmen van beleid en het over en weer kunnen consulteren en verwijzen wanneer toch complicaties optreden. Daarmee krijgen beroepsbeoefenaren als de tandarts gelegenheid zich meer bezig te houden met specifieke terreinen van de mondzorg. In deze zorg op specifieke terreinen zal echter de samenwerking intensief moeten zijn. Het gaat dan om het gecoördineerd samenbrengen van deskundigheden. Pas wanneer voor een populatie de relevante deskundigheden in de samenwerking worden betrokken, kan voor die populatie de meest effectieve en efficiënte mondzorg worden bereikt.

Als laatste dient opgemerkt te worden dat deze samenwerking niet beperkt kan blijven tot beroepsbeoefenaren in de mondzorg. Voor de jeugd betekent dat samenwerken met scholen, ouders en consultatiebureaus voor wat betreft de mondgezondheid van kinderen en jongeren. Het is daar immers zaak niet alleen individueel, maar ook op groepsniveau het verhoogde risico in te dammen. Een doeltreffende screening en effectieve preventieve strategieën zijn daarom van belang. Alleen een gerichte en gezamenlijke inzet kan het percentage kinderen met een gaaf gebit doen toenemen.

Ook bij (kwetsbare) ouderen is samenwerking buiten de mondzorg-praktijk nodig. Mantelzorg, thuiszorg, verzorgenden en artsen dienen aan de mondzorg bij te dragen, omdat de dagelijkse leefsituatie een voortdurende bedreiging voor de mondgezondheid vormt.

Conclusie

Veranderingen in demografie, in mondgezondheid, de toename in kennis, kunde en behandelingsmogelijkheden, maar zeker ook de veranderingen in de wensen van de individuele patiënt, leiden tot een complexe, veelzijdige mondzorg. Dat kan geen beroepsbeoefenaar alleen leveren. De hierboven besproken veranderingen en ontwikke-lingen maken samenwerking in de mondzorg noodzakelijk. Alleen dan kan toereikende mondzorg worden verleend. Samenwerking is onvermijdelijk en soms moet die verdergaan dan de grenzen van de mondzorgpraktijk.

Bronnen

De voor dit hoofdstuk gebruikte literatuur is vermeld in de literatuur-lijst.

Juridische aspecten van
samenwerken in de mondzorg

mr. dr. Wolter G. Brands

Inleiding

Als er één aspect van de tandheelkundige praktijkbeoefening genoemd kan worden dat sterk beïnvloed is door wettelijke regelingen
dan is het wel het samenwerken in de mondzorg. Of misschien beter
gezegd de taakverdeling die aan het samenwerken ten grondslag ligt.
Gedurende vele decennia beheerste de wet van 24 juni 1876 'houdende
regeling van de voorwaarden tot verkrijging der afzonderlijke bevoegdheid tot uitoefening der tandheelkunde en van de uitoefening
dier kunst' de tandheelkunde. Als gevolg van die wet bleef de uitoefening van de tandheelkunde strikt beperkt tot degenen die als
tandarts afgestudeerd waren. Voor de artsen gold eenzelfde situatie,
aangezien de Wet van 1 juni 1865, Stb. 60, 'regelende de uitoefening
der geneeskunst', het uitoefenen van de geneeskunst strikt voorbe-
hield aan de artsen.
Verschillende maatschappelijke ontwikkelingen hebben bewerkt dat
de wetgeving in die zin aangepast werd, dat het strikte monopolie van
de (tand)arts min of meer doorbroken werd. Doordat ook andere
hulpverleners zich op het terrein van de tandheelkunde mochten begeven werd samenwerking tussen verschillend opgeleide hulpverleners mogelijk.

Samenwerken tussen diverse beroepsgroepen in de tandheelkunde
kan verschillende organisatorische voordelen hebben, zo kan bijvoorbeeld de hoger opgeleide tandarts bepaald werk overlaten een
lager opgeleide hulpverlener en zelf gecompliceerder werk gaan doen,
terwijl de lager opgeleide hulpverlener zich zo een plaatsje op de tot
dan gesloten tandheelkundige markt verwerft. Deze ontwikkeling is
niet alleen voor tandartsen en de andere hulpverleners gunstig, maar

ook voor de patiënt, die op die manier door een meer ervaren hulpverlener geholpen wordt.

Wanneer er nieuwe regels en nieuwe spelers komen, biedt dit de mogelijkheid aan ondernemende hulpverleners om de grenzen van hun nieuwe domein te verkennen. Dit kan makkelijk leiden tot fouten en uitwassen, vooral als het ook financieel lucratief lijkt om werk dat op tandartsenniveau betaald wordt, door lager opgeleide hulpverleners te laten verrichten. Soms lijkt deze situatie zo aantrekkelijk, dat personen zonder tandheelkundige achtergrond tandartsen in dienst nemen om zo zelf in het tandheelkundig domein door te dringen.

> **Casus (Regionaal Tuchtcollege Eindhoven, 12 mei 2005)**
> Bij afwezigheid van haar eigen tandarts wendde een patiënte zich met pijn tot een andere praktijk. Ze werd onderzocht door de directeur, die geen tandheelkundige achtergrond had. Deze stelde haar een kostbaar behandelplan voor. De behandeling werd uitgevoerd door de aangeklaagde tandarts die bij de praktijk in dienst was. De behandeling voldeed niet en klaagster beklaagde zich bij de directeur en de tandarts. Die stelden voor om ook in de onderkaak een kostbare behandeling te doen. Klaagster ging naar een andere tandarts, die startte een zenuwbehandeling en de pijn was weg. Patiënte klaagde vervolgens de tandarts aan. De tandarts werd berispt en het college overwoog hierbij onder meer: *De tandarts voer kennelijk volledig op het kompas van de directeur, die geen tandheelkundige achtergrond had. Het college achtte deze handelswijze verwerpelijk.*

In bovenstaande casus stelde de niet-tandarts alleen de diagnose, maar liet de uitvoering aan een tandarts over. In onderstaande casus ging de 'hulpverlener' nog een stapje verder en voerde ook zelfstandig de behandeling uit.

> **Casus (Centrale klachtencommissie, 17 juli 2007)**
> Klaagster was al jaren behandeld door iemand waarvan zij aannam dat het een tandarts was. Tijdens een bezoek aan een andere tandarts hoorde patiënte dat haar gebruikelijke behandelaar wel de eigenaresse was van de praktijk, maar geen tandarts. Dit werd in de huispraktijk bevestigd en gemeld werd dat de eigenaresse,

als tandartsassistent, met toestemming van de inspectie onder toezicht van een tandarts behandelingen mocht uitvoeren. De tandarts die als toezichthouder werd opgevoerd verklaarde echter dat de tandartsassistent van hem geen opdrachten kreeg. De assistente gaf wel opdrachten tot de behandelingen aan anderen, voerde zelf behandelingen uit en stelde alle declaraties op. Verder verklaarde de toezichthouder klaagster nog nooit gezien te hebben. De CKC overwoog dat er sprake was van klachtwaardig handelen en kon zich niet aan de indruk onttrekken dat de eigenaresse onjuiste informatie verschafte.

Om uitwassen bij het verruimen van werkterreinen te voorkomen, heeft de overheid een systeem van bevoegdheden bedacht. Het probleem is echter dat met name bij tandartsen de kennis van bevoegdheidsregels niet wijdverbreid is. Een ander probleem is dat de juridische aspecten en struikelblokken van het teamconcept bepaald niet beperkt zijn tot de bevoegdheidswetgeving.

Deze bijdrage beoogt meer inzicht te brengen in bovenvermelde problematiek. Daarom zal ingegaan worden op:
– de waarborgen die de wet op de Beroepen in de Individuele Gezondheidszorg (BIG) kent voor verantwoorde hulpverlening;
– de behandelmogelijkheden van samenwerkende hulpverleners;
– fouten en aansprakelijkheid van de leden van een samenwerking.

Omdat de rechten en plichten in de dagelijkse praktijk slechts ten dele uit de wet, maar grotendeels af te leiden zijn uit de rechtspraak, zullen waar mogelijk relevante casus beschreven worden.

Waarborgen in de Wet BIG

WAARBORGEN VROEGER EN NU
Voor de inwerkingtreding van de Wet BIG mochten alleen degenen die een opleiding tot tandarts hadden zich als tandarts afficheren en als zodanig optreden. Feitelijk was er dus sprake van een titelbescherming, gekoppeld aan een monopoliepositie van degene die die titel droeg. Op deze wijze werd gegarandeerd dat patiënten alleen behandeld werden door hulpverleners die hiervoor controleerbaar een adequate opleiding hadden genoten.
Om verschillende redenen werd deze situatie niet wenselijk geacht en

koos men in de nieuwe wet, de Wet BIG, als vertrekpunt dat iedereen die bekwaam is een bepaalde handeling uit te voeren, dit ook mag. Hierbij wordt onder bekwaamheid verstaan: *Het bezitten van voldoende kennis en vaardigheden om een handeling volgens de regelen der kunst en als een goed hulpverlener uit te voeren.*

Op dit punt sluit de Wet BIG aan bij het voornaamste artikel van een andere voor de dagelijkse mondzorg belangrijke wet, de wet op de geneeskundige behandelovereenkomst (WGBO), art. 7: 453 BW, waarin gesteld wordt dat een hulpverlener zich als een goed hulpverlener dient te gedragen.

De enkele eis van bekwaamheid leek echter onvoldoende waarborgen te bieden voor patiënten. Om de consument meer bescherming en houvast te bieden, werden verschillende waarborgen ingevoerd:
– een systeem van registratie en titelbescherming;
– het vastleggen van een deskundigheidsgebied;
– classificatie van handelingen;
– een toegespitst wettelijk tuchtrecht.

TITELBESCHERMING EN REGISTRATIE

Een eerste houvast wordt de patiënt geboden doordat er ook in de Wet BIG sprake is van beschermde titels. Alleen nu betreft de titelbescherming niet zoals vroeger alleen de arts en de tandarts, maar ook zogenaamde artikel 34-beroepen, waartoe ook de mondhygiënist en de tandprotheticus behoren. De artikel 34-beroepen kennen een titelbescherming zonder dat hier verder wettelijk administratieve waarborgen aan gekoppeld zijn. Zo kan een patiënt bijvoorbeeld niet in een wettelijk register nagaan of een mondhygiënist zijn titel terecht voert en dient hij af te gaan op de informatie die de beroepsgroep zelf verstrekt.

Tandartsen daarentegen worden wel opgenomen in een wettelijk register, het zogenaamde BIG register.

De Wet BIG kent twee registers die relevant zijn voor de tandarts, namelijk het tandartsenregister en het specialistenregister. Om in het tandartsenregister te kunnen worden ingeschreven moet iemand in het bezit zijn van een getuigschrift waaruit blijkt dat hij voldaan heeft aan de eisen die het Besluit opleidingeisen tandarts stelt. Het behalen van het tandartsenexamen geeft dus niet meteen recht op de titel tandarts, doch geeft slechts recht om zich in het register als tandarts in te laten schrijven. Pas als men ingeschreven is, mag men zich 'tandarts' noemen.

Hetzelfde geldt voor de beide specialisaties die de tandheelkunde kent. Een tandarts mag zich alleen 'orthodontist' of 'kaakchirurg' laten noemen, wanneer hij ingeschreven staat in het specialistenregister.

Omdat het register voor het publiek toegankelijk is wordt zo een dubbele bescherming gecreëerd. Immers door het voeren van een titel geeft een hulpverlener aan dat hij een bepaalde opleiding heeft genoten en via het register zou de patiënt in theorie kunnen zien of een tandarts de titel terecht voert. Bij de evaluatie van de Wet BIG bleek echter dat slechts zesentwintig procent van de burgers wel eens gehoord had van het BIG-register en dat één procent van hen wel eens het register geraadpleegd had. Dit betekent dat het gros van de patiënten afgaat op het voeren van een titel.

Behalve hulpverleners met een beschermde titel, kunnen ook hulpverleners zonder beschermde titel tot een samenwerkingsverband behoren, zoals de assistent, de preventieassistent en de paro-preventieassistent. Omdat deze titels niet beschermd zijn, kan bijvoorbeeld een patiënt van een preventieassistent niet enkel uit het dragen van de titel afleiden welke opleiding zijn behandelaar heeft genoten. Wel kan de behandelaar, met behulp van zijn opleiding, aantonen dat hij voldoende bekwaam is tot bepaalde handelingen.

DESKUNDIGHEIDSGEBIED

De gedachte achter de titelbescherming is dat het publiek ervan mag uitgaan dat de drager een bepaalde mate van bekwaamheid bezit. Daarom is een beschermde titel gekoppeld aan een bepaald deskundigheidsgebied. Onder deskundigheidsgebied wordt verstaan: *de wettelijk omschreven handelingen waartoe een hulpverlener op basis van zijn opleiding geacht wordt bekwaam te zijn.*

De wettelijk omschreven deskundigheid is gerelateerd aan de opleiding die de titeldrager genoten heeft. Later in dit hoofdstuk komt bijvoorbeeld aan de orde dat in 2006 het deskundigheidsgebied van de mondhygiënist uitgebreid is en samenhangend hiermee ook de opleiding verlengd is. De toekenning van een deskundigheidsgebied aan een beroepsgroep is met name van belang voor de aantoonbaarheid van bekwaamheid. Het publiek mag ervan uitgaan dat een tandarts, een mondhygiënist en een tandprotheticus een bepaalde bekwaamheid bezitten. Indien een patiënt meent dat die bekwaamheid van bijvoorbeeld een tandarts onvoldoende is, dan zal hij aan moeten tonen dat deze hulpverlener, ondanks het feit dat hij een behandeling gedaan heeft die tot zijn deskundigheidsgebied behoorde, toch onbekwaam was. Dit kan hij doen door bijvoorbeeld aan te tonen dat de tandarts zelden de betreffende behandeling gedaan heeft, of na zijn afstuderen nooit bijscholing gevolgd heeft.

Uiteraard ligt het voor de hand dat het deskundigheidsgebied van de tandarts zich beperkt tot de tandheelkunde. Het is overigens wel goed in gedachten te houden dat tot het deskundigheidsgebied van de tandarts wel enkele, hieronder te noemen voorbehouden handelingen behoren, maar dat het zich niet tot deze handelingen beperkt. Zo behoort bijvoorbeeld het mondonderzoek en de fluoride-applicatie tot het deskundigheidsgebied van de tandarts, terwijl dit geen voorbehouden handelingen zijn.

Het systeem, zoals bij de artikel 34-beroepen waarbij een beschermde titel gekoppeld is aan een bepaald deskundigheidsgebied en aan een bepaalde opleiding, is niet zonder gevaar. Immers wanneer het deskundigheidsgebied van een bepaalde beroepsgroep uitgebreid wordt, moet men zich ervan vergewissen of de opleiding van degenen die eerder afgestudeerd zijn, nog wel voldoet aan de eisen die op basis van het nieuwe deskundigheidsgebied aan de betreffende hulpverlener worden gesteld. Elders in dit hoofdstuk zal uiteengezet worden dat dit knelpunt zich in de praktijk kan voordoen bij de mondhygiënist.

CLASSIFICATIE VAN HANDELINGEN

De Wet BIG geeft alleen regels voor handelingen op het gebied van de individuele gezondheidszorg. Hieronder vallen: *handelingen op het gebied der geneeskunst en alle andere verrichtingen, het onderzoeken en het geven van raad daaronder begrepen, rechtstreeks betrekking hebbende op een persoon en ertoe strekkende diens gezondheid te bevorderen of te bewaken* (art. 1 lid 1 BIG). Onder handelingen op het gebied der geneeskunst wordt (voor zover relevant voor de tandarts) verstaan: *alle verrichtingen, het onderzoeken en het geven van raad daaronder begrepen, rechtstreeks betrekking hebbende op een persoon en ertoe strekkende hem van een ziekte te genezen, hem voor het ontstaan van een ziekte te behoeden of zijn gezondheidstoestand te beoordelen* (art. 1 lid 2 BIG).

Voor de tandheelkunde is laatstgenoemde beperking vooral relevant als het gaat om louter cosmetische ingrepen, bijvoorbeeld het bleken van tanden. Tenzij men het begrip 'ziekte' wel erg ver oprekt, is bleken niet een behandeling die onder de reikwijdte van de Wet BIG valt.

Binnen de verrichtingen die onder deze wet vallen, wordt nog weer een aparte categorie verrichtingen onderscheiden (art. 36 BIG). Deze verrichtingen worden de 'voorbehouden handelingen' genoemd. *Voorbehouden handelingen zijn handelingen die dermate ingrijpend geacht worden voor de patiënt dat ze alleen zelfstandig verricht mogen worden door wettelijk*

aangewezen hulpverleners die hiertoe bekwaam zijn en hiervoor een wettelijk
bepaalde opleiding hebben genoten.

De artsen zijn als enige hulpverleners, vooropgesteld dat ze hiertoe
bekwaam zijn, voor alle voorbehouden handelingen ongeclausuleerd
zelfstandig bevoegd.

De tandartsen zijn zelfstandig bevoegd voor de volgende voorbehouden handelingen:

- *Heelkundige handelingen.* Dit zijn handelingen op het gebied der geneeskunst waarbij de samenhang van de weefsels wordt verstoord
  en deze zich niet direct herstelt. Voor de tandartsen geldt dat ze
  geclausuleerd bevoegd zijn, in die zin dat ze alleen bevoegd zijn tot
  het verrichten van heelkundige handelingen die binnen hun deskundigheidsgebied liggen, bijvoorbeeld extracties of het prepareren
  van een caviteit.
- *Het geven van injecties.* Voorzover dit tot hun deskundigheidsgebied
  hoort. Het geven van anesthesie is een tandheelkundig voorbeeld
  van deze categorie handelingen.
- *Het brengen onder narcose.* Voorzover dit tot hun deskundigheidsgebied hoort.
- *Handelingen op het gebied van de individuele gezondheidszorg met gebruik-*
  making van radioactieve stoffen of toestellen die ioniserende stralen uitzenden.
  Hier geldt echter een dubbele clausule. De tandarts is alleen bevoegd als hij voldoet aan de eisen die gesteld zijn in de Kernenergie
  wet en het moet gaan om handelingen die tot zijn deskundigheidsgebied horen. Het meest voor de hand liggende voorbeeld in
  deze categorie is de röntgenfoto.
- *Het voorschrijven van geneesmiddelen.* Het voorschrijven en leveren van
  geneesmiddelen wordt uitgebreider geregeld in de Geneesmiddelenwet. Zo mag de tandarts een recept uitschrijven en de mondhygiënist niet. Aan de mondhygiënist mogen wel sinds kort door de
  groothandel geneesmiddelen ter hand gesteld worden (art. 1 lid 1
  respectievelijk sub pp en sub ll Geneesmiddelenwet). Dit is vooral
  belangrijk voor het kunnen aanschaffen van anesthesievloeistof.

TOEGESPITST TUCHTRECHT

Om nog meer waarborgen voor de kwaliteit in te bouwen, heeft de
wetgever een wettelijk tuchtrecht in de wet opgenomen dat is toegespitst op de groepen die zelfstandig bevoegd zijn voorbehouden handelingen uit te voeren: de arts, tandarts, apotheker, gezondheidspsy-
choloog, psychotherapeut, fysiotherapeut, verloskundige en verpleeg-
kundige. Voor een goed begrip van de problemen die in de praktijk uit
dit tuchtrecht zullen voortvloeien, is het noodzakelijk niet alleen stil te

staan bij de groepen die onder dit tuchtrecht vallen maar ook bij de tuchtnormen (art. 47 BIG). Een tandarts is tuchtwaardig wanneer hij handelt in strijd met de zorg die hij beroepshalve behoort te betrachten ten opzichte van:
- degene met betrekking tot wiens gezondheidstoestand hij bijstand verleent of zijn bijstand is ingeroepen;
- degene die, in nood verkerende, bijstand met betrekking tot zijn gezondheidstoestand behoeft;
- de naaste betrekkingen van eerder genoemden.

Daarnaast is de tandarts tuchtwaardig ter zake van enig ander handelen of nalaten in zijn hoedanigheid van tandarts dat in strijd is met het belang van een goede uitoefening van individuele gezondheidszorg. In het laatste geval kan men bijvoorbeeld denken aan een tandarts die publiekelijk in bijvoorbeeld advertenties alom binnen de beroepsgroep geaccepteerde en wetenschappelijk verantwoorde behandelwijzen op ongenuanceerde manier afkraakt.

Van belang voor de samenwerking in de mondzorg is dat de groep beroepsbeoefenaren die onder het wettelijk tuchtrecht valt, beperkt is tot de groep waarop een wettelijk systeem van registratie en titelbescherming van toepassing is. In de tandheelkunde geldt dat deze groep gelijk is aan de groep die zelfstandig voorbehouden handelingen mag verrichten, namelijk de tandartsen. Het is echter opmerkelijk dat vervolgens de toetsing door de tuchtrechter niet beperkt blijft tot voorbehouden handelingen. Verder in dit hoofdstuk zal ingegaan worden op de merkwaardige situatie die hierdoor ontstaat wanneer zowel de tandarts als bijvoorbeeld de mondhygiëniste fouten maken en de patiënt hierover een procedure aan wenst te spannen.

De behandelmogelijkheden van de samenwerkende hulpverleners

Op grond van het voorafgaande kan gesteld worden dat in beginsel iedereen die hiertoe bekwaam is elke willekeurige tandheelkundige handeling mag doen, tenzij het een voorbehouden handeling betreft. Is dit laatste het geval, dan dient de hulpverlener niet alleen voldoende bekwaam te zijn maar ook bevoegd. De eis van bevoegdheid brengt met zich mee dat in de tandheelkunde alleen de tandarts zelfstandig voorbehouden handelingen mag doen. Onder bepaalde voorwaarden mogen echter ook anderen voorbehouden handelingen uitvoeren. Deze voorwaarden zijn vastgelegd in artikel 38 BIG. Op deze voorwaarden bestaat echter weer een uitzondering, die is vastgelegd in artikel 39 BIG.

In deze paragraaf zal eerst nader ingegaan worden op de eisen die artikel 38 BIG stelt en de consequenties die dit heeft voor het samenwerken in de tandheelkunde. Vervolgens zal hetzelfde gedaan worden voor artikel 39 BIG.

ARTIKEL 38 BIG

Voorbehouden handelingen zijn handelingen die wettelijk voorbehouden zijn aan bepaalde, in de wet genoemde hulpverleners. Artikel 38 verbiedt het aan deze hulpverleners om aan hulpverleners die niet tot de wettelijke aangewezen groep behoren, opdracht te geven om een voorbehouden handeling te verrichten tenzij aan de volgende voorwaarden is voldaan:
- de opdrachtgever moet zelf bevoegd zijn tot het verrichten van de handeling;
- in gevallen waarin dit redelijkerwijs nodig is, moeten aanwijzingen worden gegeven over het verrichten van de handelingen en moet toezicht door de opdrachtgever op het verrichten van de handeling en de mogelijkheid tot tussenkomst van een zodanig persoon voldoende verzekerd zijn;
- de opdrachtgever moet redelijkerwijs mogen aannemen dat degene aan wie de opdracht wordt gegeven voldoende bekwaam is voor het verrichten van de handeling.

Eis 1: de opdrachtgever moet bevoegd zijn

De eerste eis, de bevoegde opdrachtgever, zal in de dagelijkse praktijk nauwelijks een probleem vormen. Immers doorgaans is het de tandarts die een van de andere hulpverleners zal vragen om een handeling te verrichten. Wat wel voor een mogelijke verwarring kan zorgen, is de opdracht zelf. Dit geldt met name voor de opdracht aan een mondhygiënist. In de toelichting van het later te bespreken Besluit 2006 staat vermeld: *Het spreekt uiteraard vanzelf dat de mondhygiënist voor die verrichtingen waarvoor de opdracht van een tandarts is vereist, zeker in het geval van vrije vestiging zorg draagt voor het vastleggen van afspraken – bijvoorbeeld in de vorm van een protocol – met de opdracht gevende tandarts(en), teneinde te voorkomen dat in de hulpvraag van de patiënt niet doelmatig wordt voorzien.* Dit zou aanleiding kunnen geven om te veronderstellen dat een betrekkelijk algemeen protocol als opdracht zou volstaan. In die visie zou de tandarts voor langere tijd een patiënt naar een mondhygiënist kunnen verwijzen, die dan de door haar noodzakelijk geachte anesthesie kan geven, röntgenfoto's kan maken en primaire caviteiten kan vullen zonder dat hier een tandarts aan te pas komt. Om verschillende redenen is het meer voor de hand liggend dat een concrete op de behandeling toegespitste opdracht vereist is, terwijl men dan voor de uitvoering van die opdracht een protocol maakt. In zo'n opdracht zou dan bijvoorbeeld het verzoek kunnen staan om in een bepaalde kies van een bepaalde patiënt een eenvlaksvulling te maken, terwijl het protocol vervolgens aangeeft wat de mondhygiënist moet doen als tijdens het prepareren blijkt dat de caviteit te diep of te groot is voor een simpele eenvlaksvulling. Voor deze laatste uitleg pleiten verschillende argumenten. Zij sluit niet alleen beter aan bij de toelichting van Besluit 2006, maar ook bij de uitleg die in Besluit 1997 van het begrip 'opdracht' gegeven wordt. Bovendien mag men zich afvragen of het systeem van de voorbehouden handelingen niet erg ondergraven wordt wanneer iemand die niet zelfstandig bevoegd is naar eigen inzicht, alleen via een protocol gereguleerd, voorbehouden handelingen gaat doen. Daarbij dient men niet te vergeten dat art. 38 BIG niet alleen van toepassing is op de samenwerking tussen een tandarts en een relatief hoog opgeleide mondhygiënist, maar ook op de samenwerking tussen een tandarts en een veel lager opgeleide (preventie)-assistent.

Eis 2: aanwijzingen en tussenkomst

Deze eis is betrekkelijk vaag door de clausule dat deze eis geldt *in gevallen waarin dit redelijkerwijs nodig is.* Hoewel in de praktijk toch wel erg belangrijk is te weten of een tandarts in de buurt moet blijven wanneer hij bijvoorbeeld zijn assistent een caviteit laat prepareren, geeft de wet hier betrekkelijk weinig informatie over en wordt het in feite aan de partijen in het veld, en uiteindelijk aan de rechter, overgelaten hoe deze eis ingevuld wordt.

Op basis van enkele uitspraken (RTC Amsterdam 04/107 en RTC Amsterdam 05/060), komt de Inspectie voor de Volksgezondheid tot de conclusie dat de opdrachtgever fysiek in de praktijk aanwezig moet zijn, (telefonische) bereikbaarheid is niet voldoende (IGZ 2008).

Casus (Regionaal Tuchtcollege Amsterdam, 9 maart 2005)
Een tandarts fungeerde als supervisor voor een tandtechnicus. Deze tandtechnicus prepareerde gebitselementen, maar was geen tandarts. De supervisor bezocht op afgesproken tijden een half uur per week de praktijk waar de tandtechnicus werkzaam was. Het college overwoog: 'Verweerder is er ten onrechte van uitgegaan dat in de omstandigheden zoals hijzelf heeft geschetst kon volstaan met een telefonische bereikbaarheid om mondeling

aanwijzingen of aanvullende opdrachten te geven. Gelet op de afstand tussen de woonplaats van verweerder en de plaats van vestiging van de tandtechnicus was daarnaast de mogelijkheid om tussenkomst te realiseren, zeker in spoedeisende situaties, onvoldoende gewaarborgd.'

Eis 3: de opdrachtnemer moet bekwaam zijn

De eis voor bekwaamheid sluit aan bij de algemene eis van bekwaamheid die eerder aan de orde is geweest. Wanneer een behandeling opgedragen wordt die binnen het wettelijk deskundigheidsgebied valt van de opdrachtnemer, bijvoorbeeld een mondhygiënist, wordt ervan uitgegaan dat de opdrachtnemer bekwaam is. Moeilijker wordt het als de opdrachtnemer geen eigen wettelijk deskundigheidsgebied heeft, bijvoorbeeld als er een opdracht voor een voorbehouden handeling gegeven wordt aan een preventieassistent. In dat geval zal de tandarts, bijvoorbeeld middels een certificaat van een erkende opleiding, aan moeten tonen dat de assistent bekwaam is. In de praktijk blijken opdrachtnemers nogal eens een 'in huis' training gehad te hebben. Misschien zou een assistent dan feitelijk bijvoorbeeld anesthesie kunnen geven. Wanneer er echter hierbij iets misgaat, is het voor de opdrachtgevende tandarts buitengewoon moeilijk om aan te tonen dat de assistent niettemin bekwaam was. De Inspectie voor de Volksgezondheid laat over de eis van bekwaamheid weinig misverstand bestaan: 'Opleiding door uitsluitend de opdrachtgever (tandarts) is alleen acceptabel indien er toezicht door derden (professionals in het opleidingscircuit) op de opleiding is (IGZ 2008).'

ART. 39 BIG

Artikel 39 BIG maakt het de minister mogelijk een zogenaamde 'functionele zelfstandigheid' toe te kennen. Onder het toekennen van functionele zelfstandigheid of functionele autonomie wordt verstaan: *Het bij wet (AMvB) bepalen dat een hulpverlener die niet zelfstandig bevoegd is een bepaalde handeling uit te voeren deze handeling mag uitvoeren, mits de hulpverlener bekwaam is en er sprake is van een bevoegde opdrachtgever, doch zonder toezicht door de opdrachtgever en zonder dienst tussenkomst.* De wetgever had bij deze bepaling twee categorieën op het oog, namelijk de categorie hulpverleners die zelf al bepaalde voorbehouden handelingen mochten doen, maar waarvan het deskundigheidsgebied dan uitgebreid zou kunnen worden, en de zogenaamde artikel 34-beroepen. Het eerste voorbeeld laat zich in de tandheelkunde niet goed denken. Het zou dan moeten gaan om het verlenen van een functionele bevoegdheid aan een tandarts om voorbehouden handelingen te doen die niet tot de tandheelkunde behoren. Het tweede voorbeeld, de functionele zelfstandigheid voor de artikel 34-beroepen, is aanzienlijk relevanter voor de tandheelkunde, aangezien de minister bepaald heeft dat aan de mondhygiënist een functionele zelfstandigheid toegekend dient te worden. Op de reikwijdte van deze functionele zelfstandigheid zal in de volgende paragraaf uitgebreid ingegaan worden.

HULPVERLENERS IN DE TANDARTSPRAKTIJK: INVENTARISATIE

Op basis van het voorafgaande kunnen drie groepen tandheelkundige hulpverleners onderscheiden worden:
- hulpverleners die op grond van artikel 36 BIG onder voorwaarde van bekwaamheid zelfstandig bevoegd zijn bepaalde voorbehouden handelingen te doen, in de tandheelkunde zijn dit de tandartsen;
- hulpverleners die tot de zogenaamde artikel 34-beroepen behoren, en daarom een beschermde titel hebben en ook een eigen deskundigheidsgebied, maar die niet zelfstandig voorbehouden handelingen mogen doen, in de tandheelkunde zijn dit de mondhygiënisten en de tandprothetici;
- hulpverleners die niet een eigen wettelijk omschreven deskundigheidsgebied hebben, en ook niet zelfstandig voorbehouden handelingen mogen doen, in de tandheelkunde valt hier een betrekkelijk diverse groep hulpverleners onder, zoals assistenten.

De tandarts

Omdat de tandarts een wettelijk omschreven deskundigheidsgebied heeft, waartoe ook het zelfstandig uitvoeren van enkele voorbehouden handelingen behoort, wordt deze hulpverlener wel de rol toegedacht van regisseur in een samenwerkingsverband (Commissie Innovatie in de Mondzorg, 2006). Gelet op het eerder besproken artikel 38 BIG is dit ook geen vreemde gedachte. Immers een groot deel van de tandheelkundige behandelingen bestaat uit voorbehouden handelingen. Aangezien het voor het verrichten van een voorbehouden handeling hetzij nodig is dat men zelf bevoegd is, hetzij dat men een opdracht heeft van een bevoegd hulpverlener, ligt het voor de hand om als regisseur van een samenwerking iemand te kiezen die zelfstandig bevoegd is voorbehouden handelingen te doen.

Wat in de toekomst mogelijk wel een probleem zou kunnen worden, is de eis van bekwaamheid. Op dit moment zullen de meeste tandartsen

algemeen practici de tandheelkunde in zijn volle breedte uitoefenen.
Alleen wat meer gespecialiseerdere behandelingen, bijvoorbeeld de
implantologie of de moeilijker parodontale of endodontische behandelingen zullen, als de tandarts dit te weinig doet, doorgestuurd
worden naar een tandarts die zich hierin nader bekwaamd heeft.
Wanneer in de toekomst tandartsen zich bij het afstuderen alleen in
een bepaalde richting meer bekwaamd hebben, zal het vaker voorkomen dat met zich niet bekwaam zal voelen in andere richtingen. Een
tandarts die is afgestudeerd met als aandachtsgebied bijvoorbeeld de
endodontologie, zal zich meer op deze richting toeleggen en daardoor
minder parodontale verrichtingen doen. Hierdoor is het dan niet uit-
gesloten dat hij zich sneller onbekwaam zal achten parodontale behandelingen uit te voeren.

De mondhygiënist

De mondhygiënist behoort tot de artikel 34-beroepen en heeft daardoor een beschermde titel, doch mag niet zelfstandig voorbehouden
handelingen doen. Voor de omvang van het takenpakket van de
mondhygiënist is van belang dat de mondhygiënist een eigen wettelijk
deskundigheidsgebied heeft en dat aan de mondhygiënist een functionele zelfstandigheid toegekend is om bepaalde voorbehouden
handelingen te verrichten.
Het gebied van deskundigheid van de mondhygiënist kan, op basis
van het Besluit van 21 februari 2006, houdende wijziging van het Besluit diëtist, ergotherapeut, logopedist, mondhygiënist, oefentherapeut, orthoptist en podotherapeut en van het Besluit functionele zelfstandigheid (Besluit 2006) ingedeeld worden in twee categorieën:
- *Niet-voorbehouden handelingen.* Het onderzoeken van de mond en op
  basis daarvan het opstellen van een behandelplan. Preventie en
  voorlichting. Voor deze handelingen is niet meer, zoals onder het
  Besluit 1997 de verwijzing van een tandarts noodzakelijk.
- *Voorbehouden handelingen.* Tot het deskundigheidsgebied van de
  mondhygiënist wordt gerekend om in opdracht van de tandarts
  anesthesie te geven, röntgenfoto's te maken en primaire caviteiten
  te prepareren.

Samenhangend hiermee is aan de mondhygiënist een functionele
zelfstandigheid toegekend om bovengenoemde voorbehouden handelingen te verrichten. Dit betekent dat de mondhygiënist deze handelingen mag verrichten na een opdracht hiertoe van een tandarts,
doch zonder noodzaak van diens aanwijzingen of tussenkomst.

Twee zaken kunnen mogelijk voor problemen zorgen. Eerder is al het probleem genoemd van de uiteenlopende meningen over de noodzakelijke opdracht. Daarnaast kan ook met name de eis van bekwaamheid een probleem gaan vormen. Een belangrijk gegeven is dat in het Besluit 2006 bepaald wordt dat de titel mondhygiënist niet alleen gereserveerd is voor de mondhygiënist met de nieuwe vierjarige opleiding, die aangepast is bij het huidige deskundigheidsgebied van de mondhygiënist. Ook mondhygiënisten met een oudere, kortere opleiding mogen zich mondhygiënist blijven noemen. De toelichting bij het Besluit 2006 onderkent dat dit verwarring kan scheppen, maar wijst erop dat er al eerder wijzigingen in het deskundigheidsgebied van de mondhygiënist hebben plaatsgevonden en dat het tot de verantwoordelijkheid van de mondhygiënist behoort om zijn vak bij te houden.

Men kan zich afvragen of dit niet erg kort door de bocht is. In de eerste plaats zijn de wijzigingen die het Besluit 2006 veroorzaakten bepaald niet gering. Hierbij is met name de zelfstandige toegankelijkheid van belang. Eerdere wijzigingen in het deskundigheidsgebied van de mondhygiënist waren voor de patiënt minder verwarrend, omdat onderzoek en behandeling op verwijzing van een tandarts plaatsvond. De tandarts werd geacht het verschil te weten in bekwaamheid tussen een mondhygiënist met een tweejarige opleiding en een met een driejarige. Door de directe toegankelijkheid is deze verantwoordelijkheid verschoven naar de patiënt, die dan ook nog eens niet met twee, maar met drie verschillende opleidingsniveaus rekening moet houden. Aangezien de patiënt juist bij een artikel 34-beroep uit een bepaalde titel een bepaalde bekwaamheid en deskundigheid af zou moeten kunnen leiden, mag men zich afvragen of bij de mondhygiënist het systeem van de Wet BIG niet ondergraven wordt. Overigens geldt dit bezwaar minder bij de voorbehouden handelingen, aangezien hier wel een opdracht van de tandarts noodzakelijk is.

De tandprotheticus

Bij het inwerkingtreden van de Wet BIG, is de Wet inzake de tandprothetici, die voor die tijd de bevoegdheid van de tandprotheticus regelde ingetrokken (art. 145 BIG). Het aanmeten van een prothese is geen voorbehouden handeling in de zin van artikel 36 BIG, dus in principe mag iedereen deze handeling verrichten. Om het publiek toch duidelijkheid te verschaffen is het beroep van tandprotheticus aangewezen als artikel 34-beroep. Dit heeft tot gevolg dat alleen degenen die een bepaalde, door de minister aangewezen opleiding voltooid hebben de titel 'tandprotheticus' mogen voeren. Het Besluit opleidingseisen en deskundigheidsgebied tandprotheticus geeft nadere regels omtrent deskundigheid en opleiding van tandprothetici (Besluit van 22 augustus 1997, Stb. 477). Tot de deskundigheid van de tandprotheticus wordt in de eerste plaats gerekend het vervaardigen van een gebitsprothese op een tandeloze kaak. Deze bevoegdheid had de tandprotheticus ook onder het regime van de Wet inzake de tandprothetici. Daarnaast wordt tot het deskundigheidsgebied van de tandprotheticus gerekend, het na verwijzing door een tandarts aanbrengen van een gebitsprothese bij een patiënt in wiens mondholte zich gebitselementen of andere elementen bevinden die dienen tot steun van een gebitsprothese. Hierbij wordt gedacht aan partiële prothesen, prothesen op implantaten of overkappingprotheses. In de laatste twee gevallen zal er een nauw samenspel moeten plaatsvinden tussen de verwijzende tandarts en de tandprotheticus, aangezien het prepareren van de overkapte wortels en het plaatsen van implantaten voorbehouden handeling zijn die niet tot het deskundigheidsgebied van de tandprotheticus gerekend worden.

Omdat het maken van een prothese geen voorbehouden handeling is, kunnen ook anderen dan tandartsen of tandprothetici, mits ze bekwaam zijn, zich op het terrein van de tandprothetici begeven. Dit heeft tot gevolg dat tandtechnici, in tegenstelling tot vroeger, zelfstandig iemand een gebitsprothese kunnen aanmeten. Het is tandtechnici echter niet toegestaan zich te afficheren als 'tandarts' of als 'tandprotheticus'. Andere, niet-beschermde titels als 'klinisch prothesetechnicus' mag hij wel gebruiken, zolang ze niet verwarring scheppen met beschermde titels.

De assistent en de (paro)preventieassistent

De assistent noch de (paro)preventieassistent heeft een wettelijk aangewezen deskundigheidsgebied. Dit betekent echter niet dat aan hen geen opdrachten voor behandelingen mogen worden verstrekt. Betreft het een niet-voorbehouden handeling, bijvoorbeeld het geven van informatie over mondhygiëne of het maken van afdrukken, dan is hiervoor alleen vereist dat de opdrachtnemer bekwaam is de handeling uit te voeren. Betreft het een voorbehouden handeling dan dient aan alle voorwaarden, dus ook de eis van de mogelijkheid om aanwijzingen te geven en tussenkomst van de tandarts uit art. 38 BIG voldaan te zijn.

Fouten en aansprakelijkheid van de leden van een samenwerking

In dit gedeelte zal in de eerste plaats nagegaan worden, in hoeverre een tandheelkundige samenwerking meer nog dan een solo-praktijk rekening moet houden met fouten. Vervolgens worden in het kort de instanties besproken waar een ontevreden patiënt met zijn ongenoegen terecht kan. Daarna zal aan de hand van voorbeelden nagegaan worden wie van de samenwerkende hulpverleners in verschillende praktijksituaties door deze instanties voor fouten aansprakelijk geacht zal worden. Tot slot zullen enkele tips gegeven worden om de kans op fouten in een samenwerkingsverband te verkleinen.

FREQUENTIE FOUTEN IN EEN TANDHEELKUNDIGE SAMENWERKING

Er zijn verschillende redenen te noemen waarom door een tandheelkundige samenwerking meer fouten gemaakt zouden kunnen worden dan door een solo werkende tandarts. Allereerst is daar de macht van het getal. Aangezien een tandarts- of een tandheelkundige samenwerking niet iedere patiënt honderd procent tevredenheid kan garanderen, zal de kans op ontevreden patiënten binnen een samenwerking alleen al groter zijn omdat het totale samenwerkingsverband meer verrichtingen doet dan een individuele tandarts. Binnen een samenwerking kunnen echter ook problemen ontstaan die inherent zijn aan het samenwerken zelf. Immers met name bij de uitvoering van een wat gecompliceerder behandelplan zal binnen een samenwerking meer dan één behandelaar betrokken zijn. Wanneer een behandelaar een plan ontwerpt en dit ook zelf uitvoert, weet hij op welk punt hij in het behandeltraject is en bij eventuele problemen kan hij het plan aanpassen. Wanneer verschillende hulpverleners aan de slag gaan, ligt dit anders. Stel de tandarts ontwerpt een plan, waarin bijvoorbeeld de preventieassistent mondhygiëne-instructie gaat geven, de mondhygiëniste een initiële parobehandeling doet en als dat gebeurd is de tandarts verdergaat met kroon- en brugwerk. In theorie klopt dat allemaal prima. Helaas komt er in de dagelijkse praktijk nog wel eens een kink in de kabel. Stel dat de patiënt niet op komt dagen bij de preventieassistent, of dat er halverwege het plan een kies waar een kroon op moest afbreekt, of dat de patiënt of één van de teamleden ziek wordt? Zeker wanneer de patiënt dan ook nog druk zet achter een voortvarende afwerking van een behandelplan, wordt in een samenwerking een extra inspanning gevraagd op het terrein van coördinatie en communicatie.

Wanneer het gaat om feitelijke handelingen kan een volgend teamlid in de mond vaak wel zien of een bepaalde verrichting is uitgevoerd. De kenbaarheid van het feit dat patiëntenrechten nageleefd zijn vraagt al veel meer discipline. Bij het opstarten van een samenwerking zal een tandarts veelal protocollen ontwerpen waarin vastgelegd is wie bijvoorbeeld op een bepaald moment het dossier bijhoudt en wie bepaalde informatie verstrekt. Dit betekent dat er met name aan het dossier binnen een samenwerking meer aandacht besteed zal moeten worden dan tandartsen op dit moment veelal geneigd zijn te doen. Maar zelfs als een dossier goed bijgehouden wordt dan zijn nog niet alle problemen uit de wereld. Stel de tandarts bespreekt met een patiënt een behandelplan. Dit bestaat uit het verbeteren van de mondhygiëne door de preventieassistent en het aanbrengen van kroon- en brugwerk. Stel de tandarts bespreekt dit plan uitvoerig, maar de patiënt pikt dit, zoals de meeste patiënten, maar gedeeltelijk op en besluit de volgende afspraak wat meer te vragen over de geplande brug. Hij komt dan echter bij de preventieassistent en niet bij de tandarts. Wie is vervolgens verantwoordelijk voor de dan verstrekte informatie, de tandarts of de preventieassistent? Het ligt voor de hand aan te nemen dat degene die een bepaalde behandeling doet ook verantwoordelijk is voor de bijbehorende informatie. Maar dan dient er wel weer een extra afstemming te komen tussen de preventieassistent en de tandarts. Helemaal ingewikkeld wordt het wanneer de patiënt het idee heeft dat de informatie van de ene hulpverlener tegenstrijdig is met die van de andere.

> **Casus (Centrale klachtencommissie 22 april 2005)**
> Klager kwam tweemaal per jaar voor controle en werd ook behandeld door de aan de praktijk verbonden mondhygiënist. Tijdens een consult liet de mondhygiënist zich desgevraagd positief uit over de mondhygiënische en parodontale situatie van de klager. Toen de tandarts zich anders uitte confronteerde klager hem met de mening van de mondhygiënist. De tandarts reageerde hier ondermeer per brief op waarin hij aangaf dat bij klager de mondhygiënische en parodontale situatie te wensen overliet. Over de mening van de mondhygiënist schreef de tandarts: *Vervolgens vindt u het noodzakelijk om de mening van de mondhygiënist tegen die van mij te zetten en wilt u daar de discussie over starten. Ik ben niet bij dat gesprek van de mondhygiënist geweest, dus ik kan daar niet veel over zeggen. Wel heb ik haar bevindingen gelezen, die interpreteert u op uw manier en ik op de mijne.* Vervolgens liet de tandarts weten het

vertrouwen in de patiënt verloren te hebben. De klachtencommissie overwoog dat het feit dat klager de mening van de mondhygiënist tegenover die van de tandarts had gesteld geen redelijke grond was om de relatie te beëindigen.

Tot slot kunnen problemen voortvloeien uit de manier waarop de behandelingen over de verschillende hulpverleners in een samenwerking verdeeld worden. Eerder werd duidelijk dat de verdeling van de bevoegdheden binnen een samenwerking allesbehalve simpel geregeld is. De kans dat een hulpverlener buiten zijn bevoegdheid gaat is dan ook niet verwaarloosbaar.

Uit het voorafgaande kan geconcludeerd worden dat een groter aantal klachten in een teampraktijk niet alleen waarschijnlijk is door het grotere aantal verrichtingen dat uitgevoerd wordt, maar ook door mogelijke afstemmingsfouten in een team.

INVENTARISATIE VAN KLACHTENINSTANTIES

Wanneer een patiënt niet tevreden is, kan hij bij verschillende rechtsprekende colleges terecht. Een patiënt hoeft daarbij niet te kiezen, hij kan de hulpverlener ook voor verschillende instanties dagen. Wenst hij in de eerste plaats een eenvoudige procedure waarin hij zijn gram kan halen en gehoord kan worden, dan ligt een gang naar het klachtrecht van de beroepsvereniging voor de hand. Een mogelijk bezwaar voor de patiënt is dat middels deze procedure de hulpverlener niet gestraft kan worden. Dit kan wel via een procedure voor het wettelijk tuchtrecht. Is er sprake van fouten met zeer ernstige gevolgen, bijvoorbeeld het overlijden van een patiënt, dan ligt het voor de hand om door aangifte te doen de strafrechter in te schakelen.

Wanneer de patiënt veel schade geleden heeft zal het hem in de eerste plaats gaan om een schadevergoeding. In dat geval dient hij de hulpverlener voor de civiele rechter te dagen. Deze procedure is echter tijdrovend en soms ook riskant. Wanneer de klacht tegen een hulpverlener door een klachtencommissie of door een tuchtcollege afgewezen wordt, heeft dit geen financiële consequenties voor de patiënt. Wanneer de civiele rechter echter een eis tegen de hulpverlener afwijst, dan loopt de patiënt grote kans om de hulpverlener een vergoeding te moeten betalen.

Een andere factor waarmee de patiënt, zeker in een samenwerking rekening moet houden, is de persoon die hij met zijn actie op het oog heeft. Deze laatste factor maakt de keus bijzonder ingewikkeld, aangezien de aansprakelijkheid niet alleen afhangt van de hulpverlener die de fout gemaakt heeft, maar ook van de aard van de samenwerking en van de rechter die de zaak beoordeelt. Om het in juridische termen te zeggen: schuld en aansprakelijkheid vallen lang niet altijd samen. Omdat het niet alleen voor de patiënt, maar ook voor samenwerkende hulpverleners belangrijk is wie in een bepaald geval aansprakelijk is, zal aan de hand van een praktijkvoorbeeld nagegaan worden hoe de aansprakelijkheid in het voorbeeld verdeeld is over de opdrachtgever en de opdrachtnemer. Daarna komt dan de vraag aan de orde hoe de aansprakelijkheidsverdeling geweest zou zijn bij het opdragen van andere handelingen en bij het opdragen aan andere hulpverleners.

AANSPRAKELIJKHEIDVERDELING BIJ HET OPDRAGEN VAN EEN BEHANDELING AAN EEN ASSISTENT

Voorbeeld

Een tandarts draagt aan zijn assistent het geven van een mandibulair op. Dit is een voorbehouden handeling. De assistent geeft een mandibulair, aspireert daarbij niet en bezorgt de patiënt hartproblemen. De patiënt vraagt zich af wie hij hiervoor aansprakelijk kan stellen en bij welke instantie(s) dit moet gebeuren.

Klachtrecht. De patiënt kan de tandarts voor de klachteninstantie van zijn beroepsgroep dagen. Immers deze klachteninstantie neemt zowel klachten aan over de tandarts zelf, als over personen die bij hem werken. De patiënt kan de assistent zelf niet voor de klachteninstantie dagen.

Wettelijk tuchtrecht. De tandarts kan alleen tuchtrechtelijk aansprakelijk gesteld worden als er sprake is van een persoonlijke fout. Bijvoorbeeld als de opdracht aan de assistent om een mandibulair te geven onjuist was omdat de assistent niet bekwaam was om een mandibulair te geven. Het heeft geen zin de assistent zelf voor het tuchtrecht te dagen, omdat de assistent niet behoort tot de groepen hulpverleners die onder het wettelijk tuchtrecht vallen.

Strafrecht. Bij het strafrecht gaat het, net als in het tuchtrecht, om persoonlijke fouten. In het voorbeeld is er sprake van een voorbehouden handeling waarvoor de tandarts een opdracht gegeven heeft die de assistent uitgevoerd heeft. Hiervoor gelden de regels van art. 38 BIG (zie eerder). Strafrechtelijke vervolging van de tandarts kan als de tandarts bij het opdragen van anesthesie in strijd met art. 38 BIG gehandeld heeft. Dus als de assistent onbekwaam was, of er geen

gelegenheid was om zonodig in te grijpen (art. 97 BIG). Strafrechtelijke vervolging van een opdrachtnemer, in dit geval de assistent, kan
als deze of helemaal geen wettelijk eigen deskundigheidsgebied heeft
of door het geven van anesthesie buiten haar deskundigheidsgebied is
gegaan (art.96 BIG). Een assistent heeft geen eigen deskundigheidsgebied. De assistent is in dat geval strafbaar als door het ten onrechte
geven van anesthesie een (grote kans op) schade is ontstaan. Wordt dit
bewezen geacht, dan is de maximumstraf drie maanden gevangenis-
straf. Die straf kan verdubbeld worden als de assistent wist of moest
weten dat er grote kans op schade zou ontstaan (art.96 BIG). Overlijdt
de patiënt, dan zal de officier van justitie waarschijnlijk niet alleen
naar de bepalingen van de Wet BIG kijken, maar ook naar meer
algemene bepalingen als dood door schuld.
Civiel recht. Wanneer de patiënt besluit naar de civiele rechter te stappen
moet hij de tandarts dagvaarden. Immers deze is als werkgever civielrechtelijk aansprakelijk voor zijn assistent ook al is hem persoonlijk niets te verwijten.

*Andere voorbehouden handelingen dan het geven van anesthesie en
niet-voorbehouden handelingen*

Als de tandarts aan de assistent een andere handeling had opgedragen, dan zou wat hierboven gezegd is over het klachtrecht en het
tuchtrecht ook in dat geval gelden, ongeacht of de opgedragen handeling nu een voorbehouden handeling is of niet. Stafrechtelijk ligt het
even wat moeilijker. Strafrechtelijke vervolging van de tandarts kan
alleen maar als hij een verkeerde opdracht voor een voorbehouden
handeling gegeven heeft (art. 97 BIG). Strafrechtelijke vervolging van
de assistent kan zowel bij een voorbehouden handeling als bij een
niet-voorbehouden handeling, zolang het maar om een handeling op
het gebied der individuele geneeskunst gaat (zie eerder). Vervolging
op basis van algemene strafrechtsartikelen, bijvoorbeeld dood door
schuld van zowel tandarts de assistent, kan ook bij andere opdrachten
dan anesthesie maar dan moet die schuld natuurlijk wel bewezen
worden.

Voorbeeld
Als een tandarts een assistent opdraagt om een afdruk te maken
en de patiënt stikt in het afdrukmateriaal, dan is hier sprake van
een niet-voorbehouden handeling. De officier van justitie zal voor
vervolging van de tandarts zijn eis dus niet kunnen baseren op

art. 97 BIG, omdat dit alleen voor voorbehouden handelingen geldt. Hij kan de assistent wel vervolgen op basis van art. 96 BIG omdat dit voor alle handelingen op het gebied van de individuele gezondheidszorg geldt. Hij kan beiden vervolgen op basis van dood door schuld. Daarbij geldt, zoals de term al zegt, dat alleen degene die eigen schuld heeft strafrechtelijk aansprakelijk gesteld kan worden.

Andere opdrachtnemers die in een soortgelijke positie verkeren als de assistent

In principe geldt voor het opdragen van voorbehouden handelingen of niet-voorbehouden handelingen aan een *(paro)preventieassistent* dezelfde regeling als voor het opdragen van behandelingen aan een gewone assistent. Dit omdat een (paro)preventieassistent niet, zoals een mondhygiënist, een wettelijk omschreven deskundigheidsgebied heeft. Wel is het met behulp van de extra opleiding makkelijker aan te tonen dat de betreffende (paro)preventieassistent bekwaam was om behandelingen te doen waarvoor ze opgeleid is. Daarnaast geldt het bovenstaande ook voor opdrachten aan een *student tandheelkunde*, immers zolang deze nog student is heeft hij geen eigen deskundigheidsgebied. Net als bij de preventieassistent zijn de reeds afgelegde tentamens van de student op zijn hoogst een bewijs van reeds verworven bekwaamheid. Voor bevoegdheid is echter de inschrijving in het register bepalend en dat kan pas als de student afgestudeerd is (zie eerder).

AANSPRAKELIJKHEIDSVERDELING BIJ HET OPDRAGEN VAN EEN BEHANDELING AAN EEN MONDHYGIËNIST-WERKNEMER

Voorbeeld
Een tandarts draagt aan zijn mondhygiënist het geven van een mandibulair op. De mondhygiënist geeft een mandibulair, aspireert daarbij niet en bezorgt de patiënt hartproblemen. De patiënt vraagt zich af wie hij hiervoor aansprakelijk kan stellen en bij welke instantie(s) dit moet gebeuren.

Klachtrecht. Als de mondhygiënist een fout maakt moet de patiënt de tandarts aanklagen bij het klachtrecht. De mondhygiënist zelf kan niet voor een klachteninstantie gedaagd worden, tenzij deze zelfstandig gevestigd is (hierover verderop meer).

Tuchtrecht. De mondhygiënist kan niet voor het wettelijk tuchtrecht gedaagd worden. De tandarts zal alleen bij eigen schuld voor het tuchtrecht gedaagd kunnen worden, bijvoorbeeld omdat hij het geven van anesthesie opgedragen heeft aan een mondhygiënist die onbekwaam is. Die schuld is moeilijker aan te tonen dan bij de assistent. Immers een assistent is onbekwaam tot het geven van anesthesie, tenzij deze kan bewijzen dat wel bekwaam te zijn. Bij een mondhygiënist mag de tandarts juist ervan uitgaan dat deze wel bekwaam is, aangezien het geven van anesthesie binnen het deskundigheidsgebied van de mondhygiënist valt (zie eerder).

Strafrecht. De strafrechtelijke aansprakelijkheid volgens de BIG-regeling ligt in dit geval allesbehalve simpel. Als de officier van justitie overweegt de tandarts op basis van artikel 97 BIG te vervolgen dan kan dit alleen wanneer de tandarts het geven van anesthesie opgedragen heeft aan een mondhygiënist waarvan hij wist dat deze onbekwaam was. Maar dat is moeilijk te bewijzen, omdat het geven van anesthesie binnen het deskundigheidsgebied van de mondhygiënist valt, waardoor de mondhygiënist geacht wordt bekwaam te zijn voor het geven van anesthesie. Kortom, de tandarts kan misschien op basis van de BIG-regeling vervolgd worden, maar de officier zal er een zware dobber aan hebben om het bewijs te leveren. De mondhygiënist kan alleen vervolgd worden als deze buiten het eigen deskundigheidsgebied gaat waardoor een (aanmerkelijke kans op) schade ontstaat (art. 96 BIG). Op zich is het verleidelijk te zeggen dat het geven van anesthesie in het deskundigheidsgebied van de mondhygiënist ligt en dat het met die strafrechtelijke vervolging dus wel mee zal vallen. Juridische regeltjes moeten echter goed gelezen worden. Het Besluit 2006 vermeldt niet dat het geven van anesthesie binnen het deskundigheidsgebied van de mondhygiënist valt, maar het *in opdracht van de tandarts* geven van anesthesie (zie eerder). Dit betekent dat een mondhygiënist die fouten maakt bij het geven van anesthesie, op grond van de BIG-regeling strafrechtelijk vervolgd kan worden wanneer er geen deugdelijke opdracht is. Omdat het ontbreken van een goede opdracht betrekkelijk eenvoudig te bewijzen zal zijn, is het dus voor de mondhygiënist erg belangrijk dat er een duidelijke opdracht is tot het geven van anesthesie.

Civiel recht. Wanneer de patiënt besluit naar de civiele rechter te stappen, moet hij de tandarts dagvaarden. Immers deze is als werkgever civielrechtelijk aansprakelijk voor zijn mondhygiënist ook al is hem persoonlijk niets te verwijten.

Andere voorbehouden handelingen dan het geven van anesthesie
Wat hierboven gezegd is voor het klacht- en civiel recht, geldt ook
wanneer andere voorbehouden handelingen opgedragen worden aan
een mondhygiënist. Voor het tuchtrecht en het strafrecht ligt de situatie aanzienlijk ingewikkelder, omdat de aansprakelijkheidsverdeling
afhangt van de vraag of de mondhygiënist binnen het deskundigheidsgebied is gebleven. Daarom moet verschil gemaakt worden tussen voorbehouden handelingen die binnen dit gebied vallen en die
daarbuiten vallen. Voor alle behandelingen die binnen het deskundigheidsgebied vallen, dus het in opdracht van de tandarts prepareren
van primaire caviteiten en het maken van röntgenfoto's, geldt dezelfde
regeling als voor het geven van anesthesie (zie hierboven). Voor alle
voorbehouden behandelingen die buiten het deskundigheidsgebied
van de mondhygiënist vallen, bijvoorbeeld het extraheren, geldt
tuchtrechtelijk en strafrechtelijk voor zowel de tandarts als de mondhygiënist de regeling zoals die ook voor het opdragen van anesthesie
aan de assistent geldt (zie eerder).

Niet-voorbehouden handelingen
Wat hierboven gezegd is voor het klacht- en civiel recht, geldt ook
wanneer niet-voorbehouden handelingen aan de mondhygiënist opgedragen worden. Strafrechtelijke vervolging van de tandarts bijvoorbeeld ingeval een mondhygiënist een patiënt laat stikken in het afdrukmateriaal, kan niet gebaseerd worden op artikel 97 BIG omdat dit
alleen bestemd is voor het opdragen van voorbehouden handelingen.
Het maken van een afdruk is geen voorbehouden handeling.
De mondhygiënist kan alleen strafrechtelijk vervolgd worden als het
gaat om een handeling die aan de ene kant buiten het eigen deskundigheidsgebied valt, maar aan de andere kant wel een handeling op
het gebied van de individuele gezondheidszorg is (art.96 BIG). Het
maken van afdrukken valt blijkens het Besluit 2006 niet in het deskundigheidsgebied van de mondhygiënist. Als we ervan uitgaan dat
het maken van afdrukken een handeling op het gebied van de individuele gezondheidszorg is, dan zou de mondhygiënist dus vervolgd
kunnen worden op basis van art. 96 BIG.
Op basis van algemene strafrechtartikelen, bijvoorbeeld dood door
schuld, kunnen zowel de tandarts als de mondhygiënist vervolgd
worden. Maar ook hier geldt weer dat hun eigen schuld dan wel
bewezen moet worden.

AANSPRAKELIJKHEIDSVERDELING BIJ HET OPDRAGEN
VAN EEN BEHANDELING AAN EEN VRIJGEVESTIGDE
MONDHYGIËNIST

Voorbeeld
Een tandarts draagt aan een vrijgevestigde mondhygiënist het
geven van een mandibulair op. De mondhygiënist geeft een
mandibulair, aspireert daarbij niet en bezorgt de patiënt hartproblemen. De patiënt vraagt zich af wie hij hiervoor aansprakelijk kan stellen en bij welke instantie(s) dit moet gebeuren.

Klachtrecht. De klachteninstanties van tandartsen nemen alleen klachten in ontvangst tegen een aangesloten tandarts of tegen bij hem
werkzame personen. Een vrijgevestigde mondhygiënist valt per definitie niet onder deze categorieën. Dit betekent dat de tandarts alleen
aangeklaagd kan worden als hem persoonlijke schuld treft, bijvoorbeeld omdat hij wist dat de mondhygiënist niet bekwaam was. Dat is
zoals eerder gezegd moeilijk aan te tonen, omdat het geven van anesthesie binnen het deskundigheidsgebied van de mondhygiënist valt.
De patiënt kan de mondhygiënist zelf aanklagen wanneer deze aangesloten is bij Landelijke Klachtencommissie Paramedici Eerste lijn.
Tuchtrecht. Wat eerder gezegd is over de tuchtrechtelijke aansprakelijkheid van de tandarts en de mondhygiënist-werknemer, geldt ook
voor de aansprakelijkheid van de tandarts en de vrijgevestigde mondhygiënist.
Strafrecht. Wat in eerder gezegd is over de strafrechtelijke aansprakelijkheid van de tandarts en de mondhygiënist-werknemer, geldt ook
voor de aansprakelijkheid van de tandarts en de vrijgevestigde mondhygiënist.
Civiel recht. De civielrechtelijke aansprakelijkheid van de tandarts kan in
het algemeen op twee gronden gebaseerd worden, namelijk op zijn
eigen fouten en op het feit dat hij aansprakelijk is voor zijn werk-
nemers. Omdat een vrijgevestigde mondhygiënist niet een werknemer
is van de tandarts, zal de tandarts niet op basis van zijn werkgever-
schap aangesproken kunnen worden. Dit betekent dat een patiënt de
tandarts alleen voor de civiele rechter zal kunnen dagen als hij aan kan
tonen dat deze zelf schuld heeft. De patiënt kan wel de mondhygiënist
zelf voor de civiele rechter dagen.

Andere voorbehouden handelingen en niet-voorbehouden handelingen

Wat hierboven gezegd is over de aansprakelijkheidsverdeling in het klacht-, tucht-, straf- en civiel recht, geldt ook wanneer er andere voorbehouden en niet-voorbehouden handelingen opgedragen worden aan een vrijgevestigde mondhygiënist.

HOE FOUTEN TE VOORKOMEN

De voorafgaande paragrafen laten duidelijk zien dat de verdeling van de bevoegdheid in een samenwerkingsverband in Nederland bepaald niet simpel geregeld is. In andere landen bestaan duidelijker regelingen. Zo is bijvoorbeeld in de jurisdicties in Noord-Amerika tot in detail vastgelegd welke behandelingen met een bepaalde vergunning gedaan mogen worden. Gaat een hulpverlener buiten de bevoegdheid die hij op grond van die vergunning heeft, dan kunnen zowel de paramedicus als de tandarts doorgaans automatisch rekenen op een schorsing. Deze schorsing kan variëren van enkele maanden of weken in lichte gevallen, bijvoorbeeld wanneer de vergunning van de paramedicus net verlopen was, tot enkele jaren als de tandarts er een gewoonte van maakte onbevoegden te laten werken.

Op macroniveau zou in Nederland de samenwerking al minder ingewikkeld, en daarmee minder riskant zijn, als alle beroepsverenigingen van betrokkenen gezamenlijk in ieder geval iets van die Noord-Amerikaanse duidelijkheid konden bewerkstelligen. Zo zouden ze gezamenlijk kunnen vastleggen hoe bepaalde vage termen in de wet naar hun mening uitgelegd moeten worden. Aan welke eisen moet bijvoorbeeld de opdracht voldoen, hoe meten we bekwaamheid, kan een opdracht doorgegeven worden door de mondhygiënist aan een preventieassistent?

Op het niveau van het samenwerkingsverband zelf kan ook aan riskmanagement gedaan worden. In de eerste plaats kan samenwerken alleen voor zowel de patiënt als het team veilig gebeuren als alle betrokkenen de spelregels kennen. In het begin van dit hoofdstuk is al aangegeven dat op basis van de literatuur aangenomen moet worden dat er op dit punt vooral bij tandartsen nog wel wat verbeterd kan worden.

Niet alle regels voor een vruchtbare samenwerking staan in de wet, daarom is het noodzakelijk dat het samenwerkingsverband zelf aanvullende regels opstelt, bijvoorbeeld wat er moet gebeuren als een bepaald deel van het behandelplan door een hulpverlener niet op tijd gerealiseerd kan worden waardoor opvolgende behandelingen in het gedrang kunnen komen, of wie er in een bepaald geval een patiënt de wettelijk vereiste informatie moet geven. Een ander punt dat in een protocol bijvoorbeeld geregeld zou moeten worden is of, en zo ja, onder welke voorwaarden niet-tandartsen van andere niet-tandartsen opdrachten kunnen aannemen. Wie is er bijvoorbeeld waarvoor verantwoordelijk als de mondhygiënist een opdracht geeft aan een preventieassistent? Uiteraard moet men zich bij het opstellen van een intern protocol wel houden aan de eisen zoals die door wet en jurisprudentie aan het samenwerken gesteld worden.

Een derde punt dat vanuit het oogpunt van riskmanagement op microniveau essentieel is, is gestructureerde communicatie tussen de leden van het samenwerkingsverband. Daarbij moet, nog meer dan een alleen werkende tandarts, aandacht besteed worden aan het dossier van de patiënt. Immers hier zal niet alleen in moeten staan wat er gedaan is, maar ook wie het gedaan heeft. Zie hierover hoofdstuk 8.

Besluit

Samenwerking kan een win-winsituatie betekenen voor alle partijen. Voor de patiënt omdat hij sneller geholpen wordt en bovendien ook nog door een hulpverlener die zich in een bepaalde behandeling heeft gespecialiseerd. Voor de tandarts omdat hij zich kan richten op wat uitdagender werk en voor de paramedici en hulpkrachten omdat ze, in meer of mindere mate, zich een zekere zelfstandigheid en verantwoordelijkheid kunnen verwerven.

Ook de overheid en zorgverzekeraars lijken bij het teamconcept wel te varen, want de wachtlijsten worden zo met bekwame spoed weggewerkt. Door het wegwerken van wachtlijsten en het doorschuiven van werk naar paramedici zal bovendien de door overheid en zorgverzekeraars gewenste concurrentie tussen tandheelkundige hulpverleners worden bevorderd.

Een voorwaarde voor een goede samenwerking is echter wel dat de hulpverleners niet vergeten dat de samenwerking bestaat bij de gratie van bevoegdheidswetgeving. Daarom is juist bij deze samenwerking belangrijk dat de hulpverleners de regels kennen. Is dit niet het geval, dan dreigen er op grond van dezelfde wet die de samenwerking mogelijk maakt meer draconische sancties dan sommige tandartsen denken.

Bronnen

De voor dit hoofdstuk gebruikte literatuur is vermeld in de literatuurlijst.

drs. Albert J. Rijnsburger, drs. Nico Vos

In de wijze waarop het tandheelkundig zorgaanbod is georganiseerd, is de laatste jaren veel veranderd. In de tandheelkunde zien we in toenemende mate zowel samenwerking in de keten (verticaal) als samenwerking tussen tandartsen onderling (horizontaal). Dat is conform overheidsbeleid gericht op verbetering van de kwaliteit en beheersing van de menskracht. Het lijkt er echter ook op dat de overheid hierin een mogelijkheid ziet om de kosten van de mondzorg te beheersen, zelfs omlaag te brengen. Door het verbeteren van de efficiëntie en een deel van de zorg door lager opgeleiden dan de tandarts te laten uitvoeren, kan dat deel van de zorg ook goedkoper worden aangeboden. Of deze, puur op financiële gronden gebaseerde, doelstelling ook daadwerkelijk in de praktijk tot het gewenste resultaat leidt is zeer de vraag.

Naast samenwerking op bedrijfseconomische gronden kan ook samenwerking ontstaan op basis van zorginhoudelijke gronden. Hierbij zijn zaken als kwaliteit en continuïteit van de zorgverlening leidend, en komt het financiële plaatje als een soort sluitstuk aan bod.

Deze ontwikkelingen, gecombineerd met het nieuwe overheidsbeleid over de wijze van financiering van de zorg, biedt ruim voldoende input om al filosoferend enkele scenario's voor de toekomstige financiering van de tandheelkunde de revue te laten passeren. Alvorens hier nader op in te gaan, is het van belang een goed beeld te hebben van het overheidsbeleid aangaande de financiering van de zorg.

Financiering van de zorg, het overheidsbeleid

De komende jaren zal de financiering van de zorg en de honorering van zorgaanbieders veel aandacht krijgen. De regering vindt het een blijvende overheidsverantwoordelijkheid dat de noodzakelijke gezondheidszorg van goede kwaliteit voor alle Nederlanders toeganke-

lijk is, ongeacht hun leeftijd, gezondheidstoestand of inkomensposi-
tie. Dit is gebaseerd op art. 22 van de Grondwet. Een solide borging
van deze publieke belangen stelt echter hoge eisen aan het systeem
van gezondheidszorg, zowel op medisch en zorginhoudelijk gebied
als vanuit het oogpunt van doelmatigheid en beheerste kostenont-
wikkeling.
De laatste jaren is het besef toegenomen dat met de centrale sturing
door de overheid van het huidige stelsel van organisatie en de financiering van de zorg, niet langer aan deze eisen kan worden voldaan.
En die eisen aan kwaliteit, doelmatigheid en beheerste kostenontwik-
keling zullen de komende jaren alleen maar toenemen.
Om een goed zorgstelsel te handhaven is daarom het beleid ingezet
om de directe overheidsregulering van het zorgaanbod geleidelijk af te
laten nemen om plaats te maken voor meer vrijheid en verantwoordelijkheid aan patiënten, aanbieders en verzekeraars. Dat betekent dat
gereguleerde marktwerking de centrale sturing van het aanbod vervangt daar waar dat mogelijk is. Op dit proces zal scherp toezicht
worden gehouden door de Nederlandse Zorg Autoriteit (NZA). Deze
instelling is door de overheid ingesteld om de hiervoor beschreven
publieke belangen te behartigen.

Samen met de aanbodsturing was de regulering van de tarieven het
belangrijkste instrument om de kosten te beheersen. Dat betekende
beperking van aanbod (bijv. beperking van aantallen tandartsen en
beperkingen in het pakket behandelingen dat is verzekerd in ziekenfonds of basisverzekering) en beperking van kosten (bijv. tarieven in
de mondzorg en medicijnen). Controle over volume en prijs leverde
echter niet het gewenste resultaat op. Nu is de door de overheid in het
verleden gecreëerde aanbodschaarste (bijv. beperkt aantal tandartsen)
de belangrijkste barrière om te komen tot de gewenste marktwerking.
Daarom wordt de aanbodzijde geprikkeld tot een hoger volume; er
wordt zwaar ingezet op het verhogen van de efficiëntie van het bestaande aanbod. Taakdelegatie, samenwerking en schaalvergroting
moeten de ingrediënten zijn voor het slagen van dit beleid.

Daarnaast moet het nieuwe systeem de zorgaanbieders stimuleren tot
doelmatig en kostenbewust handelen. Om dit te bereiken moet er
meer evenwicht komen tussen de prestatie en de prijs hiervan en
moeten er prikkels worden ingebouwd om efficiënter te gaan werken.
Dit zou kunnen betekenen dat er aan een zichtbare prestatie gewerkt
gaat worden, bijvoorbeeld een vulling. Die wordt gefinancierd, inclusief alles wat daarvoor (gemiddeld) nodig is. Dit lijkt op de DBC,

waarover hieronder meer. Daarmee komt het huidige systeem van verrichtingen te vervallen, waarin bijvoorbeeld ieder onderdeel van het maken van een vulling een eigen tarief heeft. Verwacht wordt dat langs deze weg het gemakkelijker vast te stellen is of er efficiënt wordt gewerkt. Toch heeft ook dit systeem reële gevaren. Omdat kostenbeheersing in de zorg het belangrijkste politieke agendapunt is, en ook zorgverzekeraars en zorgaanbieders in een dergelijke situatie zich primair richten op het financieel runnen van hun bedrijf, dreigt het gevaar dat de kwaliteit en diversiteit van de zorg het kind van de rekening wordt. Het te ver uit elkaar trekken van de (gemiddelde) prijs en de daarvoor te leveren prestaties zal leiden tot verschraling van de zorg. Informatie over en bewaking van de kwaliteit is cruciaal voor het goed laten functioneren van de markt. Op die markt moeten vraag en aanbod elkaar zonder belemmeringen kunnen vinden. Een directe relatie tussen de individuele behandeling en de prijs daarvan is hiervoor onmisbaar.

Hoe kwamen tarieven tot stand?

De wet- en regelgeving voor honorering in de tandheelkunde richtte zich voornamelijk op tandartsen en tandartsspecialisten. Andere zelfstandig werkende aanbieders van tandheelkundige zorg vielen tot 1 oktober 2006 buiten de reikwijdte van de tot dan vigerende wet- en regelgeving (Wet Tarieven Gezondheidszorg, de WTG). De formule waarmee tarieven voor vrije beroepsbeoefenaren worden berekend, is in beginsel vrij eenvoudig.
De formule luidt: (norminkomen + normkosten) / normatieve werkbelasting.
– *Norminkomen.* In het verleden zijn per beroepsgroep norminkomens door de overheid vastgesteld in beleidsregels. In dat norminkomen zitten elementen als salaris, vakantietoeslag, verzekeringen, sociale premies en pensioenvoorzieningen. Het salaris is door de overheid afgeleid van salarisschalen die de rijksoverheid hanteert voor ambtenaren. In de beleidsregels is ook vastgelegd hoe dit bedrag van jaar tot jaar wordt aangepast.
– *Normkosten.* Voor elke beroepsgroep zijn er modellen voor de praktijkkosten in de beleidsregels vastgelegd. Bij deze kosten kan men denken aan assistenten, huisvesting, auto, telefoon, praktijkruimte, instrumenten. Deze kosten zijn allemaal genormeerd en worden, met uitzondering van de kostenpost assistentie, jaarlijks aangepast op basis van een prijsindexcijfer (Centraal Planbureau). De kosten voor assistentie worden jaarlijks aangepast op basis van de door de

Minister van VWS voor het desbetreffende jaar aangegeven loon-
ruimte. Verder kunnen wijzigingen worden aangebracht in verband
met nieuwe ontwikkelingen, zoals de kosten van automatisering.
– *Normatieve werkbelasting.* De normatieve werkbelasting is in de formule de noemer van de breuk. De werkbelasting kan op verschillende manieren worden uitgedrukt in prestatie-eenheden die een
vrije beroepsbeoefenaar in normale werktijd per jaar kan doen. Bij
apothekers is het aantal regels op een recept maatgevend, bij verloskundigen het aantal bevallingen, bij huisartsen het aantal zie-
kenfondspatiënten en/of het aantal particuliere consulten. Bij de
tandartsen is het aantal minuten benodigd voor een bepaalde verrichting de maat.

TARIEVEN VOLGEN RECHTSTREEKS UIT BELEIDSREGELS
Op grond van bovenstaande formule worden de tarieven van de vrije
beroepsbeoefenaren bepaald. Een wijziging in bijvoorbeeld het
norminkomen of de normkosten levert zodoende bijna automatisch
een tariefwijziging op. Opgemerkt moet worden dat de tarieven landelijk gelden. Bovendien zijn het maximumtarieven; een tandarts mag
wel lagere tarieven in rekening brengen.
Het bepalen van de componenten normkosten en normatieve werkbelasting is echter niet zo eenvoudig. De omzetten en productieve
uren per praktijk verschillen fors, en niet alleen door het verschil in
omvang van de praktijk. Ook het bepalen van de reële stoeltijd voor
een verrichting is niet eenvoudig, zeker als die verrichting door verschillende zorgaanbieders (bijv. tandarts en mondhygiëniste) kan
worden uitgevoerd. Dit laatste is met name relevant geworden door
het vervangen van de Wet Tarieven Gezondheidszorg (WTG) door de
Wet Marktordening Gezondheidszorg (WMG) per 1 oktober 2006.
Door in de WMG de prestatie in plaats van de aanbieders als uitgangspunt te kiezen, is het niet langer relevant wie de verrichting
uitvoert.
Met de inwerkingtreding van die WMG gelden er nieuwe spelregels
om de overstap naar meer marktwerking veilig te kunnen maken.
Deze wet regelt tevens de taken en bevoegdheden van de nieuwe toezichthouder, de Nederlandse Zorgautoriteit (NZa), die als een soort
marktmeester de hele transitie begeleid. De belangrijkste verandering
is echter dat waar de WTG gericht was op de aanbieder, de WMG
gericht is op de prestatie, onafhankelijk van de aanbieder. Langs deze
weg wordt gestreefd naar efficiëntere zorgverlening en betere allocatie
van de beschikbare capaciteit. Samen met meer inzicht in de kwaliteit
en de kosten van de geleverde zorg zullen zorgaanbieders, althans

volgens de wetgever, worden gestimuleerd zich te specialiseren en taken te herschikken. Marktwerking zou ook moeten prikkelen tot meer samenwerking.

Nieuw prijsbeleid voor de zorg

Aanbodsturing was de afgelopen dertig jaar het belangrijkste beleids-instrument van de overheid als het ging om het beheersen van de kosten. Ondanks deze overheidsbemoeienis heeft de Nederlandse ge-zondheidszorg het internationaal gezien niet slecht gedaan. Belang-rijkste minpunt van een dergelijk beleid is dat bij een toename van de vraag een verruiming van het aanbod niet snel te realiseren is. Het verruimen van het aanbod gaat gepaard met hoge kosten en het extra opleiden van zorgaanbieders duurt jaren. Daarom is de afgelopen jaren zeer terughoudend met dit instrument omgegaan, hetgeen heeft geleid tot een krappe aanbodmarkt in bijna alle sectoren. Daarnaast staat bij zowel zorgaanbieders als zorgverzekeraars productiviteit en de verbetering hiervan niet hoog op de agenda, omdat door het strikte budgettaire beleid van de overheid de revenuen hiervan direct werden afgeroomd. Daarom wordt de centrale aanbodsturing vervangen door een systeem dat meer ruimte geeft aan eigen initiatief en verantwoor-delijkheid van zorgaanbieders en zorgverzekeraars en waarin het borgen van de consumentenbelangen centraal staat. Het borgen van die publieke belangen is gericht op de toegankelijkheid, de kwaliteit en de betaalbaarheid van de zorg. Gereguleerde marktwerking is het nieuwe sturingsconcept van de overheid voor de zorg.

Maar wat is dat nu eigenlijk, gereguleerde marktwerking en hoe moet dat leiden tot het realiseren van de gestelde doelen? In een perfecte markt is sprake van volledige mededinging, is er volledige informatie en transparantie en zijn de producten homogeen. Daarnaast is deze markt in staat snel te reageren op veranderingen in vraag en aanbod. Er bestaan geen toetredings- of uittredingsbelemmeringen. Deze markt bestaat alleen maar in de economische theorie, maar geeft wel een goed inzicht in de werking van de markt. In de praktijk zal iedere markt in meer of mindere mate enige vorm van regulering nodig hebben om de perfecte markt zoveel mogelijk te benaderen. In de gezondheidszorg krijgt de regulering vorm in spelregels, waarop de NZa toezicht houdt. Deze NZa heeft bijvoorbeeld de opdracht in markten waar de natuurlijke krachten niet (optimaal) werken, nieuwe vormen van tariefregulering te ontwikkelen om dit na te bootsen en zo een efficiënte bekostiging van zorgaanbieders te realiseren.

Een van de vormen van tariefregulering waar de laatste tijd veel over te doen is, is de zogenaamde maatstafconcurrentie. Maatstafconcurrentie krijgt bijvoorbeeld vorm door voor een bepaald zorgproduct het tarief vast te stellen op de gemiddelde kosten van een bepaald percentage meest efficiënte zorgaanbieders. Aanbieders die bij de productie van dat zorgproduct hogere kosten maken dan in het tarief is meegenomen, halen een slechter exploitatiesaldo. Dit prikkelt om ofwel de kosten omlaag te brengen, ofwel het product niet meer aan te bieden en zich te richten op producten die wel zonder verlies kunnen worden geleverd. Aan te nemen is dat na een bepaalde periode alle aanbieders van het desbetreffende zorgproduct efficiënter werken. In dit systeem worden efficiënte aanbieders beloond. Zij behalen een groter positief exploitatiesaldo, omdat hun kosten lager zijn dan het tarief en/of zij krijgen meer volume, omdat inefficiënte aanbieders een bepaald product niet meer aanbieden. Daardoor zullen de gemiddelde kosten van de meest efficiënte zorgaanbieders dalen, waardoor het tarief verder naar beneden kan. Zo worden zorgaanbieders constant geprikkeld om hun efficiëntie te verbeteren.

De maatstafconcurrentie werkt alleen als er sprake is van identieke prestaties of diensten. In de zorg is het maar zeer de vraag of die voorwaarde opgaat. Zorg wordt verleend door mensen aan mensen die per definitie van elkaar verschillen. Een systeem gebaseerd op maatstafconcurrentie kan leiden tot het niet willen behandelen van relatief duurdere patiënten of de behandeling te baseren op niet-zorginhoudelijke elementen. Maatstafconcurrentie heeft daarmee het risico van kwaliteitsverlaging. Om dat te voorkomen, moeten er bij maatstafconcurrentie hoge eisen gesteld worden aan het beschrijven van prestaties (behandelingen). Dat zou dan weer leiden tot een zeer uitgebreide en gedetailleerde verrichtingenlijst, die dan weer minder transparant kan zijn.

Financiering van de tandheelkunde

Sinds 1 januari 1995 is het grootste deel van de tandheelkundige hulp uit het toenmalige ziekenfondspakket geschrapt. Alleen de tandheelkundige zorg voor de jeugd, bijzondere groepen, zorg door de kaakchirurg, een preventief cluster voor de volwassenen en het kunstgebit bleven. In de jaren die daarop volgden verdween steeds meer zorg uit het pakket. Met ingang van 1 januari 2005 was ook het preventieve cluster voor volwassenen uit het pakket verdwenen.

Dit betekent dat het overgrote deel van de mondzorg geen collectieve financiering meer kent, maar door de patiënt zelf wordt betaald.

Eventueel kan de patiënt hiervoor een aanvullende verzekering afsluiten. Het ontbreken van collectieve financiering heeft ook gevolgen voor de honoreringsstructuur. De ervaring leert dat de patiënt alleen wil betalen voor de zorg die hij ook daadwerkelijk heeft ontvangen. De solidariteit in de financiering van de zorg is dan ook kleiner en dat stelt vervolgens hoge eisen aan de honoreringsstructuur. De prestaties waarvoor een rekening wordt gestuurd, moeten helder en doorzichtig zijn.

Honorering van de tandheelkunde

In de mondzorg is sinds jaar en dag de honorering hoofdzakelijk geregeld via verrichtingentarieven. Deze manier van honorering stimuleert een hoog volume dat, bij een schaars aanbod en toenemende vraag, loon naar werken biedt. Daarnaast kennen we in de tandheelkunde ook uur- en abonnementstarieven, maar die worden slechts voor een beperkt deel van de zorg gebruikt. De meeste vrijgevestigde mondhygiënisten hanteren een uurtarief en buiten de mondzorg is voor de financiering van de ziekenhuiszorg en de honorering van de medisch specialisten een systeem met diagnose behandelcombinaties (DBC) ontwikkeld. Huisartsen kennen voor de financiering van de zorg een combinatie van een vast bedrag per jaar (soort abonnement) en een bedrag per consult. De essentie van de verschillende honoreringssystemen volgt hieronder.

VERRICHTINGENTARIEF

In essentie is een systeem met verrichtingentarieven simpel. Per omschreven verrichting wordt een tarief op basis van kostprijs en benodigde tijd bepaald en indien de verrichting wordt uitgevoerd, wordt het betreffende tarief gedeclareerd. Zoals eerder is aangegeven, is het bepalen van het uiteindelijke verrichtingentarief echter niet altijd eenvoudig. Omdat het uiteindelijke tarief voor een verrichting is gebaseerd op de hiervoor benodigde gemiddelde tijd, zijn in de praktijk hiervan afwijkende tijden eerder regel dan uitzondering. Het gaat immers om het behandelen van mensen door mensen. Hoe globaler de omschrijving van de verrichting, hoe groter de afwijkingen van de zich werkelijk voordoende tijdsbesteding zullen zijn. Een goed hanteerbaar verrichtingentarief beschrijft exact wat er wordt gedaan. Eigenlijk zouden alle andere handelingen die niet onlosmakelijk met een verrichting kunnen of moeten worden gedaan ook in een aparte verrichting beschreven en getarifeerd moeten worden. Daarnaast moeten er toeslagen komen voor de complicerende factoren in een behande-

ling. Zo kan de zorgaanbieder voor iedere behandeling en patiënt een
op maat gesneden rekening opbouwen die recht doet aan de geleverde
prestatie en de ontvangen zorg.

De beschrijving van verrichtingen moet snel aangepast of vernieuwd
kunnen worden als gevolg van zich voordoende ontwikkelingen.

UURTARIEF

Een systeem waarbij door middel van een uurtarief de financiering en
honorering is geregeld, is ook in essentie simpel. De aan de behandeling bestede tijd wordt vermenigvuldigd met het vastgestelde uurtarief. Groot voordeel van een dergelijk systeem is dat geen verrichtingen beschreven hoeven te worden. Voor de honorering is het niet
van belang wat er wordt gedaan, de benodigde tijd moet worden betaald. Belangrijk nadeel van een dergelijk systeem is dat de effectiviteit
van de bestede tijd moeilijk te meten is. Ook kan nauwelijks worden
nagegaan of er wel efficiënt met de tijd wordt omgegaan. Het is hierbij
wel noodzakelijk dat externe kosten, zoals kosten van techniekwerk,
apart kunnen worden gedeclareerd.

Afhankelijk van het aantal uren dat de zorgverlener actief is, is er dus
sprake van een budget, waarvoor geen eisen bestaan ten aanzien van
wat er daadwerkelijk wordt geproduceerd. Bij de bekende vormen van
uurtarief (mondzorg in AWBZ-instellingen en mondzorg voor bijzondere groepen) wordt dat ondervangen doordat voor de behandelingen
een machtiging van de verzekeraar moet worden gevraagd (omschrijving behandeling en schatting van de benodigde tijd). En dat is weer
een tijdrovende administratieve bezigheid.

ABONNEMENT

Het klassieke abonnement bestaat uit een vast bedrag per patiënt per
tijdseenheid (bijv. een jaar), eventueel gedifferentieerd naar het risi-
coprofiel van die patiënt. Ook hier geldt het voordeel van het uurtarief:
het beschrijven van de verrichtingen is niet nodig. Wel is het van
belang goed te beschrijven wat er onder het abonnement valt en wat
niet. Bij een abonnementssysteem is ook min of meer sprake van
budgetfinanciering van de praktijk. Daarbij is er sprake van verevening
tussen de patiënten: alle patiënten betalen hetzelfde abonnements-
geld, doch de behandelingen kunnen individueel tot heel verschillende kosten leiden. In de praktijk komt het erop neer dat alle
patiënten van een praktijk die praktijk financieren.

Een risico voor de kwaliteit is hierbij dat de zorgverlener de kosten zo
laag mogelijk zal willen houden. In de mondzorg zijn incidentele

gevallen bekend van abonnementsfinanciering ('voor een x bedrag houd ik uw mond gezond').

DIAGNOSE BEHANDELCOMBINATIE

De DBC is een nieuw tariefsysteem dat van alle voorgaande systemen elementen in zich heeft. Een DBC omvat de totale behandeling: van het eerste consult of onderzoek tot en met de laatste controle. Alle kosten die hiermee samenhangen zijn bij elkaar gebracht in één omschreven prestatie. Aan deze prestatie hangt een totaalprijs van de complete behandeling. Bij het bepalen van die totaalprijs is uitgegaan van een gemiddeld aantal (deel)behandelingen die tezamen de DBC vormen. Of iemand in de praktijk meer of minder behandelingen krijgt of dat een specialist die is opgenomen in de DBC nu wel of niet is geconsulteerd, is dus niet van invloed op de prijs die de patiënt (of diens verzekeraar) moet betalen. Hiermee is dit systeem meer een financieringssysteem en minder een honoreringssysteem. Dat is op zich niet vreemd omdat dit systeem het oude systeem van budgetfinanciering van de ziekenhuizen moet vervangen. De verevening tussen patiënten die ook in dit systeem zit opgesloten is van belang voor ziekenhuizen vanwege de collectieve financiering (basisverzekering) van de ziekenhuiszorg. Het toepassen van de DBC's in privaat gefinancierde onderdelen van de zorg, zoals de mondzorg, ligt derhalve minder voor de hand.

COMBINATIE ABONNEMENT EN VERRICHTINGEN

Een honoreringssysteem door combinatie van een abonnement en een verrichtingentarief kennen we van de huisarts. Indien een dergelijk systeem zo wordt ingericht dat met het abonnement de vaste kosten van de praktijk worden gedekt en via het verrichtingensysteem de variabele kosten, dan lijkt deze combinatie het beste van twee werelden te zijn. Het bepalen van die kostensplitsing is echter niet eenvoudig gezien de diversiteit in praktijkvoering.

Waar gaat het heen?

Alle bovengenoemde systemen hebben hun voor- en nadelen. Vanuit het gegeven dat er in de mondzorg steeds meer zal worden samengewerkt, zowel horizontaal als verticaal, is de vraag gesteld of het huidige systeem met hoofdzakelijke verrichtingentarieven hierop nog wel aansluit.

Uitgangspunt van elk honoreringssysteem moet zijn: alle beschikbare zorg moet op zinvolle indicatie kunnen worden aangeboden, waarbij de hierbij benodigde kosten worden vergoed en er een reëel inkomen voor de zorgverlener kan worden behaald.

Zolang de beschrijving en detaillering van de verrichtingen voldoende differentiatie mogelijk maakt, kan een verrichtingensysteem ook in een naar praktijkvorm gedifferentieerd zorgaanbod prima functioneren. Met andere woorden, indien de verrichtingenlijst zo specifiek is dat voor elke behandeling de mate van complexiteit tot uitdrukking kan komen in de te declareren verrichtingen, is een dergelijk systeem redelijk toekomstbestendig. Voorwaarde hierbij is wel dat de verrichtingenlijst regelmatig moet worden vernieuwd. Nieuwe technieken, materialen of behandelingen moeten snel worden opgenomen, anders voldoet het systeem niet aan de eis dat alle beschikbare zorg zonodig moet kunnen worden aangeboden. De huidige verrichtingenlijst voldoet grotendeels aan deze eisen met als belangrijkste bezwaren:
- in de huidige verrichtingenlijst is preventieve zorg te beperkt opgenomen. Een nadere omschrijving van deze zorg is noodzakelijk of zou op tijdbasis in rekening moeten kunnen worden gebracht;
- de vernieuwing van de beschrijvingen en de opname van nieuwe verrichtingen ijlt soms (erg) lang na.

Zeker gezien het speelveld dat door de overheid en de NZa is gecreëerd en waarbij efficiëntie en productiviteitsbevordering belangrijke elementen zijn, ligt een verrichtingensysteem voor de hand. Met zowel uurtarieven als met abonnementen worden deze twee elementen niet bediend. Deze honoreringssystemen zijn zorginhoudelijk sterker dan een honoreringssysteem met verrichtingen, maar bedrijfseconomisch zwakker. Er lijkt geen ruimte om een financiering op te tuigen op puur zorginhoudelijke gronden. Tevens moeten we ons realiseren dat naast samenwerking er nog een fors aantal tandartsen min of meer als solist werken. Met dit gegeven en het feit dat de prestatie wordt losgekoppeld van de zorgverlener, zal een systeem gebaseerd op verrichtingen het meest waarschijnlijk zijn.

Vanuit dat perspectief zal de drang naar meer samenwerking en schaalvergroting om financiële redenen groter worden. Het is dus de kunst om binnen de samenwerking op bedrijfseconomische gronden het zorginhoudelijke aspect niet uit het oog te verliezen.

Met een overheidsbeleid dat gericht is op marktwerking waarvan men op het gebied van productiviteit, differentiatie, specialisatie en delegatie veel verwacht, zal ook de organisatie in het mondzorgaanbod veranderen. De verwachting is dat in navolging van de fusieslag bij de verzekeraars ook de zorgaanbieders in toenemende mate in samenwerkingsverbanden zullen gaan werken. Binnen deze samenwerkingsverbanden zal sprake zijn van specialisatie van de hierin deelnemende zorgaanbieders en daar waar mogelijk zal de zorgverlening worden gedelegeerd. Zolang deze samenwerkingsverbanden de ruimte krijgen om de uit de productiviteitsverbetering gegenereerde financiële middelen in te zetten voor de financiering van de samenwerking en investeringen in informatiesystemen en zorginnovatie, kan de transformatie van de solist naar meer samenwerking geruisloos verlopen binnen één financierings- en honoreringssysteem. Om het zorginhoudelijke element boven water te houden kan ernaar worden gestreefd om voor de preventieve zorg, waar beïnvloeding van gedrag en bevordering van zelfzorg belangrijke elementen zijn en het accent juist ligt op het niet-behandelen, een honoreringssysteem gebaseerd op een uurtarief te realiseren. In een dergelijk gecombineerd systeem kunnen meerdere praktijkvormen financieel naast elkaar gedijen.

De vraag die nog onbeantwoord is, is of in de samenwerking de verwachte productiviteitswinst wel opweegt tegen de hiervoor benodigde investeringen en de uiteindelijke structurele kosten van de samenwerking. Een dynamische markt vraagt om vernieuwingen en die kunnen alleen worden gerealiseerd als er wordt geïnvesteerd in innovaties. Met andere woorden als er door samenwerking een kostenverlaging mogelijk is, zal een deel van deze winst toch ook in de praktijk moeten kunnen worden geïnvesteerd. Het andere deel van de winst is voor de patiënt. Het geheel afromen van de winst werkt remmend op de innovatie en de dynamiek van de markt. Gegeven het huidige overheidsbeleid, is voor de mondzorg een honoreringssysteem dat gebaseerd is op verrichtingentarieven het beste alternatief, eventueel gecombineerd met een uurtarief voor een deel van de mondzorg. Dat is de huidige situatie met vooral enige uitbreiding van het systeem van uurtarieven. Een gecombineerd systeem van verrichtingen en een abonnement past moeilijker. Een abonnement gaat immers uit van een vooraf vastgestelde zorgvraag. Alleen een individueel bepaald abonnement dat het reguliere onderhoud bevat, beperkt het risico van de zorgaanbieder.

Het ontstaan van een financierings- en honoreringssysteem is afhankelijk van veel factoren. Gezien de diversiteit in praktijkvormen, de heterogeniteit van de behandelingen en de verschillende zorgaanbieders is een systeem dat voor iedereen het beste is niet te benoemen. Ook is er gegeven de beleidskaders van de overheid geen onbeperkte vrijheid om een dergelijk systeem samen te stellen. De verwachting is dan ook dat het huidige systeem nog eens goed tegen het licht wordt gehouden en dat er serieus naar de voor- en nadelen van alternatieven zal worden gekeken. Een samengesteld systeem met elementen van meerdere systemen is misschien helemaal niet zo verkeerd, mits recht wordt gedaan aan de uitgangspunten: alle beschikbare zorg moet waar nodig kunnen worden aangeboden, de hierbij benodigde kosten (zowel intern als extern) moeten worden vergoed en er moet een reëel inkomen kunnen worden behaald.

prof. dr. Rob M.H. Schaub, dr. Josef J.M. Bruers

Een pleidooi voor categorieën

De wijze waarop verschillende beroepsbeoefenaren in de mondzorg samenwerken varieert sterk. Hoewel een gedetailleerd inzicht ontbreekt, zijn er voldoende aanwijzingen dat iedere samenwerking eigenlijk als uniek is te bestempelen. Dat kan, want de mondzorg wordt gekenmerkt door vrij ondernemerschap. Verschillen in organisatie worden zelfs wenselijk geacht. Ze kunnen immers de onderlinge concurrentie bevorderen en daarmee bijdragen aan een verbetering van de kwaliteit en een beperking van de kosten. De verschillen in organisatie en werkwijze en de wenselijkheid daarvan is waarneembaar in de gehele publieke sector. In ziekenhuizen en scholen wordt vergeleken met de vroegere eenvormigheid een grote variatie gezien in organisatie en werkwijze.

Anderzijds wordt differentiatie in de resultaten niet of nauwelijks geaccepteerd. Verschillen in de lengte van wachtlijsten en opnameduur in ziekenhuizen en de resultaten van de Cito-toets in scholen worden breed als kwaliteitscriteria aan de orde gesteld. En de resultaten leiden tot be- en veroordeling. Verschillen in organisatie en werkwijze, hoe legitiem ook, worden daarbij nauwelijks gewogen. Dit fenomeen kan zich ook gaan voordoen in de beoordeling van samenwerking in de mondzorg. Voorboden daarvan zijn al zichtbaar. De inzet van de Nederlandse Zorgautoriteit lijkt om de efficiëntie in de mondzorg te optimaliseren. De Consumentenbond onderneemt pogingen tot prijs/kwaliteit vergelijkingen tussen praktijken. Verzekeraars hebben vrijwel de opdracht de kosten van de zorg te beperken. Zij zijn op zoek naar aantrekkelijke contractpartners, hetgeen in 2008 soms al leidt tot beperkte aanspraken van verzekerden (alleen in het ziekenhuis van de verzekeraar wordt 100% vergoed). Dat geschiedt (nog) niet in de mondzorg. De lagere premies duiden erop dat bij het contracteren van zorgverleners de verzekeraar zich liet leiden door kosten. Met deze ontwikkeling zal de belangstelling voor de inhoud van de zorg en de kwaliteit echter ook toenemen. In de advertenties en websites van samenwerkingspraktijken wordt hierop al ingespeeld.

Met andere woorden, er is grote behoefte aan inzicht in de resultaten van (samenwerkings)praktijken in de mondzorg. Het risico daarbij is dat alle praktijken over één kam worden geschoren, wat kan leiden tot algemene maatregelen als tariefsverlagingen. En dat terwijl er zoveel zinvolle en legitieme verschillen zijn: een samenwerkingspraktijk op het Groningse platteland zal anders werken dan een samenwerkingspraktijk in de sterk verstedelijkte gebieden in de Randstad. Voor de evaluatie van samenwerkingspraktijken in de mondzorg is het dus zinvol enige structuur te brengen in de verscheidenheid. Dat zou kunnen door bepaalde typen praktijken te onderscheiden. Zo'n typering heeft niet alleen een beleidsmatige toepassing, maar zou ook nuttig kunnen zijn in de advisering van tandartsen, mondhygiënisten en anderen als het gaat om het opzetten en inrichten van een praktijk. De manier van samenwerken kan immers verstrekkende gevolgen hebben voor de organisatie en werkwijze in een praktijk. Individuele tandartsen en mondhygiënisten zouden een typering van samenwerkingspraktijken kunnen gebruiken om na te gaan in welk type praktijk zij het liefst zouden willen werken. Naast honorering en andere arbeidsvoorwaarden, zijn ook organisatievorm en werkwijze belangrijke criteria voor de keuze van een praktijk.

Het onderscheiden van de samenwerking in tandartspraktijken in een aantal typen lijkt mogelijk. De opgave hierbij is het vinden van zinvolle criteria, die onderscheidend zijn voor de wijze van samenwerking én aan de hand waarvan praktijken kunnen worden vergeleken. Op dit moment ontbreekt nog overeenstemming op welke criteria een typologie zou moeten worden gebaseerd. Is de grootte van een samenwerkingspraktijk het meest geschikte criterium, of de omzet, of de samenstelling van de groep, of...?

In het navolgende wordt eerst een overzicht gegeven van al eerder gepresenteerde typologieën van tandartspraktijken. Daarbij zal de aandacht in het bijzonder worden gericht op de gebruikte criteria. Na beoordeling van deze typologieën zal vervolgens een voorstel worden gedaan voor een typologie met bijbehorende criteria. Een nieuwe typologie, die evenals alle andere nog wel moet worden onderzocht op geldigheid en bruikbaarheid.

Aspecten van organisatie

In tandartspraktijken wordt anno 2007 op tal van manieren samengewerkt. In veel gevallen lijkt dat succesvol te gebeuren, hetgeen ongetwijfeld is terug te voeren op het effectief hanteren van algemene aspecten van organisatie en bedrijfsvoering. Te denken valt aan financiële en wettelijke kaders. Er zijn vrij algemeen aanvaarde principes aangaande de structuur van organisaties: dat wil zeggen de wijze waarop arbeid is verdeeld over de verschillende functionarissen en de wijze waarop daarbij leiding wordt gegeven. En dan zijn er aspecten waarop de samenwerking betrekking kan hebben, die verband houden met de verschillende processen in organisaties, zoals de financiering, communicatie, besluitvorming en kwaliteitsbewaking (zie hiervoor de hoofdstukken 5, 7 en 10).

Ondanks de geschetste basis zal samenwerking op al de hiervoor genoemde aspecten op tal van manieren vorm krijgen. Keuzes worden bepaald door persoonlijke voorkeuren en omstandigheden. De wijze waarop de samenwerking praktisch kan worden aangepakt kan worden geleerd uit een grote hoeveelheid literatuur. Het aantal 'scholen' in management en organisatie is niet gering. Bovendien staan vele adviseurs, waaronder accountants, juristen, organisatiedeskundigen en interim-managers, klaar om de samenwerking tot stand te brengen.
Voornoemde organisatieaspecten worden ook gehanteerd als criteria aan de hand waarvan typologieën kunnen worden ontwikkeld. Bekend zijn de typologieën naar aantal (praktijkhoudende) tandartsen en naar de samenstelling van de tandheelkundige menskracht in een praktijk, zoals de Nederlandse Maatschappij tot bevordering der Tandheelkunde (NMT) die heeft gepresenteerd. Dergelijke typologieën, zoals weergegeven in tabel 6.1, zijn zinvol om inzicht te krijgen in bijvoorbeeld het zorgverleningsaanbod. Ook kunnen typologieën worden gevormd op basis van de financieel juridische grondslag, zoals een eenmanszaak, maatschap, bv, stichting of vereniging.
Met dit soort typologieën wordt evenwel weinig inzicht gegeven in de wijze waarop feitelijk wordt samengewerkt. Bekend is dat praktijken waarin relatief weinig tandartsen en veel andere (tandheelkundige) medewerkers actief zijn, een groter aantal patiënten zorg kunnen verlenen dan praktijken waarin de personele verhoudingen getalsmatig anders liggen. Op welke wijzen deze verschillen in 'productie' tot stand komen, is echter niet duidelijk. Er zijn immers verschillende mogelijkheden om tot een werkverdeling te komen: uiteenlopend van

Tabel 6.1 2 typologieën van praktijken (bron: Van Dam en Bruers, 2007a; 2007b).			
typologie van praktijken op basis van samen-werking met collega's		typologie op basis van het aandeel van tandartsen in de personele formatie van een praktijk	
1 praktijkhouder 0 praktijkmedewerkers	63%	klein (≤ 25%)	14%
1 praktijkhouder 1+ praktijkmedewerkers	18%	betrekkelijk klein (26-40%)	41%
2+ praktijkhouders 0 praktijkmedewerkers	14%	betrekkelijk groot (41-55%)	34%
2+ praktijkhouders 1+ praktijkmedewerkers	5%	groot (> 55%)	11%

delegatie tot delen van zorg. Ook is niet altijd duidelijk in welke mate andere (tandheelkundige) medewerkers actief zijn in tandartspraktijken. Gegevens van de NMT leren dat de werkzaamheden van mondhygiënisten, preventie-assistenten, tandprothetici en tandtechnici in tal van variaties voorkomen.

De juridische grondslag van een samenwerking biedt ook weinig zicht op de werkwijze. In de zuivere maatschap zal de samenwerking intensief zijn, hoewel uit individuele voorbeelden heel verschillende werkwijzen blijken. Intensief overleg en gezamenlijke besluitvorming liggen voor de hand. Soms hebben maten echter heel duidelijk 'hun' terrein afgebakend. In de andere juridische vormen, zoals de kosten- en de variantmaatschap kan de samenwerking weer heel anders zijn vormgegeven.

Met voornoemde voorbeelden wordt aangegeven dat bepaalde aspecten van de organisatie weliswaar kunnen worden aangewend als criterium om te komen tot een typologie van de samenwerking in tandartspraktijken, maar dat steeds de nieuwsgierige vraag blijft hoe nu feitelijk, inhoudelijk gezien, wordt samengewerkt. Want daarom gaat het in de discussie over samenwerken in de mondzorg. Niet zozeer de financiële aspecten of de grootte van de praktijk zijn van belang, maar veel meer de verdeling van taken, de afstemming van activiteiten en de verdeling van verantwoordelijkheden. Zaken als de regievoering en de rol van poortwachter in de zorgverlening spelen hierbij een rol en voorzichtig worden ook onderwerpen als doelen van de samenwerking en kwaliteit van de zorg hierbij aangeroerd. In verschillende beleidsstukken en rapporten over samenwerking in de mondzorg zijn deze noties terug te vinden. Zo stelde de minister van Volksgezondheid in 2002 in een brief aan de tweede kamer dat de regie van de mondzorg bij de tandarts ligt, terwijl in het rapport *Innovatie in de mondzorg* uit 2006 nadrukkelijk aandacht wordt besteed aan de wijze van samenwerking. Internationaal zet dit beeld zich voort. De General Dental Council in Engeland beschrijft in een uitvoerige brochure de regels en richtlijnen van samenwerking in de mondzorg. Daarbij gaat het dan in het bijzonder over de onderlinge verhoudingen van tandartsen en andere beroepsbeoefenaren en de relatie naar patiënten.

Het is dus zinvol om (ook) de feitelijke werkwijze in tandartspraktijken als uitgangspunt voor een typologie voor samenwerking in de mondzorg te nemen. De focus richt zich hierbij niet alleen op onderlinge verhoudingen tussen de tandartsen en de (tandheelkundige) medewerkers van een samenwerking en het leiderschap, maar ook op de doelen van een samenwerking. Een dergelijke typologie kan niet alleen leiden tot praktische richtlijnen voor het opzetten, maar ook dienen voor het analyseren van samenwerkingsverbanden.

Samenwerken naar werkwijze in theorie

Samenwerken in de mondzorg werd door de Adviesgroep Capaciteit Mondzorg in 2000 aangeduid met de term 'teamconcept'. Inmiddels is duidelijk dat onder het begrip teamconcept een brede variatie aan samenwerkingsvormen wordt gerekend.

In een definitiestudie van de NMT wordt het begrip samenwerking als volgt omschreven. Uitgaande van de doelstelling van het bereiken van een gemeenschappelijk (behandel)resultaat is het begrip samenwerking te omschrijven als *het door een of meer tandartsen, tandarts-specialisten en/of andere professionals in de tandheelkunde, gezamenlijk en in onderlinge afstemming verlenen van tandheelkundige zorg, op basis van wederzijds vertrouwen in elkaars professionele (afgebakende) kennis en vaardigheden en op basis van organisatorische en beleidsmatige afspraken.*

Deze definitie maakt duidelijk dat samenwerking kan plaatsvinden zowel in de tandheelkundige praktijk (tussen tandarts(en) en/of andere professionals in de tandheelkunde) als daarbuiten (tussen tandarts(en), tandarts-specialisten en/of andere professionals in de tandheelkunde). Verder valt uit deze brede definitie impliciet op te maken dat samenwerken nog niet betekent dat er in een team wordt gewerkt. Uit de theorie rond teamvorming en het functioneren van een team blijkt dat de werkwijze in en het leiderschap van een samenwerkingsverband hierbij onderscheidend zijn. Vroemen beschrijft onder het motto 'een groep is nog geen team' verschillen tussen een groep (bijv. een werkgroep of een afdeling in een organisatie) en een team (zie tabel 7.1). In beide situaties is er sprake van samenwerking. Toch zijn er grote verschillen in werkwijze, vooral in de onderlinge verhoudingen tussen de samenwerkenden.

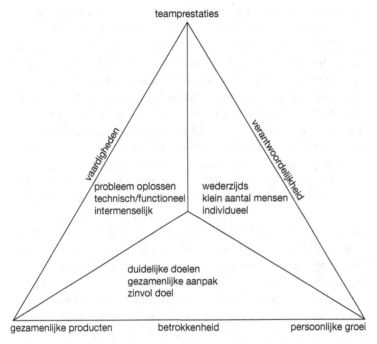

teamprestaties

vaardigheden

verantwoordelijkheid

probleem oplossen
technisch/functioneel
intermenselijk

wederzijds
klein aantal mensen
individueel

duidelijke doelen
gezamenlijke aanpak
zinvol doel

gezamenlijke producten   betrokkenheid   persoonlijke groei

Figuur 6.1 *Schematische weergave van de basiskenmerken van een team (bron: Katzenbach en Smith, 2003).*

Katzenbach en Smith maken een verder onderscheid in vormen van samenwerking. Zij onderscheiden naast de werkgroep het pseudo-team, het potentiële team, het echte team en het topteam. Het onderscheid ontstaat naar gelang de mate waarin de basiskenmerken van een team worden vervuld. In figuur 6.1 worden deze basiskenmerken schematisch weergegeven. Vaardigheden (die elkaar aanvullen), verantwoordelijkheid (gezamenlijk naar buiten, naar elkaar) en betrokkenheid zijn van invloed op een drietal onderscheiden teamresultaten: persoonlijke groei van de teamleden, gezamenlijke producten en teamprestaties. In een werkgroep is er geen gezamenlijk gedragen doel en dat is ook niet nodig. Er is een extern doel en men helpt elkaar individueel te presteren. Het pseudo-team lijkt daarop. Er is echter nu een mogelijk gezamenlijk doel, maar die gezamenlijkheid is er niet. Het is in naam een team en de leden proberen zich ook zo te gedragen in hun communicatie over en weer: hier speelt vooral de romantiek van het 'team'. Maar de kans is groot dat leden bij een tegenslag ook stoppen elkaar te helpen, zoals in een werkgroep wel gebeurt. Gevolg is een lagere prestatie dan die van een werkgroep. In het potentiële team is er een gezamenlijk doel. De gezamenlijke werkwijzen zijn aanwezig, maar nog onvoldoende sterk en gedisciplineerd. Het gezamenlijk dragen van verantwoordelijkheid is nog maar beperkt aanwezig. Het echte team voldoet aan alle basiskenmerken, terwijl het topteam dit nog overstijgt doordat de teamleden zich ook sterk betrokken voelen bij de groei en ontwikkeling van elkaar. Uit figuur 6.2 valt af te leiden dat het topteam het best presteert. Dat zou ervoor pleiten in een samenwerking altijd te streven naar een dergelijk team. Dat is echter niet reëel én ook niet efficiënt. Katzenbach en Smith zetten de prestatie van een team af tegen een uitdagend doel (zie figuur 6.2). In de praktijk is dat een doel met onbekende elementen, vaak tijdelijk en meestal complex, waardoor in de werkwijze flexibiliteit wordt verlangd. Lang niet alle doelen rechtvaardigen een streven naar een (top)team. Groeien tot een topteam vergt een grote inspanning van de leden van de samenwerking. Ook als zij goed met elkaar kunnen opschieten, vergt het veel energie en tijd om te komen tot een gezamenlijk gedragen doel, een gezamenlijke werkwijze en een gezamenlijke verantwoordelijkheid. Een betrokkenheid realiseren bij elkaars groei is dan een extra stap, nog afgezien van de inspanning die nodig is om het niveau van een topteam te behouden.

Samenwerking in de mondzorg, die is gericht op een hoge productie van routinematige zorg, zou daarom wel eens beter af kunnen zijn met een werkwijze als in een werkgroep. De doelen en werkwijzen zijn helder en duidelijk, zonder onzekerheden en complexiteiten. Er is weinig gezamenlijk gedragen werkwijze en verantwoording voor nodig, want protocollen en standaardisatie zijn voorhanden. Maar de doelen van een samenwerking, die is gericht op individueel afgestemde mondzorg, kennen tal van onbekende elementen. Protocollen en standaardisatie zijn hier slechts beperkt toepasbaar. Hier zou het streven naar het functioneren als een topteam effectief en efficiënt kunnen zijn.

In deze paragraaf is gaandeweg naast de werkwijze, ook het doel van een samenwerking als criterium ingeslopen om tot een typering te komen. Dit criterium zal in het vervolg eveneens worden geëxploreerd.

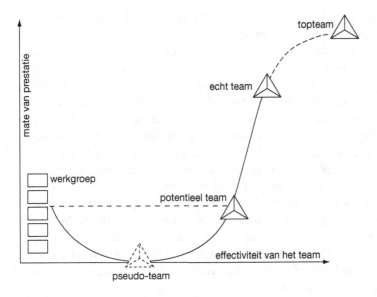

Figuur 6.2 Schematische weergave van de 'team performance curve' (bron: Katzenbach en Smith, 2003).

Samenwerken naar doel en structuur in de mondzorg

Wat betreft samenwerken in de mondzorg bestaat er een aantal indelingen op basis van het doel en de structuur van samenwerking. In de brochure 'Samenwerkingsvormen in de tandheelkundige praktijkvoering' van de Nederlandse Maatschappij tot bevordering der Tandheelkunde (NMT) worden deze kort beschreven.

Een eerste, brede benadering komt tot uitdrukking in het onderscheid tussen horizontale en verticale samenwerking in de mondzorg. In de horizontale samenwerking gaat het doorgaans om de samenwerking van tandartsen onderling. Dat kan zorginhoudelijke doelen hebben. De verwijzing van patiënten door de ene tandarts naar de andere, die specifieke kennis en vaardigheden heeft op een bepaald aandachtsgebied, is hiervan een sprekend voorbeeld. Maar ook de samenwerking in verband met continuïteit van de zorg in weekenddiensten of waarneemgroepen is horizontale samenwerking. Deze vorm van samenwerking kan ook zijn gebaseerd op organisatorische doelen. Voorbeelden hiervan zijn het delen van kosten en/of voorzieningen, of het delen van de inspanningen van management. De vormgeving kan variëren van een kostenmaatschap tot een groep van solotandartsen

die afspraken hebben gemaakt over bijvoorbeeld het onderling ver-
huren van de praktijkruimte.

De verticale samenwerking betreft tandartsen met andere beroepsbeoefenaren, variërend van tandartsassistenten tot specialisten. De doelen hiervan kunnen eveneens zowel zorginhoudelijk als organisatorisch zijn. De idee achter verticale samenwerking is dat zorg en behandeling kunnen plaatsvinden door de best toegeruste behandelaar.
De tandarts kan zich concentreren op de complexe zorg en behandeling. De meer routinematige aspecten worden dan uitgevoerd door
mondhygiënisten en (preventie)assistenten. Zij zijn bovendien goed
toegerust op het stimuleren en begeleiden van preventie. In veel situaties kan de gebitsprothese beter door de tandprotheticus worden
vervaardigd: de tandarts ontbeert vaak de ervaring. Hetzelfde kan gezegd worden voor de samenwerking van de tandarts met de specialist.
Organisatorische doelen voor verticale samenwerking worden onder
andere bereikt door het samenwerken met praktijkmanagers of ad-
ministrateurs. De vorm van samenwerking varieert sterk. Met assistenten zal veelal een arbeidsovereenkomst bestaan, met specialisten
een verwijsrelatie. Tandartsen onderling kunnen zich verbinden in een
maatschap.

Bruers heeft een typologie ontwikkeld die uitgaat van de doelen van de
tandarts. Uitgangspunt was de gedachte dat tandartsen zich laten
leiden door sociale waardering (patiënten en collega's) en fysiek welzijn (inkomen of werkomstandigheden). Hij definieerde een viertal
typen tandartsen, te weten patiëntgerichte, vakgerichte, bedrijfsmatig
gerichte en taakverdelingsgerichte tandartsen, en stelde vast dat er
sprake was van samenhangen met verschillende kenmerken van hun
werk- en praktijksituatie.

Samenwerken naar doelen, structuur en werkwijze

De hiervoor besproken typeringen kenmerken zich door een unie-
dimensionale benadering. Er is één criterium (doel, werkwijze of
structuur) dat de nadruk krijgt. Vaak zullen echter combinaties van
criteria nodig zijn om een samenwerking te typeren. In een (top)team
kan bijvoorbeeld heel goed sprake zijn van een duidelijke hiërarchische structuur. Anderen geven aan dat een team zich juist kenmerkt
door een gezamenlijke leiding.

In voornoemde brochure *Samenwerkingsvormen in de tandheelkundige
praktijkvoering*, worden verschillende criteria om samenwerking te typeren gecombineerd in een drietal ideaaltypische praktijken. Ten
eerste wordt 'het witte boordenmodel' beschreven. Dat is een praktijk

waarin tandartsen met verschillende aandachtsgebieden of differentiaties samenwerken. Zij verwijzen patiënten naar elkaar. Het doel is vooral om kwalitatief hoogstaande zorg te leveren. Er is dan ook veel aandacht voor vakinhoudelijke ontwikkeling, waarin men elkaar stimuleert. Er is relatief weinig routinezorg. Als er verticale verwijzing plaats vindt, bijvoorbeeld naar de mondhygiënist, dan gebeurt dat ook vanwege specifieke deskundigheden. Er is een sterk inhoudelijk gerichte administratie, waardoor patiënteninformatie effectief kan worden overgedragen (zie ook hoofdstuk 8). In termen van de teamtheorie is er sprake van een team eerder dan een werkgroep. Als juridische vorm ligt de (zuivere) maatschap voor de hand.

Het tweede type is 'de professionele bureaucratie' en is gericht op efficiëntie. In dit praktijkmodel is sprake van veel, zo niet uitsluitend verticale samenwerking. Er wordt voornamelijk algemene tandheelkunde uitgevoerd, waarbij het zwaartepunt ligt op de meer routinematige zorg. Alle zorg die daarbuiten valt, wordt verwezen. Hierbij wordt gewerkt met richtlijnen en protocollen en verder kent de praktijk veelal een eenhoofdige eigenaar, die niet een tandarts hoeft te zijn. Deze beschrijving van 'de professionele bureaucratie' vertoont veel gelijkenis met de werkgroep/afdeling. Overigens kunnen in een professionele bureaucratie de leden zich heel betrokken voelen bij de praktijk. In de mondzorg is dat heel goed denkbaar, omdat men zich betrokken voelt bij de patiënten.

En ten slotte wordt in de brochure het model van de 'franchise of het facilitair bureau' genoemd. Hierbij gaat het vooral om de effectiviteit van de organisatie. Het kan gaan om een aantal praktijken, waarvan de tandartsen gezamenlijk de organisatie, inkoop en administratie 'uitbesteden' aan deskundigen. Dit model sluit aan bij de kostenmaatschap.

Deze ideaaltypen van praktijken vertonen gelijkenis met de verschillende vormen van een team. Het is dan ook heel goed mogelijk dat ze ontwikkelen van de ene vorm in de andere: een praktijk volgens het franchisemodel kan heel goed toegroeien naar een professionele bureaucratie.

In enkele exploratieve onderzoeken vanuit het Centrum voor Tandheelkunde en Mondzorgkunde van het UMCG zijn eveneens gecombineerde criteria voor typering van praktijken gevonden. Hierbij is met name de teambeschrijving van Katzenbach en Smith als uitgangspunt gekozen. De vier vormen van samenwerking bleken inderdaad herkenbaar. Uit de vele mogelijke criteria om deze te onderscheiden, is een aantal sleutelitems komen boven drijven. Ze zijn terug te vinden in

alle onderzochte praktijken en ze kunnen worden gebruikt om onderscheid te maken (tabel 6.2). Leiderschap is zo'n criterium. Werkwijze, onderlinge verhoudingen en doelstelling ook, zij het dat daarin
in enkele meer genuanceerde criteria kunnen worden onderscheiden,
zoals houding en communicatie. Niet zozeer de aard van de doelstelling is bijvoorbeeld van belang, maar meer de duidelijkheid over het
doel en het gemeenschappelijk dragen daarvan binnen de samenwerking.

Tabel 6.2   Karakteristieken van de vier samenwerkingsvormen.

sleutelitems	samenwerkingsvormen			
	werkgroep	potentieel team	echt team	topteam
houding team-leden	individueel en formeel	individueel/ groepsgericht en formeel	groepsgericht en informeel	persoonlijk be-trokken en informeel
leiderschapsstijl	beheersend	controlerend	coachend	faciliterend
verantwoorde-lijkheid	eigen verant-woordelijkheid	eigen verant-woordelijkheid	gemeenschappe-lijke verantwoor-delijkheid	gemeenschappe-lijke verantwoor-delijkheid
regels/ procedures	protocollen	protocollen en mondelinge afspraken	richtlijnen en mondelinge afspraken	mondelinge afspraken
overleg/ communicatie	weinig overleg; formeel, gesloten en verticaal	enig overleg; formeel, open en verticaal	veel overleg; informeel, open en verticaal/ hori-zontaal	overleg op alle gebieden; infor-meel, open en horizontaal
doelstelling	niet duidelijk om-schreven; geen gemeenschappe-lijke doelstelling	meer duidelijk-heid over doel-stelling; gemeen-schappelijke doelstelling	doelstelling dui-delijk omschre-ven; gemeen-schappelijke doelstelling	doelstelling dui-delijk omschre-ven; gemeen-schappelijke doelstelling
werkverdeling	taakdelegatie	patiëntdelegatie	zorgdelegatie	zorgdeling

De contingentietheorie

Uit de verschillende manieren waarop onderscheid gemaakt kan worden in de vormen van samenwerking komt een zeker patroon naar
voren. In de theorie over teamvorming komt de onderlinge verhouding
van teamleden, maar ook de wijze van leiderschap aan de orde. Het
doel van de samenwerking speelt daarbij een significante rol. Dat
geldt ook voor het onderscheid tussen horizontaal en verticaal sa-

menwerken. De structuur van de samenwerking krijgt daarbij nadruk. Uit de verschillende juridische benaderingen kunnen leiderschap en onderlinge verhoudingen worden afgeleid. De doelen van tandartsen om samen te werken geven inzichten in taken en soort en aantal medewerkers. De patronen worden nog verder verhelderd in de combinatie van criteria, zoals in de ideaaltypische beschrijvingen. Doelstellingen en onderlinge verhoudingen staan hierbij centraal.

Bovenstaande beschrijvingen van samenwerking en criteria om deze te onderscheiden leiden tot de vaststelling dat het 'teamconcept' slechts een koepelbegrip is en niet de aanduiding van de meest gewenste samenwerkingsvorm. In de wetenschapsgebieden van bedrijfskunde, management en organisatie wordt weliswaar gestreefd naar algemeen toepasbare principes en theorieën in organisatie, maar tegelijk wordt ook wel erkend dat organisatie vele vormen kent. In de contingentietheorie krijgt dit zelfs een theoretische basis. Daarin wordt gesteld dat de effectiviteit van een organisatie afhankelijk is van kenmerken van de (structuur van de) organisatie zelf én van kenmerken van de situatie (omgeving) waarin de organisatie moet functioneren. Op deze beide vlakken kunnen verschillende factoren (zogenaamde contingentiefactoren) worden onderscheiden die van invloed kunnen zijn op het functioneren van een organisatie. Welke factoren dat zijn, wordt sterk bepaald door de soort organisatie en de aard van het functioneren. Met deze theoretische benadering wordt afstand genomen van de gedachte dat er één of enkele universeel toepasbare theoretische organisatiemodellen bestaan. Veel meer wordt verondersteld dat voor een theoretische duiding van het effectief functioneren van een bepaalde organisatie moet worden gezocht naar de relevante (contingentie)factoren. Effectief functionerende organisaties zijn daarbij organisaties die erin slagen zich goed aan te passen aan relevant geachte contingentiefactoren. Deze contingentietheorie biedt een basis om de verscheidenheid in samenwerkingspraktijken in de mondzorg nader te beschouwen. Kerngedachte daarbij is dat het welslagen van een samenwerking niet alleen wordt bepaald door de gekozen vorm en werkwijze, maar ook door de aanpassing aan situationele (contingentie)factoren. Door een typering van samenwerkingspraktijken in de mondzorg op deze gedachte te baseren krijgt die een theoretische basis en blijft het niet bij een beschrijving van praktijken aan de hand van één of meer waargenomen kenmerken.

De contingentietheorie kent verschillende varianten, toegespitst op onder meer de organisatie, de besluitvorming en het leiderschap. In het navolgende wordt gebruikgemaakt van de contingentietheorie op het gebied van organisatie. Deze variant wordt ook wel de structurele contingentietheorie genoemd. De leiderschapsvariant komt aan de orde in hoofdstuk 7.

De contingentietheorie is niet zonder kritiek. De aanpassing aan factoren zou wel eens te star kunnen zijn, omdat wordt uitgegaan van onveranderbaarheid van contingentiefactoren. Zo kan de omgeving van een organisatie in de loop van de tijd veranderen, waardoor de organisatie zich ook zou moeten aanpassen. Contingentiefactoren hebben dus geen constante waarde, ze variëren.

Voor de typering van samenwerkingsvormen in de mondzorg is de contingentietheorie als basis voor een typering zinvol, met name door de gerichtheid op effectiviteit en efficiëntie.

In de literatuur wordt ten aanzien van de organisatie een groot aantal contingentiefactoren benoemd. Voor een samenwerking in de mondzorg zullen sommige factoren relevant zijn en andere niet. Veel aandacht is er voor de omgeving van de samenwerking, met name de mate van stabiliteit van die omgeving. Op grond hiervan worden twee algemene organisatietypen onderscheiden: de mechanische organisatie en de organische organisatie. Zoals in tabel 6.3 wordt getoond, ligt in een stabiele omgeving een mechanische organisatie voor de hand. Deze organisatievorm is hiervoor beschreven als een afdeling/werkgroep of een professionele bureaucratie. Bij grote zekerheid en geringe complexiteit zal een mechanische organisatie het meest effectief zijn. Dat kan een praktijk voor mondzorg zijn, waarin een stabiele, 'gesaneerde' patiëntengroep vooral onderhoud nodig heeft. Maar het kan ook een praktijk zijn, waarin bedrijfsmatige doelen, zoals een hoge productie en/of omzet prevaleren.

Oorspronkelijk zijn vooral externe factoren als contingentiefactoren beschouwd. Later zijn hieraan ook interne factoren toegevoegd, zoals technologie en grootte van de groep. In zijn standaardwerk The *structuring of organizations* onderscheid Mintzberg vijf typen organisaties, waarbij hij verschillende contingentiefactoren van belang acht. Zo onderscheidt hij de grootte en leeftijd van de organisatie, het technische systeem, de omgeving en de machtsverhoudingen. De vijf typen variëren van 'eenvoudige structuur' tot 'adhocracy' en vertonen sterke overeenkomst met de eerder beschreven vormen van samenwerking/ organisatie. Zo sluit de 'adhocracy' goed aan bij het 'topteam' en het 'witte boordenmodel'.

In het Groningse onderzoek is nagegaan in hoeverre in de literatuur te vinden contingentiefactoren kunnen dienen als de criteria om samenwerkingspraktijken te typeren. Voor een aantal is dat het geval.

Tabel 6.3 Kenmerken van een mechanische en een organische organisatie (bron: Kreitner R, e.a., 2002).		
kenmerk	mechanische organisatie	organische organisatie
taakdefinitie en kennis vereist	smal; technisch	breed; algemeen
verband tussen individuele bijdrage en organisatiedoelen	vaag of indirect	duidelijk of direct
taakflexibiliteit	rigide; routine	flexibel; gevarieerd
specificatie van technieken, verplichtingen en rechten	specifiek	algemeen
mate van hiërarchiecontrole	hoog	laag (nadruk op zelfcontrole)
primaire communicatiepatronen	top-down	lateraal (tussen collegae)
primaire besluitvormingsstijl	autoritair	democratisch; participerend
nadruk op gehoorzaamheid en loyaliteit	hoog	laag

Het gaat dan om doelen, leiderschap, onderlinge verhoudingen en werkwijze. Een aantal veel genoemde contingentiefactoren, waaronder omgeving, technologie en omvang van de groep, is als onderscheidend criterium minder bruikbaar. Zo geldt voor de omgeving dat die voor de meeste praktijken in Nederland ongeveer gelijk is. Het is aannemelijk dat er verschillen bestaan tussen praktijken in stedelijke respectievelijk plattelandsgebieden, maar het is niet duidelijk of die verschillen leiden tot substantiële verschillen in omgeving. Ook wat betreft technologie bestaat er weinig differentiatie tussen praktijken. Alleen in de geavanceerde technologie is tussen praktijken wellicht onderscheid te maken. Zo zal CADCAM-technologie in een praktijk gericht op routinezorg niet snel aanwezig zijn. Verschil op basis van dit soort technologie zal echter waarschijnlijk al in de doelstelling van de samenwerking besloten liggen. Verder komt uit het Groningse onderzoek naar voren dat omvang geen directe relatie heeft met de wijze van samenwerking. Of het om een kleine of grote praktijk gaat, in beide gevallen kan op tal van manieren worden samengewerkt.

Contingentiefactoren en samenwerken in de mondzorg

Het is derhalve noodzaak om contingentiefactoren te hanteren die relevant zijn. Relevant betekent hierbij dat de factoren van invloed zijn op de effectiviteit en efficiëntie van de mondzorg in samenwerkingspraktijk. Bovendien moeten de factoren onderscheidende waarden kunnen aannemen, zodat op grond hiervan typen van samenwerking zijn te construeren die ook merkbaar verschillend zijn.

DOELEN

Het leidt geen twijfel dat de doelen van de samenwerking een belangrijke contingentiefactor vormen. De doelstellingen van een samenwerkingspraktijk zijn immers direct van belang voor de (kwaliteit) van de mondzorg. De waarden die de factor kan krijgen, kunnen worden afgeleid van de samenwerkingspraktijken zoals ze zich thans voordoen. Zo zijn er de praktijken die gericht zijn op bedrijfsmatige doelen: efficiëntie en organisatorische effectiviteit. Daarnaast zijn er de praktijken die zijn gericht op specifieke zorgdoelen, bijvoorbeeld mondzorg gericht op lange termijn met een individueel afgestemde zorg (voor een beschrijving van mondzorg zie hoofdstuk 3).

LEIDERSCHAP

Ook deze factor is van belang als onderscheidend criterium. Het zijn immers veelal individuele beroepsbeoefenaren die een samenwerkingspraktijk starten en daarvan ook vaak eigenaar zijn. Hun doelen en leiderschapsstijl zullen onderscheidende criteria zijn, die direct van invloed kunnen zijn op de verleende zorg. In de Groningse onderzoeken is gekeken naar de leiderschapsstijl, waarbij de aandacht was gericht op de wijze waarop een tandarts de regiefunctie vervult. Algemeen wordt een spectrum van taakgericht tot persoonsgericht leiderschap aangegeven. Aan de hand hiervan bleken een viertal leiderschapsstijlen te onderscheiden, die overigens overeenkomsten hebben met algemeen voorkomende leiderschapsstijlen (zie ook hoofdstuk 7).

DE TAAKVERDELING

Zonder twijfel is de werkwijze een essentieel criterium om de samenwerking in de mondzorg te typeren. Dat kan echter specifieker worden gemaakt in de taakverdeling. Niet in de laatste plaats omdat de taakverdeling zoveel aandacht krijgt bij de beroepsbeoefenaren. Het gaat dan onder meer om de verdeling van taken van de tandarts naar andere beroepsbeoefenaren, waarbij criteria als deskundigheidsgebieden en voorbehouden handelingen aan de orde zijn (zie hoofdstuk 4). Taakverdeling is ook als 'omgeving' op te vatten. De taakverdeling wordt namelijk formeel gekaderd door de wet Beroepsuitoefening Individuele Geneeskunst (BIG) en die kan door de wetgever worden aangepast, zoals gebeurde in de aanpassing van het deskundigheidsgebied van de mondhygiënist. Daarmee is de taakverdeling direct relevant voor de kwaliteit van de mondzorg, maar ook voor de efficiëntie.

Aan taakverdeling zijn onderscheiden 'waarden' toe te kennen. Enerzijds is er de taakdelegatie: het delegeren van omschreven behandelingen van tandarts naar andere beroepsbeoefenaren. Het kan gaan om het delegeren van een restauratie aan een mondhygiëniste, maar ook om de delegatie van een gebitsprothese op implantaten aan een tandprotheticus. Een andere vorm is de patiëntdelegatie. Hierin wordt de gehele zorg (diagnostiek, preventieve en curatieve behandelingen) voor een patiënt gedelegeerd. Voorbeeld hiervan is de delegatie van de mondzorg van een kind aan een kindertandverzorgster. De derde vorm bestaat uit zorgdelegatie. Hierbij worden voor een bepaalde problematiek alle patiënten overgedragen, zij het voor de zorg die gerelateerd is aan de problematiek. Voorbeeld hiervan is de overdracht van patiënten met een parodontale problematiek aan de mondhygiënist. De laatste vorm van taakverdeling is de zorgdeling. Hierbij hebben alle leden van de samenwerking een gelijke positie ten opzichte van patiënten. Iedereen kan vanuit de eigen bekwaamheid een patiënt zorg verlenen, hetzij zelf, hetzij door verwijzen. Deze vorm wordt wel gevonden in de mondzorg in verpleeghuizen. Hier kunnen mondzorgcoördinatoren, mondhygiënisten, tandartsen maar ook mantelzorgers iedere bewoner de zorg geven die binnen hun bekwaamheid mogelijk en gewenst is. Dat is ook nodig omdat deze zorgverleners niet steeds aanwezig zijn. Men moet voor elkaar kunnen inspringen.

DE MENSELIJKE FACTOR

Onderlinge verhoudingen en karaktereigenschappen van de leden van een samenwerking zijn van invloed op de werkwijze en daarmee op de effectiviteit en efficiëntie van de mondzorg. Teamvorming kost inspanning, omdat vereist is dat er onderling respect is en dat men met elkaar overweg kan. Die inspanning kan en wil niet iedereen leveren. Daarmee beweegt de menselijke factor zich als een voorwaarde op de glijdende schaal van 'groep' tot 'team'.

De typering van de samenwerking in de mondzorg

De vier hiervoor beschreven criteria kunnen in theorie leiden tot een typering van samenwerkingspraktijken in de mondzorg. Daarbij lijken een viertal typen te onderscheiden. In figuur 6.3 wordt dit schematisch weergegeven.

XI is het type praktijk waarin onder beheersend leiderschap, middels taakdelegatie en gericht op efficiëntie wordt samengewerkt, met gebruikmaking van protocollen en richtlijnen. Het gaat hier om een productiepraktijk, die eerder is aangeduid als een professionele bureaucratie, waarin betrekkelijk weinig tandartsen en veel andere beroepsbeoefenaren actief zijn. De kracht van dit type praktijk zit in het verlenen van relatief veel routinezorg. Hierbij past een groot bestand van naar verhouding veel in tandheelkundig opzicht stabiele patiënten.

X2 is het type praktijk waarin het leiderschap controlerend van aard is. Zowel efficiëntie als zorginhoud behoren tot de doelen. Het beeld rijst van een specialistische praktijk met een beperkt zorgpakket en/of een commerciële inslag, zoals praktijken voor parodontologie of cosmetische tandheelkunde. Door het innovatieve karakter van de verleende mondzorg in deze praktijken kan sterke protocollering niet altijd plaatsvinden. Er werken dan ook verscheidene tandartsen met autonomie op hun eigen terrein. Desalniettemin leidt de commerciële doelstelling wel tot een zo efficiënt mogelijke aanpak, onder andere door gerichtheid op een specifiek omschreven deel van de mondzorg. Waar mogelijk is dan ook sprake van taak- en patiëntdelegatie, op basis van protocollering en standaardisatie.

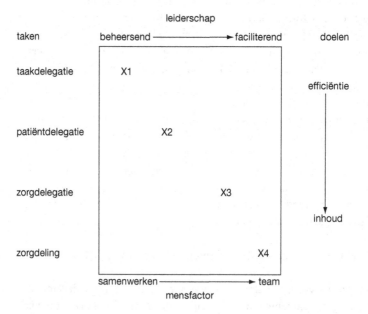

Figuur 6.3 *Typologie van samenwerkingspraktijken in de mondzorg, op grond van de criteria, doelen, taken, leiderschap en mensfactor.*

X3 staat voor een praktijk die lijkt op het eerder aangeduide witte boordenmodel. De drijvende kracht is het verlenen van hoogwaardige inhoudelijke zorg, hetgeen tot uitdrukking komt doordat meerdere tandartsen (en eventueel andere tandheelkundige werkers) met verschillende aandachtsgebieden of differentiaties samenwerken. Als er verticale verwijzing plaats vindt, bijvoorbeeld naar de mondhygiënist, dan gebeurt dat ook vanwege specifieke deskundigheid. In een weinig hiërarchische opzet worden patiënten tussen de zorgverleners onderling verwezen en is er sprake van zorgdelegatie. Routinematige zorg maakt naar verhouding een kleiner deel uit van het gehele zorgaanbod. In de praktijk is veel aandacht voor vakinhoudelijke ontwikkeling, waarin men elkaar ook stimuleert. Er is sprake van vorming van een 'echt team' zoals aangegeven in figuur 6.2.

In een praktijk van het type X4 is de samenwerking uitgegroeid in de richting van een topteam. De verlening van kwalitatief hoogstaande zorg staat hoog in het vaandel bij alle leden van de samenwerking. Dit kunnen overigens verschillende tandheelkundige beroepsbeoefenaren zijn, die (tot op zekere hoogte) voor elkaar kunnen en moeten springen (zorgdeling). Het aantal specifieke tandheelkundige aandachtsgebieden en differentiaties is daarbij niet al te groot. De manier van werken in dit type praktijk vergt in ieder geval een adequate dossiervoering, onderling vertrouwen en veel informeel overleg. De invulling van het leiderschap en de betrokkenheid van de leden op de doelen van de samenwerking zijn in dit type praktijk doelbewust op elkaar afgestemd, waardoor het team zich heeft kunnen ontwikkelen.

Nabeschouwing

In dit hoofdstuk is aangegeven dat het mogelijk is om tot betekenisvolle typering van samenwerkingspraktijken in de mondzorg te komen. Daarmee is in ieder geval aangetoond dat het teamconcept geen unidimensioneel karakter heeft. Aannemelijk is gemaakt dat de ontwikkelde typeringen (X1 t/m X4) op een zinnige manier zijn te onderscheiden, temeer omdat ook wordt aangesloten bij eerdere typeringen van samenwerkingspraktijken in de mondzorg. Bovendien is theoretisch dekking gezocht bij de contingentietheorie die breder wordt toegepast ter onderscheiding van organisaties.

De ontwikkelde typeringen zijn evenwel niet getest op hun gebruikswaarde: het is nog onduidelijk of deze typen samenwerkingspraktijk in de mondzorg ook in de werkelijkheid zijn te traceren én op de geschetste wijze kunnen worden onderscheiden. Mogelijk dat hiertoe nog andere of meer criteria moeten worden gebruikt dan de vier voornoemde criteria (doelen, leiderschap, taakverdeling en menselijke verhoudingen). Of dat uiteindelijk toch kan worden volstaan met minder dan vier criteria. Een ander vraagstuk is hoe de ontwikkeling van samenwerkingspraktijken gaat van de ene naar de andere vorm. Ook meer inhoudelijk blijven er vragen, bijvoorbeeld wat betreft de samenstelling van een groepspraktijk. Taakdelegatie kan immers naar vele beroepsbeoefenaren plaatsvinden. De keuzes die hierin worden gemaakt, kunnen gevolgen hebben voor de samenwerking: delegatie naar bijvoorbeeld hoofdzakelijk (preventie)assistenten is onderscheiden van delegatie naar voornamelijk mondhygiënisten.

In het voorgaande is overigens het beeld gehanteerd van de samenwerking onder één dak. Samenwerking tussen verschillende (solo)-praktijken is echter ook goed mogelijk. De indruk bestaat dat het dan gaat om vrij specifieke onderlinge verwijzing (tandarts naar mondhygiënist) of samenwerking in de vorm van het franchisemodel. Indeling in de hiervoor aangegeven typering is daarmee niet eenvoudig, zowel productie als inhoudelijke doelen lijken hierbij te worden nagestreefd. Gericht onderzoek naar de organisatie van samenwerkingspraktijken in de mondzorg kan in deze materie meer duidelijkheid scheppen. Duidelijkheid waarmee de beleidsmakers hun voordeel kunnen doen, maar vooral ook de praktiserende tandartsen die in hun beroepsuitoefening vorm moeten geven aan de samenwerking met collega's en andere (tandheelkundige) werkers.

Bronnen

De voor dit hoofdstuk gebruikte literatuur is vermeld in de literatuurlijst.

Sociaalpsychologische aspecten van werken in tandheelkundige teams

dr. Ronald C. Gorter

Inleiding

In het voorgaande hoofdstuk is duidelijk gemaakt dat er verschillende vormen van samenwerking zijn. Een van de benaderingen om vormen van samenwerking in te delen was in dat hoofdstuk de werkwijze. Daarbij werd vooral gelet op de structuurkenmerken, zoals het al dan niet dragen van gezamenlijke verantwoordelijkheid.
In dit hoofdstuk wordt vooral ingegaan op de wijze van omgaan met elkaar: de sociaalpsychologische processen die zich voordoen als mensen met elkaar samenwerken. Uitgangspunt is dat iedereen in een groep gedrag vertoont op grond van persoonlijke kenmerken, maar ook door de groepsleden beïnvloed wordt. In iedere samenwerking zal dat op unieke wijze verlopen. Hierbij wordt met name ingegaan op de volgende invalshoeken:
1 de individuele rollen in een groep (leider, groepslid, enz.);
2 aspecten van het functioneren van een team, zoals coaching, motivatie, teamcommunicatie en (het oplossen van) conflicten in een team;
3 de processen die kenmerkend zijn voor de ontwikkeling van een samenwerking.

Hierbij zullen steeds voorbeelden worden gegeven van de methoden uit de sociale psychologie om inzicht te krijgen in de verschillende aspecten. Steeds moet daarbij worden bedacht dat er vaak diverse, op elkaar lijkende methoden zijn. De betekenis van de verschillen zal niet nader worden toegelicht, maar die wordt daarmee niet ontkend.

GROEP OF TEAM?
Bij de bespreking van de wijze waarop mensen met elkaar omgaan is het zinvol af te spreken over welke wijze van samenwerking het gaat.

Iedere vorm van samenwerking kent eigen karakteristieken van de onderlinge omgang. Het onderscheid tussen team en (werk)groep maakt dat duidelijk (tabel 7.1).

Tabel 7.1 Verschillen tussen groepen en teams (bron: Vroemen, 1995).	
afdeling/werkgroep	**(project)team**
– omvang is in principe niet beperkt – sturing geschiedt door een centrale leider – samenstelling vooral ingegeven door individuele kwaliteit en capaciteit – afdelingsdoel is vaak een deel van een geheel – individuele doel is belangrijker dan groeps-doel – bevoegdheden betreffen vooral het werkpro-ces – belonen en beoordelen op individuele basis – verbondenheid minimaal door locatie, maximaal door taakafhankelijkheid	– omvang is beperkt, zo tussen de vier en twintig mensen – gedeelde verantwoordelijkheid in het team – samenstelling ingegeven door een evenwichtige combinatie van kwaliteiten – teamtaak is doorgaans compleet en afgerond – gemeenschappelijke doelstelling heeft een meerwaarde – bevoegdheden kunnen ook staftaken betreffen – belonen en beoordelen ook van het team – verbondenheid minimaal door doelafhankelijk-heid, maximaal is er teamspirit

Bij samenwerken kan worden gedacht aan een aantal criteria:
– men gaat regelmatig en op een directe manier met elkaar om, dus zonder tussenkomst van anderen;
– men is zich van elkaar bewust en heeft het gevoel een groep te zijn (men heeft een gezamenlijke identiteit);
– het gedrag van de groepsleden wordt gereguleerd door normen die binnen de groep gelden;
– men heeft elkaar nodig om bepaalde doelen te bereiken.

Bij samenwerking in de mondzorg kunnen we, in de meest ruime omschrijving, denken aan een aantal tandartsen (al dan niet gespeci-aliseerd), assistenten met diverse kwalificaties, mondhygiënisten, tandtechnici en wellicht nog meer disciplines die in hun werk contact met elkaar hebben. Werken deze mensen met elkaar als een groep of als een team?
Neem als voorbeeld een kring tandartsen, laten we zeggen in de regio Zwolle, die goede afspraken heeft over de opvang van patiënten tijdens avonden, weekenden en vakantieperiodes. Is er dan sprake van 'het team tandartsen uit de regio Zwolle'? De tandartsen hebben een ge-zamenlijke doelstelling en daar zullen ze zich verantwoordelijk voor voelen. Frequent onderling contact zal er echter niet zijn en de belo-ning is ook niet voor het team. Als deze tandartsen ook nog in Iqual-groepen maandelijkse studieavonden houden, is er dan al meer sprake van een team? Dat komt al wat meer in de buurt als het leidt tot

afspraken over de wijze van zorgverlening. Maar men werkt nog
steeds apart. Of is er sprake van een team als men in geval van ziekte
van personeel onderling uitwisseling geregeld heeft? Misschien dat
sommigen nu zullen neigen te zeggen dat er dan al iets meer sprake is
van een team. Maar de meesten zullen toch eerder denken aan een
hecht samenwerkende groep tandartsen in de regio Zwolle. Er bestaan
wel afspraken, maar er is nog weinig onderlinge afhankelijkheid. In
het bereiken van de doelen vult men elkaar niet (inhoudelijk) aan. De
tandartsen hoeven elkaar dus ook maar op beperkte onderdelen aan te
spreken (op tijd de weekenddienst regelen, afspraken nakomen over
personeelsuitwisseling enz.). Ook zonder intensieve onderlinge communicatie zal de samenwerking wel lukken. En studieavonden zijn
altijd leerzaam, maar zonder afspraken over werkwijzen vrijblijvend.
Het wordt anders als men hierin elkaars kwaliteiten zou bespreken en
in de mondzorg naar elkaar zou verwijzen. Daardoor worden binnen
de samenwerking de leden in hun werk aanvullend ten opzichte van
elkaar.

Behoren tot een groep of een team heeft duidelijk gevolgen voor de
onderlinge relaties van de groeps- of teamleden. In het navolgende zal
op een aantal aspecten van die onderlinge relaties worden ingegaan.
Soms zullen algemene aspecten worden besproken waarin niet steeds
wordt aangegeven om welke wijze van samenwerking het gaat. Op
andere plaatsen zal worden aangegeven welke invloed de vormgeving
van de samenwerking heeft op de onderlinge relaties.

De mensen in de samenwerking

KERNKWALITEITEN
Het lijkt een open deur om vast te stellen dat samenwerken begint bij
de mensen die daarvan deel uitmaken. Botsende persoonlijkheden en
volstrekt verschillend gerichte mensen zullen onderling problemen
krijgen. Maar bescheiden, non-assertieve mensen zullen samenwerken soms ook lastig vinden. Alles is te leren en door open, goed
overleg kan veel worden bereikt, maar toch. Om nu voorafgaande aan
een samenwerking de persoonlijkheid van de deelnemers vast te stellen is niet eenvoudig. Wel kan op een pragmatische manier iets dergelijks worden bereikt. Namelijk door na te gaan hoe iemand zich
gedraagt. Dat kan door kernkwaliteiten van iemand vast te stellen. Dat
betreft hetgeen iemand karakteriseert. Het zijn kwaliteiten die herkenbaar zijn in alles wat diegene doet en uitstraalt. Ze zijn niet aan-
geleerd en niet 'uit te zetten'. Maar men kan wel proberen/leren eigen

kernkwaliteiten effectief te maken, als die kwaliteit tot minder wenselijk gedrag leidt.

Het begrip kernkwaliteit is vooral bekend van Daniel Ofman, die een goed toegankelijke vorm bedacht om kernkwaliteiten en de invloed op feitelijk gedrag vast te stellen. Hij gebruikt hiervoor het kernkwadrant. Linksboven staat de kernkwaliteit en in de andere drie hoeken minder wenselijke gevolgen als die kwaliteit minder effectief is: de valkuil als je kernkwaliteit doorschiet, de allergie/ergernis bij de ander als die een sterk tegenovergestelde kernkwaliteit toon, en de uitdaging, de kwaliteit waarmee de kernkwaliteit effectief gemaakt wordt en zowel de valkuil als de allergie minder sterk worden. Ieder kan zo'n kernkwadrant voor zichzelf invullen door degenen met wie hij werkt te bevragen.

Laten we als voorbeeld de tandarts-ondernemer nemen. Deze tandarts, die ervan houdt ook ondernemer te zijn in zijn beroep, wordt gekenmerkt door aan te pakken met energie, te besluiten zonder aarzeling, zijn team in de praktijk aan te sporen, enzovoort. De tandarts zal deze kernkwaliteit kunnen verhelderen en vaststellen door zijn omgeving (de anderen in de samenwerking) te bevragen (figuur 7.1). De kernkwaliteit is te benoemen als 'daadkracht'.

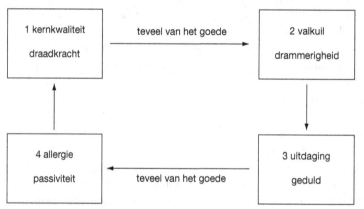

Figuur 7.1 *De kernkwadranten van Ofman ingevuld met een voorbeeld, dat in de tekst besproken wordt (naar: Ofman, 2002).*

De kernkwadranten kunnen op het punt van het energiek werken de valkuilen aangeven. De tandarts-ondernemer kan door de omgeving nogal eens ervaren worden als een drammer, wat de harmonie in het team niet ten goede komt (valkuil). Verder weet deze tandarts dat hij allergisch is voor het type dat altijd en overal begrip voor de ander heeft en niet kordaat beslist. Die eigenschappen verafschuwt hij en daarvan wil hij niets bij zichzelf terugzien (allergie). Liever een drammer dan te soft. Daarmee wordt zijn gedrag getypeerd (doordouwer of iets dergelijks). Hij zal echter moeten leren dat te kanaliseren, bijvoorbeeld door na te gaan of anderen hem in de daadkracht nog wel kunnen volgen. Wat meer geduld hebben dus. Dat is dan zijn uitdaging. Uiteraard kan een dergelijk kernkwadrant van ieder groepslid worden vastgesteld.

Een ander voorbeeld: stel een assistente is eigenlijk te lief en te weinig assertief ten opzichte van haar collega's (valkuil). Haar kernkwaliteit is dat ze een verzorgende instelling heeft en anderen de ruimte geeft. Ze is allergisch voor mensen die egoïstisch zijn en wil dit vooral zelf niet zijn. Haar uitdaging is dan om beter te leren grenzen te stellen.

Een boeiende exercitie, die voor de persoon in kwestie en voor elkaar duidelijk maakt wat voor vlees men in de kuip heeft. Het uitvoeren van zo'n analyse is erg zinvol. De typologie van samenwerking uit het vorige hoofdstuk heeft onder andere tot doel een handvat te verschaffen aan de (potentiële) individuele deelnemer om na te gaan of deelname effectief of gewenst is ('wil ik daar wel bijhoren'). Sommigen bezitten bijvoorbeeld niet of nauwelijks kernkwaliteiten om in een team met veel eigen verantwoordelijkheid te functioneren ('ik weet erg graag precies waar ik aan toe ben'). Anderen zullen vanuit hun kwaliteiten een strak georganiseerde samenwerkingspraktijk mijden. Je moet je kwaliteiten dan wel weten.

GROEPSROLLEN

Een andere manier om gedrag van individuen in samenwerking te analyseren is te kijken naar hun rollen in de groep. Rollen zijn verwachtingen die mensen hebben over gedrag dat iemand in een bepaalde positie moet vertonen. Dat wordt 'rolgedrag' genoemd, zoals de assistente die aan het eind van de dag de behandelunit reinigt. Als deze assistente wel het gepaste rolgedrag vertoont, maar zich daar niet mee verbonden voelt omdat ze bijvoorbeeld vindt dat de werkster dat zou moeten doen, heet dat roldistantie. Binnen een tandheelkundig team wordt een aantal rollen vervuld. Eén of meer teamleden vervullen een leidende positie, zoals praktijkmanager, senior tandarts of senior assistente en daarnaast vervullen anderen tal van ondersteunende rollen. Deze specialisatie van verantwoordelijkheden wordt roldifferentiatie genoemd.

De diverse rollen van de teamleden zijn te verdelen in een drietal categorieën rollen. Ten eerste zijn er taakgeoriënteerde rollen gericht op het halen van de doelstellingen van de groep, zoals het goed doen verlopen van behandelingen. Dan zijn er de relatiegeoriënteerde rollen gericht op het versterken van de onderlinge cohesie of iemands welzijn. Dat kan door het organiseren van sociale activiteiten als het personeelsreisje, maar ook door te zorgen voor regelmatige functioneringsgesprekken. Ten slotte zijn er rollen die vooral op zelfverwerkelijking georiënteerd zijn, bijvoorbeeld op eigen loopbaanontwikkeling door regelmatige bij- en nascholing. De teamleden vervullen meerdere van deze rollen tegelijkertijd, dus zowel de tandarts als de assistente is tegelijk bezig met taakgerichte, relatiegerichte en ontplooiingsgerichte invulling van zijn of haar teamrol.

Bij rolconflicten zijn er tegenstrijdige eisen of verwachtingen met betrekking tot de rollen, die iemand heeft of moet vertonen. Een rolconflict kan in elke tandartspraktijk ontstaan, het gaat om het gegeven dat men aan de ene kant zorg verleent en aan de andere kant probeert een winstgevende tandheelkundige organisatie te creëren. Zorg verlenen appelleert aan de idealistische instelling om 'om niet' de patiënt zo goed mogelijk te helpen, terwijl het runnen van een praktijk vereist dat er efficiënt en effectief met mensen en middelen wordt omgegaan. Een intern rolconflict ontstaat wanneer een praktijkmedewerker een tussenpositie inneemt in de organisatie en daardoor én aan de eisen van het praktijkmanagement moet voldoen én de ondergeschikten tevreden moet stellen. Dat kan bijvoorbeeld gelden voor de senior assistente, die functioneringsgesprekken houdt met de assistenten, maar wel zelf ondergeschikt is aan de praktijkeigenaren. Van een extern rolconflict is sprake wanneer iemand functies inneemt binnen twee organisaties met tegenstrijdige belangen. Dit kan zich voordoen als een tandarts op plaatselijk of zelfs landelijk niveau bestuurlijke verantwoordelijkheid draagt, die niet altijd in het belang van de eigen tandheelkundige praktijk hoeft te zijn. Rolambiguïteit, ten slotte, ontstaat wanneer iemand niet of onvoldoende informatie heeft om zijn rol goed te kunnen vervullen. Een goed voorbeeld is wanneer de assistente beslissingen moet nemen bij dringende patiëntenvragen op momenten dat de tandarts onbereikbaar is. Ze zal zich onzeker voelen over de juistheid van haar antwoorden, maar ook de patiënt niet met een kluitje in het riet willen sturen.

TEAMROLLEN

Tot slot zijn er nog de rollen die min of meer kernkwaliteiten en groepsrollen in zich verenigen. De verschillende deelnemers bepalen in gezamenlijkheid de werkwijze van de samenwerking op grond van de onderlinge relaties. Een manier om daarnaar te kijken is het analyseren van de rol die je in het team speelt in die onderlinge relaties. Er bestaan velerlei manieren om teamrollen te beschrijven. Een bekend voorbeeld hiervan zijn de rollen volgens het model van Belbin. Een ander voorbeeld van een typologie van medewerkers wordt beschreven door de bekende Nederlandse team- en coachingdeskundige Lingsma (zie tabel 7.2). Zij baseert zich vooral op de dimensies 'denken versus doen' en 'afhankelijk versus onafhankelijk'. De vraag die een samenwerkende groep zich moet stellen is in hoeverre men vraagt om actieve onafhankelijke mensen, of juist passieve onafhankelijke mensen, dan wel een van de andere combinaties.

Tabel 7.2 Enkele karakteristieke teamrollen (bron: Lingsma, 2005).	
rollen	beschrijving
schapen	– afhankelijk en passief – volgen de herder – je kunt ze alles opdragen en ze doen het, maar als je niets zegt doen ze niets
ja-knikkers	– afhankelijk en actief – harde werkers die zonder meer doen wat er van ze wordt gevraagd – nemen meer initiatief dan de schapen ('geef maar hier, dat doe ik wel') – staan niet stil bij de consequenties van hun inzet en behoeven dus de nodige externe controle
remmers	– onafhankelijk en passief – zeggen 'ja' maar doen 'nee' – kennen geen commitment aan de praktijkdoelstellingen, blijven beslissingen ter discussie stellen en creëren een informeel circuit – dwingen bij hun omgeving veel aandacht af
discipelen	– onafhankelijk en actief – effectieve medewerkers die verantwoordelijkheid nemen – staan achter de praktijkvisie en zien het als hun keuze – zijn positief kritisch meedenkend en gaan voor de beste optie – werken inspirerend op hun omgeving

Ieder groepslid zal elk van deze kenmerken in enigerlei mate bezitten, waarbij bepaalde kenmerken sterker aanwezig zijn. Binnen een samenwerking in de mondzorg worden idealiter alle kenmerken benut door ze evenwichtig aan te wenden. Groepsleden moeten vooral hun eigen sterke punten kunnen inbrengen en de bijdragen van anderen als aanvullend ervaren. Er zijn allerlei tests beschikbaar, ook op internet, waarmee iemand zijn eigen teamrol kan achterhalen.

Alle genoemde persoonlijke kenmerken en karakteristieken zullen in iedere vorm van samenwerking te herkennen zijn. Om te functioneren in een team, zoals beschreven in het vorige hoofdstuk, zijn niet do-

minant specifieke kenmerken nodig. Voor een goede samenwerking is
een mix van verschillende kenmerken in de goede verhouding noodzakelijk. Wat een goede verhouding is, is afhankelijk van de aard van
de samenwerking. Een 'echt' team is niet mogelijk als er één karak-
teristiek van de groepsleden dominant is, bijvoorbeeld 'schaapachtig'.
Voor andere vormen van samenwerking kan dat minder een bezwaar
zijn.

LEIDERSCHAP

Een van de meest in het oog springende teamrollen is die van de
leider. Waarom wil iemand leiding geven? Waarom zou in een grote
groepspraktijk een van de assistenten de taak op zich willen nemen
om de andere assistenten aan te sturen? Ze haalt zich daarmee immers
toch vooral een hoop extra zorgen op de hals en krijgt kritiek wanneer
dingen niet goed lopen? Volgens Thibaut en Kelley's ruiltheorie is er
een duidelijke motivatie om die leiderspositie in te nemen. Iemand
streeft leiderschap na als de waargenomen beloningen groter zijn dan
de kosten. Leiderschap kan tot de volgende beloningen leiden:
- voldoening door het besef een belangrijke bijdrage te hebben geleverd als de groepstaak met succes wordt verricht;
- genoegen scheppen in het leiding geven zelf;
- voldoening door afgeleide opbrengsten, zoals inkomen, status,
  aanzien.

Tegenover deze beloningen staan ook kosten, zoals inspanning, angst
om te falen, verantwoordelijkheid dragen. Omgekeerd zullen groepsleden in het algemeen bereid zijn zich te laten leiden als zij daar
positieve opbrengsten van verwachten. Voor de groep assistenten is
het voordeel van een leidinggevende assistente boven hen, dat zaken
zoals werkroosters beter geregeld zijn zonder dat ze er gezamenlijk
steeds over moeten overleggen. Ook is het duidelijk wie de knopen
doorhakt bij kleine dilemma's. Bij voldoende vertrouwen in de leidinggevende zal de groep assistenten erop rekenen dat hun belangen
in de grotere organisatie van de groepspraktijk bewaakt worden. Dat
alles kan een reden zijn om een leidinggevende boven hen goed te
accepteren. De belangrijkste beloningen zijn voor hen derhalve het
bereiken van doelen die zonder de assistente aan de leiding in het
geheel niet of met meer kosten zouden worden bereikt.

LEIDERSCHAPSROLLEN

De wijze waarop leiderschap wordt ingevuld is heel divers. Ook in de
samenwerking in de mondzorg is het leiderschap op diverse wijze

zichtbaar (zie hoofdstuk 6). Reeds in de jaren zeventig beschreef Mintzberg een aantal leiderschapsrollen, die heden ten dage nog steeds relevant zijn en goed inzicht geven in hoe aan leiderschap gestalte wordt gegeven (tabel 7.3).

Tabel 7.3 Enkele karakteristieke leiderschapsrollen (bron: Mintzberg, 1979).	
leiderschapsrollen	beschrijving
boegbeeld	de positie in het tandheelkundig team maakt dat deze leider een vertegenwoordigende taak heeft, zowel op zakelijke (congressen) als op meer persoonlijke gelegenheden (jubilea van medewerkers)
leider	de manager en eindverantwoordelijke van de praktijk, degene die sturing geeft
tussenpersoon	staat in een netwerk van contacten en is zowel intern als extern de verbindingsschakel
waarnemer	de informatieverzamelaar die weet wat er speelt bij de medewerkers, maar ook in de tandheelkunde in bredere zin
doorgever	de waarnemer, maar dan met een functie extra, namelijk dat hij ook de informatie vertaalt naar de eigen praktijkorganisatie
woordvoerder	verspreidt informatie, binnen en buiten de praktijk, en heeft een combinatie in zich van zowel het boegbeeld, als ook de waarnemer en de doorgever
ondernemer	zoekt naar kansen om de praktijk te versterken en te verbeteren
'trouble-shooter'	stort zich op tijdelijke ontregelingen en zorgt ervoor dat de praktijk zo goed mogelijk draaiende blijft
organisator	op beleidsniveau denkende leider, die langetermijnplanningen maakt en goed alle inzet van materiële en immateriële middelen afweegt
onderhandelaar	de personeelsmanager intern en de zakelijk vertegenwoordiger extern

De rollen zijn in de praktijk niet zwart-wit van elkaar te scheiden – iemand is niet 100% dit of 100% dat – maar kijkend naar hoe praktijkmanagers hun taak opvatten zullen bepaalde accenten zeker te herkennen zijn.

LEIDERSCHAPSSTIJLEN
Naast de hiervoor genoemde leiderschapsrollen worden ook algemenere karakteristieken gebruikt om leiderschap te analyseren of typeren: leiderschapsstijlen. Het blijkt dat binnen iedere leiderschapsrol twee algemene vormen (dimensies) van leiderschap zijn terug te vinden: taakgericht leiderschap en sociaal-emotioneel leiderschap (ook wel persoonsgericht leiderschap genoemd). Hoewel er onderzoekers zijn geweest die beweerden dat beide eigenschappen nooit binnen één

persoon verenigd zijn, is men tegenwoordig van mening dat dat wel regelmatig het geval is. Daarbij moet worden opgemerkt dat de beoordeling of een leider taakgericht dan wel persoonsgericht is, veelal gebaseerd is op de percepties van de teamleden en minder op objectieve observaties van gedrag.

Vaak wordt leiderschapsstijl op combinaties van deze twee dimensies ingedeeld. Hersey en Blanchard onderscheiden door verschillende combinaties van een hoge respectievelijk lage taakgerichtheid met een hoge respectievelijk lage persoonsgerichtheid vier basis leiderschapsstijlen. Deze stijlen zijn: delegerend, instruerend, overleggend en coachend (tabel 7.4). In hoofdstuk 6 worden op enigszins vergelijkbare wijze leiderschapsstijlen aangegeven. De verschillen zijn typerend voor de wetenschap op dit terrein; op grote lijnen bestaat er wel overeenstemming, op onderdelen is er echter verschil van inzicht.

Tabel 7.4 Model voor leiderschapsstijlen (naar: Hersey & Blanchard, 1993).		
	lage taakgerichtheid	hoge taakgerichtheid
hoge persoonsgerichtheid	overleggen	coachen
lage persoonsgerichtheid	delegeren	instrueren

Veel beschrijvingen over leiderschapsstijlen hebben als nadeel dat ze wel erg gebaseerd zijn op óf-óf-denken. In het 'Competing Values-model' van Quinn ligt de nadruk op én-én-denken. Een leider verenigt doorgaans verschillende stijlen in zich. In het model worden de dimensies 'extern – intern' en 'flexibiliteit – beheersing' op elkaar gelegd en zo ontstaan vier kwadranten (figuur 7.2).

Elk kwadrant is in tweeën verdeeld en zo ontstaan in het model acht leiderschapsstijlen, die iedere efficiënte praktijkmanager zou moeten kunnen vervullen. Afhankelijk van wat men in de samenwerking wil bereiken legt de praktijkmanager zijn of haar accenten. Volgens Quinn dient een leider niet te kiezen tussen tegengestelde stijlen als de organisatie dat vraagt. Hij dient de tegengestelde eisen (waarden/values) in evenwicht te brengen en zijn leiderschapsstijl daarop aan te passen. De opdracht aan de praktijkmanager is om die stijlen die hij of zij van nature het minst beheerst verder te ontwikkelen.

Een laatste belangrijk aspect van de leiderschapsstijl is de 'span of control'. Groepspraktijken verschillen in de mate waarin zij het de leider mogelijk maken controle en invloed uit te oefenen binnen de meest adequate leiderschapsstijl. Als een praktijk veel gelegenheid tot controle en invloed biedt, is dit voor de leider gunstig; hij kan erop

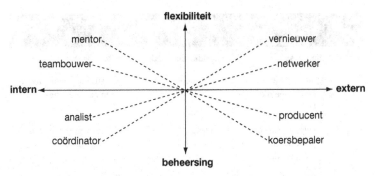

Figuur 7.2 *Competing values model van Quinn (naar: Quinn, 1988).*

rekenen dat hij de gewenste invloed uit kan oefenen. Dat zal het geval kunnen zijn wanneer er één duidelijke eigenaar van een relatief kleine praktijk is die elke dag aanwezig is. Soms is de span of control te groot. Bijvoorbeeld bij een grote praktijk of een praktijk verdeeld over meerdere locaties. Dan moet de leider zijn invloed indirect doen gelden (locatiemanagers) dan wel een sterk sturende leiderschapsstijl hanteren.

LEIDERSCHAP IN DE PRAKTIJK
Samenwerking kan verschillende vormen aannemen, zoals in het voorgaande hoofdstuk is aangegeven. Dat kan een definitieve vorm zijn, maar ook een tijdelijke, zoals bij de groei van een groep naar een team (zie verderop in dit hoofdstuk). Iedere vorm vraagt een andere vorm van leiderschap. Dat is te illustreren aan de stijl van leiding aan een individuele medewerker, afhankelijk van zijn/haar ontwikkelingsfase, ontworpen door Hersey en Blanchard (tabel 7.5).
Bij de ontwikkeling van een samenwerking zal leiderschap zich ook moeten aanpassen. Een team dat zich aan het ontwikkelen is, zal eerst uit individuen met weinig onderlinge binding bestaan. Dan wordt erg naar de leider gekeken voor sturing. Naarmate men elkaar beter leert kennen zullen onderlinge discussies ontstaan. Er zullen dan vaak eerst 'natuurlijke' groepjes ontstaan van gelijk gestemden: bijvoorbeeld de assistenten in een mondzorgpraktijk. Tussen groepjes kan wel wrijving ontstaan. Van de leider wordt nu sturing, maar vooral ondersteuning gevraagd om 'goede' ontwikkelingen, zoals eigen initiatieven, te laten groeien. Naarmate de coherentie in de groep groeit, wordt bijsturen en ondersteunen belangrijk om ten slotte uit te komen op een coachende stijl: stimuleren van de eigen kracht en vaardigheden van de groep en zijn leden.

Tabel 7.5	Leiderschapsstijl naar ontwikkelingsniveau van medewerkers (bron: Van den Dungen, 2001).	
ontwikkelingsfase	leiderschapsstijl	beschrijving
1	niet bekwaam, niet gemotiveerd of onzeker	instrueren	veel sturing, weinig ondersteuning, leider beslist
2	enigszins bekwaam, gemotiveerd, weinig zelfvertrouwen	bijsturen/ overtuigen	veel sturing, veel ondersteuning, de leider besluit na overleg
3	bekwaam, onzeker of niet gemotiveerd	overleggen/ samenwerken	weinig sturing, veel ondersteuning, leider ziet toe op besluiten of besluit samen
4	bekwaam, gemotiveerd, zelfvertrouwen	delegeren	weinig sturing, weinig ondersteuning, medewerker beslist

Een opvatting aangaande leiderschap van hechte teams is, dat geen leider nodig zou zijn. Het team zou zelfsturend kunnen functioneren en leden van het team zouden eventueel alternerend goed leiderschapstaken kunnen uitvoeren. In de realiteit van de tandheelkundige praktijk is dit echter weinig voorstelbaar en ook buiten de tandheelkunde zal deze invulling van teams slechts in bijzondere situaties opgeld doen. Sterk leiderschap zal in veel gevallen juist van groot belang zijn voor het functioneren van een team.

In een hecht tandheelkundig team zal de leider echter niet nadrukkelijk op grond van status of positie macht uitoefenen. De nadruk zal liggen op coaching en drie hoofdtaken:

1 zin geven: de teamleden motiveren, stimuleren, moed inspreken, enzovoort.
2 richten, zoals doelen van de praktijk aangeven, bijsturen en beoordelen wat goed of verkeerd gaat.
3 verbinden, zoals onderlinge communicatie bevorderen, individuele bijdragen een zinvolle plek binnen de praktijk geven.

In de organisatiepsychologie worden drie punten uitgelicht die beschouwd kunnen worden als dilemma's bij het uitoefenen van leiderschap binnen hechte teams.

1 De leider van de hecht functionerende groepspraktijk zal een evenwicht moeten vinden in zijn/haar persoonlijk functioneren. Enerzijds draagt hij of zij de eindverantwoordelijkheid voor de hele

praktijk. Anderzijds is hij/zij evenzeer een collega die inhoudelijk meewerkt om de tandheelkundige praktijk tot bloei te brengen. Leidinggeven is daarbij geen bevoorrechte positie, maar een van de taken die in een gezond functionerend team nodig zijn. De oplossing ligt in het functioneren als 'primus inter pares', de 'eerste onder de gelijken'.

2 Het is voor het mondzorgteam en de leider de kunst om een evenwicht te vinden tussen enerzijds de vrijheid die geboden wordt om zelfstandig te handelen en anderzijds binnen gestelde kaders te blijven. De vrijheid moet leiden tot creativiteit en het nemen van verantwoordelijkheid. De kaders zijn nodig om de doelen te bereiken met de beschikbare middelen. Wanneer de feitelijke praktijkleider weinig zichtbaar leiding geeft, bestaat het gevaar dat men stuurloos wordt en de doelen niet bereikt worden of tegen bijvoorbeeld te hoge kosten. Als de praktijkleider in die omstandigheden alsnog zijn of haar leiderschap profileert, is het risico groot dat dit niet geaccepteerd wordt. Indien een praktijkleider van het begin af aan sterk sturend functioneert, heeft dit een nadelige invloed op de zelfstandigheid en betrokkenheid van de medewerkers. Complicerend in dit dilemma is dat praktijkmedewerkers de leider kunnen 'verleiden' om meer sturend op te treden, omdat voor sommigen het zelf medeverantwoordelijkheid dragen ook als benauwend kan worden ervaren.

3 Een teamleider staat voor de lastige taak om voortdurend een afweging te maken tussen het belang van de groepspraktijk als geheel en dat van de individuele collega. Individuele prestaties van medewerkers en de doelstelling van de groepspraktijk dienen goed op elkaar afgestemd te zijn. Bij conflicten tussen de collega's of bij een individuele collega die wat uit het spoor van de praktijkdoelstelling raakt, moet de praktijkleider bemiddelen en beslissen. De praktijkleider staat daarbij voor diverse valkuilen. Zo kan hij of zij makkelijk de medewerkers tegen zich krijgen bij een niet populaire beslissing en daarmee hun vertrouwen verliezen. Door iemand als een goed voorbeeld te prijzen, kan gemakkelijk het gevoel ontstaan bij de andere medewerkers dat zij tegen elkaar uitgespeeld worden. In al dergelijke gevallen wordt de gezamenlijkheid van het tandheelkundig team, en daarmee een van de basisvoorwaarden voor goed functioneren, ondergraven. De taak van de praktijkleider is eerst en vooral om iedere individuele collega in de richting van het gezamenlijk belang bij te sturen. In het ideale geval zal het team dan de individuele belangen ook honoreren.

TEAMCOACHING

Een bijzondere rol in een team is die van de coach. Doorgaans zal dat
de leider zijn, maar het komt voor dat een coach van buiten wordt
gevraagd. Dat kan voor het oplossen van problemen of voor specifieke
taken. In hoofdstuk 10 wordt beschreven dat een coach wordt 'inge-
huurd' bij contractbesprekingen van de maten uit een maatschap. De
oorspronkelijke betekenis van het Engelse 'to coach' is afgeleid van de
paardenkoets, de 'coach'. 'To coach' is dan iemand met de koets naar
een bestemming brengen, dus de koets mennen. In de visie van
Lingsma gaat het bij het coachen om de aanwezigheid van drie
eigenschappen bij degene die de koets bestuurt: leiderschap, manager
zijn en kunnen coachen. Op dat laatste aspect gaan we wat dieper in.
De coach richt zich op en bevordert de ontwikkeling van het team.
Niet alleen gaat het om resultaten, ook het ervaren van zingeving door
de teamleden tijdens het arbeidsproces is van belang voor de coach.
De coach is soms personal coach als hij zich richt op iemands professionele en persoonlijke ontwikkeling. Soms is hij teamcoach als het
gaat om samenwerking, afstemming, klantgerichtheid en zo al meer.

Een tandheelkundig team dat functioneert is als een organisme; het
kent stadia van ontwikkeling en groei, zoals hiervoor beschreven. Elk
stadium vergt weer andere specifieke kwaliteiten van de leden op het
gebied van aanpassing aan de organisatie en wat betreft de communicatie. De neiging van een bestaande groep is doorgaans om alles bij
het oude te laten. Vernieuwing is vreemd en daardoor bedreigend.
Weerstand van een team tegen veranderingen is geen teken van onwil,
maar een vrij natuurlijke reactie. Wanneer de samenstelling van een
team verandert, of taken zich wijzigen, is men geneigd te blijven bij de
oude interactiepatronen.
Een teamcoach dient zich er met name op te richten dat de teamge-
noten kunnen ervaren dat zij zich in een nieuwe fase bevinden. De
coach zal ervoor zorgen dat men samen nieuwe ervaringen opdoet en
daarbij zicht geven op welke wijze de communicatie verloopt. Hij zal
ieder teamlid voorhouden hoe de verantwoordelijkheden in de nieuwe
situatie liggen en hoe deze uit de verf komen. Deze acties zijn erop
gericht de teamleden dit op een open en waardevolle manier te laten
ervaren. Het doel is ieder teamlid te laten beseffen dat men beter
wordt van de nieuwe situatie. Een coach stimuleert het teamlid tot
zelfanalyse; ideeën en inzichten over eventuele verandering in manier
van (samen)werken kunnen best uit het teamlid zelf ontspruiten en
hoeven niet van buitenaf te worden aangegeven. De coach heeft daarbij een handvol heldere aanknopingspunten om te gebruiken bij ob-

servaties. De coach registreert welk gedrag de teamleden laten zien, hoe ze op elkaar reageren (en op de coach). Bovendien haalt de coach boven water wat het gewenste gedrag in gegeven situaties moet zijn.

De coach benadert het tandheelkundig team met als uitgangspunt dat het geheel meer is dan de som der delen. Het is als een organisme een totaal en niet een verzameling losse stukjes. Een veelvoorkomend probleem is dat de leden als los zand aan elkaar hangen; het geheel is dan zeker niet meer dan de som der delen. Bij een team dat opereert als collectief is het geheel essentieel. Tegelijk kunnen de individuele kwaliteiten daarbij volop tot hun recht komen, waardoor er iets ontstaat dat de som der individuen overstijgt: de 'teamspirit'. Bij een hecht team is voor buitenstaanders duidelijk wie er bijhoren, men treedt naar buiten als een eenheid. Als één of meer leden van een team een probleem vormen, is dit het probleem van het hele team. Bij het benaderen van probleemgevallen in een team, zal een coach zich richten op de onderlinge beïnvloeding. Daarbij heeft hij zowel oog voor het verleden, voor wat men ziet als aanleiding voor de situatie, als voor de invloed die het op het heden heeft.

De onderlinge processen tussen de mensen die samenwerken

GROEPSCOHESIE
Een belangrijk kenmerk van een tandheelkundig team is de groepscohesie. Dat is het meer of minder sterke krachtenveld, waardoor groepsleden bij elkaar blijven. Er zijn vrij veel verschillende factoren die van invloed zijn op het ontstaan of juist op het ontbreken van groepscohesie (tabel 7.6).
Voor samenwerking in de mondzorg is groepscohesie van groot belang. De mate van groepscohesie zal mede bepalen of de samenwerking de vorm van een groep of van een team heeft. Om te kunnen spreken van een team is een behoorlijke mate van groepscohesie dus een voorwaarde. Bij een sterke groepscohesie zijn de leden langer geneigd deel uit te maken van het team. De groep en haar normen en doelstellingen oefenen een sterke invloed uit op de individuele leden. Verder is er meer bereidheid tot participatie in de groepsdynamiek, bijvoorbeeld intensievere communicatie. De leden zijn meer loyaal aan de groep en ervaren daarmee ook meer individuele satisfactie. Omgekeerd zijn de consequenties van een lage groepscohesie dat er makkelijk absenteïsme en opzeggen van de baan voorkomt. Groepsleden kunnen eigen autonome belangen vóór het groepsbelang stel-

Tabel 7.6 Factoren van invloed op de groepscohesie.	
homogeniteit	naarmate men meer gemeenschappelijke achtergronden of eigenschappen deelt zal de cohesie toenemen
volwassenheid	naarmate de groep langer bestaat en een gezamenlijke geschiedenis opgebouwd heeft zal de cohesie toenemen
groepsgrootte	kleinere groepen ontwikkelen sneller cohesie dan grotere groepen
frequentie van interactie	naarmate er in een groep meer en frequenter mogelijkheden tot interactie bestaan zal de cohesie toenemen
heldere doelstelling	naarmate de doelstelling van de groep – de gezamenlijke missie – duidelijker is zal de cohesie toenemen
concurrentie of externe dreiging	wanneer externe omstandigheden bedreigend zijn of wanneer er sprake is van concurrentie zal dit de cohesie bevorderen
succes	het ervaren van gezamenlijk succes creëert trots op de eigen groep en dus cohesie

len. Minder groepscohesie leidt tot minder groepsdynamiek en dus ook minder communicatie. Men isoleert zich eerder van de andere groepsleden en men ervaart minder satisfactie. Het gevolg daarvan zal zijn, dat meer regels en procedures nodig zijn om toch de doelen van de groep te halen.

Een sterke groepscohesie heeft ook risico's. Als een team een sterke mate van saamhorigheid heeft en een behoorlijk gevoel van geloof in eigen kunnen, zal een individueel teamlid een afwijkende mening niet snel naar voren brengen. Vanuit het team ontstaat omgekeerd ook druk tot conformiteit aan de teamoplossing. Er is dan weinig openheid voor andere meningen, zowel van binnen als buiten de groep. In sommige gevallen leidt dit tot catastrofaal slechte beslissingen. Dit fenomeen staat in de sociale psychologie bekend als 'groupthink'.

PRESTEREN IN TEAMS

In het voorgaande hoofdstuk is al gewezen op de relatie tussen de werkwijze van een samenwerking en de prestaties (figuur 6.2). De verschillen in prestaties kunnen op grond van het volgende worden verklaard. In veel gevallen zal men de ervaring herkennen dat de aanwezigheid van anderen bij het uitvoeren van een taak leidt tot grotere prestaties, dan wanneer men alleen voor de taak had gestaan. Denk aan een sporter die in vol stadion tot grotere prestaties gedreven wordt dan op het lege trainingsveld. Dit verschijnsel wordt *sociale facilitatie* genoemd. Het blijkt dat sociale facilitatie optreedt als mensen taken moeten uitvoeren waarmee ze al goed vertrouwd zijn, waarmee ze al ervaring hebben opgedaan of wanneer het gaat om relatief een-voudige taken. Omgekeerd treedt *sociale inhibitie* op wanneer mensen in aanwezigheid van anderen iets nieuws moeten doen, wanneer ze met de taak nog geen ervaring hebben of bij een betrekkelijk moeilijke taak. Mensen presteren dan juist minder goed. De vertaling van dit gegeven binnen de mondzorg zou wellicht zichtbaar kunnen zijn bij het behandelteam in een orthodontische groepspraktijk, waarbij er meerdere stoelen in een behandelruimte staan. De aanwezigheid van collega's zal bij controles weinig afbreuk doen aan de kwaliteit van het geleverde werk. Of de kwaliteit van de controles door de aanwezigheid van anderen toeneemt is moeilijk te zeggen. Het bespreken van de mondhygiëne en het geven van instructie kan wel aan kwaliteit winnen als anderen 'meeluisteren'. Het voor het eerst aanbrengen van een nieuw type orthodontische apparatuur zal iemand ertoe kunnen brengen apart te werken. De aanwezigheid van anderen kan echter hier ook stimulerend zijn. Belangrijk aan deze facilitatie- of inhibitie-processen is het gegeven dat de anderen geen neutrale rol vervullen, maar dat men zich door de anderen bekeken, beoordeeld maar ook gestimuleerd kan voelen.

Hoewel de aanwezigheid van anderen bij (eenvoudige) taken door-gaans stimulerend werkt, kan er ook een negatief verschijnsel optre-den. Soms is de totale uitkomst minder dan de som van ieders indi-viduele potentie. Hierbij moet men denken aan teamleden die zoge-zegd 'hun snor drukken' (in het Engels 'social loafing'). Maar het kan ook zijn dat iemands bijdrage aan een gezamenlijke doelstelling niet zo goed kan worden geïdentificeerd te midden van de inspanning van anderen. De motivatie om te presteren is dan minder. In een team waarin men zich ook verantwoordelijke voelt voor elkaars persoonlijke groei wordt de grootste prestatie geleverd. De prestatie van een groep kan ook achterblijven als sprake is van diffusie van verantwoordelijk-heid. De verantwoordelijkheid voor een resultaat wordt als het ware verdeeld over het hele team en daarmee wordt de individuele verant-woordelijkheid voor elk teamlid kleiner. Dit risico bestaat enigszins als een tandheelkundige praktijk gebruik maakt van erg veel partti-mers die één of twee dagen in de week meewerken. In deze situatie is de onderlinge communicatie op zich al moeilijk goed af te stemmen, wat een voorwaarde voor een hecht team is, maar ook bestaat het risico dat iemand zijn of haar eigen bijdrage aan de gezamenlijke doelstelling wat te makkelijk onderschat. Dat kan mogelijk worden opgelost door middel van communicatie via ICT (hoofdstuk 9).

MOTIVEREN

Centraal bij het bespreken van motivatie in een tandheelkundig team staat het onderscheid tussen intrinsieke en extrinsieke motivatie. Het zijn beide factoren die het gedrag van de medewerkers in een groepspraktijk sturen. Men spreekt van intrinsieke motivatie als de inhoud van een activiteit, bijvoorbeeld het werk, bepalend is. Als het niet om de inhoud gaat, maar de activiteit bovenal een middel is om iets anders te bereiken (beloning) spreken we van extrinsieke motivatie.

Om zicht te krijgen op (iemands) motivatie kunnen we uitgaan van drie afwegingen:

1 In welke mate zal het gedrag leiden tot gewenste uitkomsten.
2 In welke mate zullen de uitkomsten worden opgemerkt en beloond.
3 Hoe waardevol is die beloning voor de persoon.

Om bij het laatste punt stil te staan – de afweging hoe waardevol een zekere beloning is – is het goed te beseffen dat de evaluatie van dit belang per persoon en per situatie verschillend is. De teamleden in een praktijk kunnen allerlei vormen van persoonlijk belang ervaren: het krijgen van waardering of complimenten, meer grip krijgen op een situatie, tevredenheid teweegbrengen bij de collega's of patiënten, materiële beloning, meer plezier in het werk of betere samenwerking met collega's.

Bovenstaande beweegredenen (let op het woord: redenen voor iemand om in beweging te komen!) kunnen ook samengebracht worden in een drietal sociale basisbehoeften:

1 Erbij horen. Als mens hebben we behoefte aan sociale relaties; een plaats in een herkenbare groep geeft ons geborgenheid, erkenning en bevestiging. Hoe vaak komt het niet voor – ook in de mondzorg – dat iemand in het feitelijke werk weinig uitdaging ervaart, maar geniet van de fijne collega's en patiëntencontacten.

2 Zich onderscheiden. Het motiveert als goed functioneren of een prestatie worden opgemerkt. De omgeving speelt hierbij een belangrijke rol: wordt creativiteit opgemerkt en beloond, dan stimuleert dit tot meer. In dit kader geldt ook: fouten die tot leerpunten worden gemaakt. Als fouten snel worden bestraft zullen de groepsleden defensief gedrag vertonen, verantwoordelijkheden mijden en zich onzichtbaar opstellen.

3 Grip hebben. Als teamleden verantwoordelijk worden gehouden voor resultaten waarop zij geen invloed kunnen uitoefenen, leidt dit onherroepelijk tot frustratie. Het gevolg is dat men bij de pakken gaat neerzitten en steeds minder verantwoordelijkheid neemt, hetgeen in de psychologie wordt aangeduid met aangeleerde hulpeloosheid. Stress, depressie of burnout worden in belangrijke mate bepaald door het gevoel geen controle te kunnen uitoefenen.

Uiteraard zijn er individuele verschillen in de mate waarin teamleden in een praktijk bovenstaande drie facetten als een motiverende beweegreden ervaren. Het belang voor een tandheelkundig team ligt erin dat juist die facetten voor een teamlid uit de verf komen die voor diegene belangrijk zijn.

TEAMCONFLICT

Een van de lastigste aspecten van samenwerking in plaats van alleen een praktijk voeren, is gelegen in het feit dat conflicten kunnen optreden. Van een conflict spreken we als er een botsing is van belangen of meningen. Betrokkenen zijn in een positie waarbij elkaars belangen (of opvattingen) onverenigbaar lijken. Bij conflicten denken we uiteraard in de eerste plaats aan onwenselijke toestanden die we liever zouden voorkómen. Zo zijn conflicten in een groep de oorzaak van diverse negatieve effecten: verspilde tijd, ongewenst verloop, slechte beslissingen, verminderde motivatie, ziekte (werkstress en burnout) en verzuim, enzovoort. Echter, onder de juiste voorwaarden kunnen conflicten in een groep ook tot positieve uitkomsten leiden: vergroting van onderling begrip en respect, toename van sociale cohesie, betere groepsbeslissingen en meer creativiteit. Met name in een 'echt' team zal dat laatste gebeuren.
In de ontwikkeling van een groep zijn conflicten onvermijdelijk. Ze zijn onderdeel van het groeiproces en dragen, mits goed gehanteerd, bij aan een goede ontwikkeling.
In de literatuur wordt een vijftal stijlen van conflicthantering aangegeven. Deze methoden zijn gestoeld op de mate waarin iemand de eigen belangen nastreeft versus de mate waarin rekening wordt gehouden met een ander. Door verschillende combinaties van de mate van beide benaderingen, ontstaat een reeks van stijlen van conflicthantering die ieder voor- en nadelen hebben (figuur 7.3).

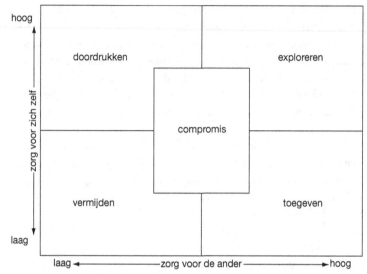

Figuur 7.3 *Methoden van conflicthantering (bron: Vroemen, 1995)*

1 *Doordrukken.* De medewerker die doordrukt of forceert streeft vooral de eigen belangen na, ook als dat de belangen van de ander schaadt. Op grond van (machts)positie kan dit soms gerechtigd zijn. Kenmerkend bij deze stijl is het gebrek aan nuances, geen aandacht voor sfeer en het stug blijven vasthouden aan de eigen opvatting. Deze stijl kan echter gewenst zijn als er bijvoorbeeld sprake is van een noodsituatie, impopulaire maatregelen moeten worden genomen, of alle andere pogingen hebben gefaald.

2 *Toegeven.* Wie toegeeft heeft moeite met verstoring van de lieve vrede en ontwijkt de machtsstrijd. Het belang van de ander komt meer uit de verf dan het eigen belang, ook als men niet overtuigd is van andermans gelijk. Deze stijl kan effectief zijn als bij voorbeeld het onderwerp voor de ander heel belangrijk is, het bewaren van harmonie voorop dient te staan, of als hiermee een gebaar van welwillendheid gemaakt kan worden teneinde iets anders op te lossen.

3 *Vermijden.* Wie vermijdt stelt moeilijke situaties liever uit, zal zich voorhouden dat het allemaal niet zo'n vaart loopt, ontloopt of ontkent het conflict en begint niet aan iets zonder behoorlijke kans van slagen. Deze stijl kan effectief zijn als het, bijvoorbeeld, gaat om een onbelangrijke kwestie, de schade van het conflict aangaan groter is dan welke oplossing er ook uit voort zou komen, of als de gemoederen eerst eens wat tot rust moeten komen.

4 *Compromis zoeken.* Hierbij zoekt men een situatie waarbij eenieder iets toegeeft, dat als acceptabel voelt. Het uitgangspunt is dat de waarheid ergens in het midden ligt. Dit kan effectief zijn als er, bijvoorbeeld, tijdelijke oplossingen voor omvangrijkere problemen moeten worden gezocht, er weinig tijd is, of beide partijen vastzitten aan elkaar uitsluitende belangen.

5 *Exploreren.* Hierbij wordt gezocht naar gemeenschappelijke belangen en oplossingen die in de al vastgestelde tegenstellingen tegemoet kunnen komen. Men neemt de moeite om de positie van de ander te leren kennen. Situaties waarin exploreren van nut kan zijn, zijn te vinden als, bijvoorbeeld, de belangen van beide partijen zo belangrijk zijn dat een compromis nooit een afdoende oplossing zou bieden, er in de onderlinge relatiesfeer veel hersteld moet worden, of dat het belang van de acceptatie van welke oplossing dan ook zo groot is dat hiervoor ruim de tijd moet worden genomen.

COMMUNICATIE

Hoewel groepscommunicatie slechts zijdelings in dit hoofdstuk beschreven wordt omdat de onderliggende intermenselijke en organisatorische processen vooropstaan, kan het laatste niet goed plaatsvinden zonder het eerste. Zeker in de context van het voorkómen en constructief overwinnen van teamconflicten, speelt communicatie een allesbepalende rol. Daarbij baseren we ons graag op het werk van Watzlawick en noemen we in de eerste plaats vijf van zijn uitgangspunten, ook wel axioma's genaamd.

1 Je kunt je niet 'niet-gedragen'. Je bent altijd bezig een boodschap over te brengen. Ook als je afwezig bent, je hoofd in de paperassen stopt of niet-luisterend naar buiten staart, druk je hiermee een boodschap uit die de ander, patiënt of medewerker, zal interpreteren.

2 Beïnvloeding gebeurt met woorden, maar vooral ook zonder woorden. Stem en houding (paralinguale en non-verbale aspecten) bepalen de interpretatie van de boodschap. In een team is het van het grootste belang op de onderlinge non-verbale communicatie te letten.

3 Wat de een als waarheid ziet, hoeft de ander niet zo te ervaren. De betekenis die iemand aan een situatie geeft, wordt bepaald door het referentiekader, dus eerdere ervaringen en interpretaties. Die verschillen enorm tussen mensen. Een coach dient voortdurend te checken of de gedachtevorming door allen gedeeld wordt en of men op hetzelfde spoor zit (vinden jullie dat ook zo?).

4 Aan woorden zit niet alleen een inhoud, maar ook een betekenis. Voor een deel bepaald door non-verbale en paralinguale aspecten drukt

elke boodschap een appel uit op de ander. Dit is het betrekkings-
niveau van de boodschap. Het drukt uit hoe je tegenover bijvoorbeeld
je assistente staat, hoe je haar ervaart of wat je van haar verwacht.
5 We bepalen voortdurend wie het voor het zeggen heeft. Er is een
voortgaande afstemming over wie 'up' is en wie 'down', over wie de
leiding heeft en wie geacht wordt zich volgend op te stellen. In een
team is een patroon te ontdekken over wie op wie reageert en wie
genegeerd wordt, wie er beslist, wie de beslissing negeert of daar-
tegen protesteert. Zelfs met een formeel aangestelde leider is het
niet vanzelfsprekend dat het bijpassende 'up'- en 'down'-gedrag
door de medewerkers vertoond wordt.

Alleen al op grond van deze vijf 'axioma's' kan worden gezegd dat
communicatie ingewikkeld is. Het is daarom van belang, zeker in een
groep, om patronen in de communicatie te ontdekken. Eén van de
manieren uit de literatuur om dat te doen wordt vertegenwoordigd
door de Cirkel of Roos van Leary (figuur 7.4). De Amerikaanse psycholoog Leary heeft zich veel beziggehouden met de relatiewens in
communicatie. Bij de relatiewens gaat het in feite om twee vragen:
1 Wie is de baas? (Wie zit boven en wie zit onder?)
2 Doen we het met elkaar of tegen elkaar? (Samen of tegen?)

Deze twee dimensies kunnen uitgezet worden in een tweedimensio-
nale figuur, met een horizontale en een verticale as.
Op grond van de plaats in de cirkel kan iedere vorm van communicatie
geanalyseerd worden naar de mate waarin deze twee aspecten van de
relatie tussen de communicerende personen aanwezig zijn. Het geheel
laat zich aflezen als een windroos waarbij acht typen van communicatie kunnen worden onderscheiden (tabel 7.7).
De Roos van Leary is belangrijk in voorkómen en te boven komen van
teamconflicten. De meeste conflicten tussen groepsleden gaan helemaal niet over de inhoud van hun communicatie maar over de relatiewens. Met andere woorden, een ruzie ontstaat als de relatiewensen
van twee collega's in een team niet overeenkomen. Dat heeft veel met
macht te maken. Bijvoorbeeld: de ene assistente roept naar de ander:
'Stil even!'; een duidelijke Boven en Tegen (BT), autoritaire relatiewens. De andere assistente accepteert die relatiewens niet en zegt:
'Kun je dat niet vriendelijker vragen?' De ruzie is begonnen.
Toepassing van de Roos van Leary kan leiden tot begrip waarom men
zich soms zo overdonderd voelt. Veel mensen hebben de neiging in te
binden als ze overschreeuwd worden. In de theorie achter de Roos van
Leary wordt aangegeven dat een bepaald soort gedrag vrij specifieke

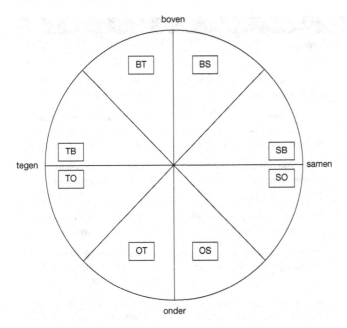

Figuur 7.4 *De Roos van Leary (bron: Vroemen, 1995).*

reacties oproept. Bijvoorbeeld dat je 'Onder' gaat zitten als de ander zich 'Boven' gedraagt. Het omgekeerde gaat ook op: als de ene assistente zich teruggetrokken of afhankelijk gedraagt ('Onder'-gedrag), gaat de ander bijna vanzelf autoritair of leidend gedrag vertonen. Het vorige punt maakt het misschien al duidelijk: volgens de theorie achter de Roos van Leary kan men de ander enigszins beïnvloeden. Gedraagt de ene tandarts zich 'Onder', dan gaat de ander bijna vanzelf naar 'Boven'. Gaat deze tandarts echter 'Boven' zitten, dan moet de ander naar 'Beneden'. Maar het aardige is dat volgens de theorie op de dimensie Tegen en Samen er geen tegenstelling ontstaat: als de ene tandarts zich 'Samen' gedraagt, dan gaat de ander zich ook 'Samen' gedragen. Als hij zich 'Tegen' gedraagt, doet de ander dat ook.

De relatie met de samenwerking

Hier en daar is al gesuggereerd dat de aard van mensen, de rollen die ze vervullen, het leiderschap en de conflicthantering invloed hebben op de samenwerking en met name de werkwijze. Hieronder volgt enige uitwerking hiervan.

Tabel 7.7 De kenmerken van acht communicatiestijlen in groepen op grond van de roos van Leary.		
plaats in de Roos van Leary	verbaal	non-verbaal
Boven en Samen (BS), leidend	raad geven, beïnvloeden, overtuigen, regelen, voordoen	energiek, vooruitzitten, luide stem, in de rede vallen
Samen en Boven (SB), helpend	moed inspreken, troosten, diensten bewijzen, samenwerken, compromissen zoeken, begrip tonen	vriendelijk kijken, veel oogcontact zoeken, aanraken, veel lachen
Samen en Onder (SO), meegaand	instemmen, gelijk geven, vleien, bewonderen, goedpraten, respect voor leiders	beleefd, veel glimlachen, ja-knikken, gedienstig zijn
Onder en Samen (OS), afhankelijk	raad vragen, moeilijkheden voorleggen, goedkeuring vragen	zacht spreken, ineengedoken, zuchten, huilen, wegkijken
Onder en Tegen (OT), teruggetrokken	zelfverwijten, jezelf afbreken, klagen zeuren, bijna niets zeggen	wegkijken, ineengedoken, triest kijken, snikken, in een hoekje gaan zitten, star
Tegen en Onder (TO), wantrouwend	kritische vragen, ongeloof, cynisch doen, wrokkig, conflict uitlokken, de ander afwijzen, boos maken	vinnig boos gezicht, bokkig, nee schudden als de ander spreekt
Tegen en Boven (TB), agressief	afstraffen, bedreigen, bang maken, uitlachen, kleineren, uitschelden	luid praten, schreeuwen, slaan, dreigend kijken, vuisten ballen
Boven en Tegen (BT), autoritair	bevelen, anderen negeren, kritiek geven, andere leiders afkraken, scherpe opmerkingen	uit de hoogte doen, neus ophalen, kin in de lucht, strakke gebaren, strenge gezichtsuitdrukking

TEAMONTWIKKELING

Als een groepspraktijk de deuren opent en patiënten welkom zijn voor behandeling, staat er natuurlijk nog niet direct een succesvol 'echt' tandheelkundig team. De Amerikaanse organisatiepsycholoog Tuckman beschreef ooit vier stadia van teamontwikkeling, welke nog altijd opgeld doen. Vrijwel alle auteurs op het gebied van groeps- en teamwerk komen tot deze stadia, zij het met verschillende benamingen (zie ook figuur 6.2). Om succes te halen, zo was Tuckman's overtuiging, moet elk team door vier stadia heen. De vier stadia zijn:

1 vorm
2 storm
3 norm
4 'perform' (lees: prestatie).

Bij *vorm* leert de groep met elkaar om te gaan en ligt de nadruk nog niet op het resultaat. Ieder lid, of die nu mondhygiënist is of leidinggevend tandarts, verkent de groep: men is meer een verzameling individuen. Bij *storm* komt de groep onder spanning te staan omdat men de voorwaarden voor samenwerking verkent, waarbij de een stuit op de grenzen van de ander. Er ontstaat wrijving, de onderlinge verhoudingen en opvattingen komen ter discussie. Het kan bijvoorbeeld blijken dat een parttime werkende assistente onder geen beding flexibel wil zijn als het om haar werkdagen gaat, ook niet als een dringend appel op haar wordt gedaan. Bij *norm* is het team zo ver dat de groepsrollen zijn geaccepteerd en er ruimte komt voor ontwikkeling. De verschillen worden overbrugd en geaccepteerd en er ontstaan groepsnormen en uitgangspunten. Men voelt zich deel van het 'eigen' team en doet er alles aan dit vast te houden. Een gevoel van gezamenlijkheid ontstaat. Bij het stadium van *perform* (prestatie), ten slotte, is het optimale niveau bereikt. Het tandheelkundig team presteert optimaal, zowel in kwaliteit als kwantiteit van de uitkomsten van het werk, als in ieders individuele ontwikkeling, het gebruik van middelen en de onderlinge verhoudingen. Men presteert gezamenlijk of faalt gezamenlijk, men voelt zich wederzijds afhankelijk en ondersteunt elkaar.

Volgens Tuckman kan geen team van het stadium van vorm tot resultaat komen zonder ook de storm- en normfase te hebben doorgemaakt. Soms gaan deze stappen vrij voorspoedig en komt men snel tot de resultaatfase. Dan is er een ideale mix van karakters en rolopvattingen bij elkaar gezet. Zonder strijd en aanpassing gaat het echter nooit.
Bovendien, en dat is een belangrijk aspect, de resultaatfase is nooit een eindfase. Door omstandigheden belandt een team onvermijdelijk weer in de vormfase, bijvoorbeeld bij weggaan van een vertrouwde assistente en/of de komst van een nieuwe. Of er komt bijvoorbeeld een gespecialiseerde tandarts bij het team met eigen werkwijze. Dan is er opnieuw een stormfase en wordt er een nieuwe norm gezet, of wordt de oude norm opnieuw vastgesteld. Het gevolg is dat het resultaat van het team mogelijk tijdelijk onder deze ontwikkeling lijdt. Deze cyclus doet zich niet alleen voor bij de komst of het weggaan van teamleden, het is ook zichtbaar bij andere organisatorische veranderingen. Stel dat een praktijk met nieuwe materialen gaat werken of dat er nieuwe software voor de patiëntenadministratie gebruikt gaat worden. Al deze zaken kunnen aanvankelijk niet als vooruitgang ervaren worden. Komend van een resultaatstadium belandt het team toch eerst weer in de

vormfase en moeten ook de storm- en normfase doorlopen worden. In die fasen is het resultaat nooit optimaal, dat gebeurt pas weer in de resultaatfase. Als de ingrepen zinvol zijn geweest, zal het algehele niveau van uitkomsten bij de resultaatfase echter wel hoger of beter zijn dan in een eerdere resultaatfase was behaald.

JUNIOR EN SENIOR TEAMFASES

Groei en ontwikkeling van een tandheelkundig team kan ook in junior- en seniortermen worden beschreven. De leden van een juniorteam dragen nog niet gezamenlijk de verantwoordelijkheid voor de afstemming, samenwerking en het resultaat van het team. De praktijkmanager of senior tandarts houdt het geheel in de gaten. Een juniorteam is eigenlijk nog geen team. De leden van een seniorteam daarentegen, nemen verantwoordelijkheid voor interactie, sfeer, werkproces en resultaat. Ze zijn in dialoog met de praktijkmanager en dragen met recht de naam team. Het onderscheid tussen een junior- en een seniorteam wordt primair bepaald door het gegeven of de medewerkers verantwoordelijkheid nemen voor de eigen bijdrage aan het geheel, of dat men afwachtend de leidinggevende (tandarts of praktijkmanager) verantwoordelijk houdt.

De reden waarom een tandheelkundig team in de juniorfase blijft, kan gelegen zijn in het feit dat de praktijkmanager (of senior tandarts) passiviteit creëert. Als deze persoon alleen maar instructies of oplossingen geeft houdt hij de medewerkers klein. Hoe charismatisch en bevlogen een leidinggevende ook kan zijn, de valkuil om de teamleden niet te laten nadenken over situaties moet hij (of zij) zeker in het oog houden. Omgekeerd, als de teamleden zich niet actief meedenkend opstellen verleiden ze de leidinggevende tot dergelijk gedrag.

Beide besproken modellen van teamontwikkeling passen goed op het model van de teamprestatiecurve, zoals beschreven in hoofdstuk 6 en grafisch weergegeven in figuur 6.2.

Teamvorming wordt wel een spiraal verlopend proces genoemd, omdat de stadia niet één keer opdagen, doorgewerkt worden en daarna verdwenen zijn, maar omdat er een voortdurende herhaling van het proces kan plaatsvinden Bij het proces om te komen van een onervaren tot een volwassen – of van een junior tot een senior – team zijn wel enkele kenmerkende verschijnselen te benoemen.

– *Acceptatie.* Bij een nieuwe samenstelling zal vooraleerst weinig acceptatie zijn, wat zich kan vertalen in vrees of wantrouwen. Bij een langer functionerend team daarentegen, als het goed is, vormt zich acceptatie en vertrouwen. Beginnende teamleden zullen zich achter een façade van beleefdheid verschuilen en voorzichtig opereren, terwijl men na langere samenwerking zich spontaan kan uiten en ook kritisch durft te zijn op het eigen gedrag.

- *Afhankelijkheid.* Ook wat betreft onderlinge afhankelijkheid doet zich een proces voor. Van niet afhankelijk van de ander durven te zijn, uit angst onder te gaan in een competitie, naar wederzijdse afhankelijkheid en een beroep op elkaar durven doen. En in staat zijn externe signalen op te pikken en te verwerken.
- *Betrokkenheid.* In het topteam volgens Smith en Katzenbach (zie hoofdstuk 6) zullen de groepsleden zich zelfs betrokken voelen bij/ verantwoordelijk voelen voor het individuele succes van groepleden.
- *Teamleider.* De teamleider heeft een cruciale rol in het bewaken van het teamproces. De kans is groot dat op momenten het natuurlijk proces van teamvorming stagneert. De teamleider moet dit leren waar te nemen en ernaar te handelen. Als het teamproces stagneert is het essentieel dit aan de orde te stellen en dus als het ware even pas op de plaats te maken. Hij of zij dient ook anderen te stimuleren zich hierover uit te spreken. Daarnaast kan de teamleider trachten een diagnose te formuleren en uitnodigend te zijn om zich te uiten aangaande de situatie. De teamleider heeft ook een belangrijke rol in het individueel aanspreken van teamleden op hun gedrag in zoverre dat van invloed is op de ontstane situatie. Dit is een vrij hiërarchische benadering, die tot een betere groep, maar waarschijnlijk niet tot een team leidt.

Ten slotte

Hoewel in de mondzorg de aandacht voor de patiënt centraal staat, ontkomt men er bij samenwerking in de mondzorg niet aan ook aandacht te besteden aan de sociaalpsychologische aspecten van het functioneren als een tandheelkundig team.

In de eerste plaats is het daarbij van belang te beseffen dat een samenwerking geen statisch geheel is. De ontwikkeling van een samenwerking en de instandhouding van het effectief functioneren als een samenwerkingsverband gaat met een voortgaande dynamiek gepaard. Die dynamiek, die zichtbaar is in groei en ontwikkeling – of juist het stagneren daarvan – heeft te maken met de interpersoonlijke rollen en verhoudingen in de groep medewerkers die de samenwerking vormen. Vele aspecten spelen een rol die een groep samenwerkende tandartsen, assistenten en mondhygiënisten tot een effectief functionerende samenwerking maken. En dat betreft zoveel aspecten, dat geen samenwerking hetzelfde is. Eigenlijk is het ook zo dat een bepaalde groep, na enkele jaren, al weer tot een heel ander soort groep is geworden. De aspecten die hierop van invloed zijn, zijn ondermeer leiderschap, de invulling van de groepsrollen, groepscohesie, de mate waarin het team de individuele kwaliteiten stimuleert, hoe men onderling conflicten uitwerkt en interpersoonlijke communicatie in ruimere zin.

Al deze aspecten zijn weliswaar benoemd in dit hoofdstuk, dat wil niet zeggen dat daarmee, als in een kookboek, een perfect recept voor optimale samenwerking in de mondzorg is geleverd. Veeleer zijn handvatten aangeleverd die helpen processen en situaties te herkennen. Vanuit herkenning kan men verder, op dezelfde wijze, of met een aangepaste koers. Samenwerken in een tandheelkundig team is eerst en vooral doen en ondervinden.

Nu samenwerking in de mondzorg de concrete werkomgeving is voor een sterk toenemend aantal tandartsen algemeen practici, gespecialiseerde tandartsen of specialisten, mondhygiënisten en assistenten, verdient dit in de betreffende opleidingen de juiste aandacht te krijgen. Ook trainingen op locatie voor het hele team zouden met enige regelmaat tot de standaard bij- en nascholing moeten behoren. In dat onderwijs zijn het juist de sociaalpsychologische aspecten die besproken, getraind en geëvalueerd horen te worden, om eraan bij te dragen dat een groepje samenwerkende professionals in de mondzorg kan groeien en bloeien tot een effectief functionerend tandheelkundig team.

Bronnen

De voor dit hoofdstuk gebruikte literatuur is vermeld in de literatuurlijst.

8 Informatie- en communicatietechnologie in het tandheelkundig team

Information at your fingertips: bijdehante informatie bij de hand

mevr. Anita Hoyng, drs. Jan Ulehake

Inleiding

In dit hoofdstuk wordt de visie uiteengezet die ten grondslag ligt aan het ontwikkelen van TabDents, een tandheelkundig communicatie- en managementsysteem. Communicatie tussen de leden van een samenwerkingsverband is noodzakelijk voor een effectieve en efficiënte patiëntenzorg. Vastleggen van informatie over zorg en behandeling is daarbij een noodzaak. Innovatie en moderne technologie prikkelden de creativiteit bij het ontwikkelen. Kijk naar de functies van een iPhone: voorheen hing de telefoon op de gang, met een iPhone wordt het hele kantoor in de binnenzak vervoerd. De eigenaar is overal en altijd bereikbaar en heeft voortdurend de beschikking over alle informatie die hij nodig heeft. Draden, stekkers en toetsenborden zijn verleden tijd. Geheel knoppenloos, via een aanraakscherm te bedienen. Zou zo'n eigentijds wonder ook toegepast kunnen worden binnen de tandheelkunde? Daartoe werden de volgende vragen gesteld:

1 Op welke manier zouden wij tijdens de uitoefening van ons beroep, dus ook tijdens de behandeling, permanent profijt kunnen hebben van elektronische gegevensverwerking die de administratieve functies overstijgt?
2 Hoe kan ICT daadwerkelijk de tandheelkundige behandeling in de ruimste zin van het woord ondersteunen waardoor de kwaliteit van zorg wordt verhoogd?
3 Hoe kan ICT de communicatie binnen het tandheelkundig team verbeteren?

De ontwikkelaars van TabDents denken met deze innovatieve software een antwoord te hebben gegeven op deze vragen.

Van mond op mond naar papier

Voorheen werden patiënten behandeld wanneer dat urgent was. De tandarts stelde de behandeling voor en voerde deze vrijwel onmiddellijk uit, waarna betaling in geld of in natura volgde. Bij de modernisering van deze werkwijze deed de papieren patiëntenkaart zijn intrede. Hierop werd de datum van behandeling genoteerd en verrichtingen vastgelegd, aan de hand waarvan later de facturen konden worden opgesteld. De patiëntenkaart bestond uit niet veel meer dan persoonsgegevens, verrichtingen, eventueel enkele klinische gegevens, soms aangevuld met de opmerking dat de patiënt bekend stond als een slechte betaler. Met de uitbreiding van verzekeringen en vooral door het ziekenfonds ontstonden administratieve verplichtingen. Daarmee was de tijdverslindende administratie geboren. Menig tandarts heeft hiermee zijn avonduren gevuld en zij wilden het maar wat graag delegeren aan hun partner of assistent. Begrijpelijk dat dit het eerste onderdeel was dat geautomatiseerd werd. De eerste softwarepakketten zijn dan ook vanuit deze invalshoek geschreven. Tot op dit moment worden pc's vrijwel alleen ingezet om de administratie te regelen. Het vastleggen van klinische gegevens is hooguit mogelijk via vrije teksten. Dit leidt tot meer of minder uitgebreide informatie, die vaak door het moment van opschrijven bepaald is. Achteraf en ook door anderen is interpretatie moeilijk. Het bewaren van teksten zonder standaardisatie is niet zinvol, omdat analyse daarop niet mogelijk is, hetgeen nu juist de kracht is van elektronische gegevensverwerking. Worden de gegevens gerubriceerd (labels) dan is onderscheid van belangrijke en minder belangrijke informatie wel mogelijk.

Van kopiëren naar innoveren

TabDents heeft een geheel andere invalshoek gekozen, en wel die van de patiënt. Deze staat centraal. Dit lijkt een open deur want de hele praktijkinrichting is hierop afgestemd, van wachtkamer tot receptie of behandelkamer. Gaat het echter om het registreren van gegevens dan blijkt de patiënt in stukjes uiteen te vallen: aantekeningen op de behandelkaart, facturen op een stapel, foto's in een lade, memobriefjes aan de balie. Iedereen is met de patiënt bezig, maar het is ondoorzichtig met welk onderdeel. Zelfs in geautomatiseerde praktijken wordt de balie met gele briefjes versierd en liggen er stapels papier waar 'iets' door 'iemand' mee gedaan moet worden. Dit moet en kan anders mits ICT op de juiste manier wordt ingezet. Dit vergt van de software dat de juiste functies aanwezig zijn en het vergt van het team dat zij gebruikmaken van de mogelijkheden die de software biedt. Er bestaat immers nog steeds enige watervrees voor computers die alles automatisch moeten kunnen. Er kan erg veel automatisch, maar software kan dit alleen op basis van gegevens die ingevoerd moeten zijn. Organisatorisch betekent dat voor iedere betrokkene de plicht en de verantwoordelijkheid om 'zijn' gegevens in te voeren. Goede software gaat hier efficiënt mee om, eenmaal ingevoerde data zijn beschikbaar voor iedereen en kunnen gebruikt worden voor administratieve taken zoals het verzenden van facturen, en managementaspecten zoals de omzet per praktijkmedewerker. Maar bovenal ter informatie tijdens de behandeling om het proces in de mond en het zorgtraject te volgen. Communicatie is het sleutelwoord en ICT de sleutel. Organisatorisch betekent dat voor iedere betrokkene de plicht de informatie tot zich te nemen en te gebruiken. Uiteraard na het doorlopen van training om dat ook te kunnen.

In deze context wordt bij de communicatie in het team onderscheid gemaakt tussen:

1 communicatie tussen de teamleden onderling. Denk aan: 'wie is wanneer aanwezig', 'wie heeft weekeinddienst', 'wil jij de foto's van patiënt X bekijken en me raden over je bevindingen'.

2 communicatie waarbij het accent ligt op de informatie-uitwisseling over een patiënt, zijn zorg en behandeling. Nu vindt deze uitwisseling ook plaats maar verbaal of via schriftelijke communicatie. De informatie komt vaak niet (voldoende) aan omdat er geen duidelijk communicatiekanaal is; bijvoorbeeld informatie-uitwisseling 'tussendoor' in de koffiepauze. Daarbij is de boodschap vaak multi-interpretabel, omdat voor de informatie geen vast format wordt gebruikt. Veelal gebeurt dit in de vorm van een 'vrije tekst', zoals de mededeling op een geel plakbriefje. Dit is niet gewenst bij het goed uitvoeren en bewaken van het zorgtraject. De patiënt en het team dienen juist eensluidend en correct te zijn geïnformeerd wil de kwaliteit van de verleende zorg hoog zijn. Niet zelden zijn de klachten die patiënten hebben over de behandeling terug te voeren tot communicatieproblemen. Vaak blijkt hierbij de informatie niet of onvoldoende te zijn vastgelegd (zie hoofdstuk 4). De rol die ICT hierin kan spelen is veel groter dan wordt verondersteld.

In dit hoofdstuk wordt met de term 'team' gedoeld op allen die betrokken zijn bij het verlenen van mondzorg inclusief de patiënt zelf. Met de term 'behandelaar' worden alle zorgverleners bedoeld die direct of indirect bij de zorg voor de patiënt betrokken zijn, dus ook een baliemedewerkster die de afspraak maakt omdat zij data toevoegt aan de database van de patiënt. Deze database bevat de informatie die gezamenlijk het patiëntendossier vormt. De term 'behandeling' omvat de reeks zittingen waarbij de patiënt zich in de behandelstoel bevindt. De term 'praktijk' staat voor een groep patiënten waarvoor behandelaars verantwoordelijk zijn. Een praktijk kan zich daarmee over meerdere locaties uitstrekken. Vanuit verschillende locaties kan dezelfde database van TabDents worden gebruikt, waarbij bijvoorbeeld ook centraal de afspraken gemaakt kunnen worden.

Van informatie op papier naar elektronische gegevens en elektronische informatie

Elektronische informatie bestaat uit gegevens die met elkaar in verband worden gebracht en geïnterpreteerd. Een gegeven is een neerslag van (objectief) waarneembare feiten of kennis op een bepaald medium, zodanig dat het gegeven uitgewisseld kan worden. Daarvoor is het nodig af te spreken welke gegevens op welke wijze worden vastgelegd. Zo kan de mate van mondhygiëne wordt aangegeven met een score van de Plaque-index. Een PI van dertig procent is een aanzienlijk concreter gegeven dan een notitie 'hier en daar plaque aanwezig'. Nu kan de Plaque-score ook op papier worden genoteerd. Maar dan gaat de mogelijkheid verloren om via automatische verwerking dat gegeven te bewerken tot informatie, zoals de Plaque-scores van opeenvolgende zittingen te vergelijken. Met een dergelijke standaardnotering voor de mondhygiëne is het ook mogelijk in de populatie patiënten degene met een blijvend slechte mondhygiëne te identificeren. Daar kan gericht preventieactie worden ondernomen. Overigens kan ook in elektronische dataopslag 'vrije tekst' worden opgenomen. Dat kan nodig zijn voor onderwerpen waarvoor (nog) geen format is vastgelegd. Daarmee kan echter geen dataverwerking tot informatie plaatsvinden. Veel 'vrije tekst' in een databestand leidt tot communicatieve inefficiëntie (en ineffectiviteit) vergelijkbaar met de eerder genoemde mededelingen 'tussendoor' en 'gele briefjes'.

Van solopraktijk naar teampraktijk

In de solopraktijk bestaat de communicatie uit het uitwisselen van gegevens, maar ook informatie tussen tandarts, assistent en patiënt. Als zij elkaar goed kennen kan dat heel goed gaan: 'een half woord is genoeg'. Maar ook hier kan door verschil in interpretatie het nodige mis gaan. En dat gebeurt als van bekende wegen (nieuwe patiënt, andere behandeling dan de routine is) wordt afgeweken. Bij het ontstaan van de groepspraktijken is de communicatie niet alleen belangrijker geworden maar ook complexer. Gelukkig leven we in een tijd dat ICT ons hierbij kan ondersteunen. De kunst is nu om met deze elektronische mogelijkheden niet de oude situatie te kopiëren, maar juist ICT te gebruiken om te innoveren. Het aanschaffen van de moderne middelen zonder de moderne functies te gebruiken leidt tot schijnmoderniteit. Met andere woorden, niet denken dat je bent geautomatiseerd als er een monitor in de praktijk staat die een patiëntenkaart vol tekst en tarieven laat zien. Dat is een kopie van de volgeschreven patiëntenkaart. De enige stap vooruit is dan het feit dat het nu leesbaar is in tegenstelling tot de verfomfaaide papieren kaarten met verschillende handschriften. De moed zakte in je schoenen als je van plan was daar informatie uit te halen. Toch werd daar moeite voor gedaan, omdat het belangrijk was om over klinische gegevens uit het verleden te beschikken. En in de samenwerking in de mondzorg is het essentieel om van elkaar te kunnen zien wat er aan zorg en behandeling gedaan is.

Waarom willen we deze informatie? Om tot een betere diagnose en indicatie te komen, om beter te kunnen volgen hoe de processen zich in de mond afspelen, dus om te kunnen monitoren. En het beste is als we deze gegevens 'at our fingertips' beschikbaar hebben. Het is uiterst effectief en efficiënt als aan de stoel gegevens en informatie beschikbaar zijn over de zorg en behandeling van de patiënt in de stoel. En dat kan gaan over diagnoses, voorgaande behandelingen, maar ook digitale röntgenfoto's. Soms gaat dat in de vorm van gegevens, soms als informatie. Dat laatste kan, als bij het invoeren van pocketdieptes meteen een teken verschijnt over het verschil met voorgaande metingen.

Analyse van een behandelzitting laat zien dat de tandheelkundige professional tijdens de gehele zitting wil beschikken over zoveel mogelijk informatie. Deze moet snel toegankelijk zijn, liefst in één oogopslag zichtbaar. Tegelijk wil hij nieuw verkregen gegevens over de patiënt snel uit zijn hoofd kwijt zijn omdat hij niet alles kan onthouden. Hij moet zich immers concentreren op hetgeen waarmee hij bezig is. Als deze nieuw verkregen bevindingen niet snel en makkelijk in te voeren zijn, dan zal hij ze wel moeten onthouden hetgeen zeker tot fouten leidt.

Een ander aspect dat bij het werken in teams naar voren komt is de taakdelegatie. Ook hier kan TabDents ondersteuning bieden. In het

programma kan voor alle behandelingen worden aangegeven wie bevoegd is deze uit te voeren. Waar sprake is van delegatie van voorbehouden handelingen kan de wettelijke procedure worden meegenomen (opdracht). Bij de verdeling van zorg en behandeling zal het
programma toetsen of de aangewezen personen daartoe gerechtigd
zijn.

Daarnaast worden alle verrichtingen in de historie opgeslagen met
vermelding van de behandelaar die deze heeft uitgevoerd. Juridisch
ligt dan duidelijk vast wat er precies is gebeurd. Het is wel de verantwoordelijkheid van de praktijk ofwel het team om deze mogelijkheden
te gebruiken door goede afspraken met elkaar te maken.

Van vrije teksten naar een database

Software wordt voor de tandheelkunde innovatief wanneer er tandheelkundige logica in wordt opgenomen. Gegevens kunnen binnen
een context met elkaar in verband worden gebracht zodat interpretatie
mogelijk is. Deze meerwaarde is misschien het best te illustreren met
het volgende voorbeeld. Het is mogelijk uit een combinatie van het
DMF-T-getal van een patiënt met zijn/haar leeftijd een voorspelling te
doen over het risico op cariës in de toekomst. De behandelaar voert de
status presens in en alle teamleden worden via de software hierop
geattendeerd, waarna een van de leden een bepaalde behandeling bij
de betreffende patiënt kan uitvoeren. Dergelijke patiënten kunnen in
een patiëntencategorie worden ondergebracht die volgens een be-
handelprotocol behandeld zouden kunnen worden. Door deze patiënt
te monitoren, het proces in de mond in de tijd te volgen, is te evalueren tot welk resultaat deze behandeling heeft geleid. Dergelijke
tandheelkundige logica in de software verhoogt de kwaliteit van
tandheelkundige zorg.

Om te kunnen monitoren, moeten klinische gegevens die met elkaar
in verband worden gebracht ter beschikking staan. Dit dient op alle
momenten van de behandelzitting beschikbaar te zijn, gecombineerd
met röntgenfoto's. Dan kan antwoord gegeven worden op de vraag:
'Hoe lang zit deze carieuze aantasting er al en moet deze nu worden
behandeld?'

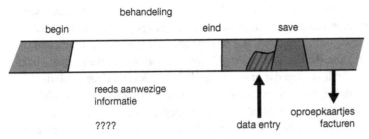

Figuur 8.1 Schematische voorstelling van gebruik en invoer van gegevens van een behandeling: de thans gebruikelijke wijze.

Gangbare situatie: informatie beschikbaar voor en na maar niet tijdens de behandeling

In figuur 8.1 wordt met de lichtgrijze lijn de informatiestroom in de tijd weergegeven. Aan het einde leidt dit tot de benodigde informatie om administratieve/financiële handelingen uit te voeren. Voor de behandeling van de patiënt schiet deze informatiestroom tekort, omdat deze niet benaderbaar is tijdens het behandelen.

De behandelzitting start aan het begin van de balk. Voordat de patiënt in de stoel plaatsneemt wordt de beschikbare informatie bestudeerd en onthouden. Dit is een moment waarop de behandelaar toegang heeft tot deze informatie. Als tijdens een periodiek onderzoek in de mond iets wordt opgemerkt, moet dat onthouden worden tot aan eind van de behandeling omdat dan pas de gegevens kunnen worden ingevoerd. De kans is groot dat er dingen worden vergeten. Dit proces is te vergelijken met het werken met een papieren patiëntenkaart en op deze wijze voegt ICT niet veel toe. De reeds aanwezige gegevens en informatie zijn ook niet onder handbereik zonder dat daarvoor extra handelingen moeten worden verricht, zoals het raadplegen van tekst. Voor het bestuderen van röntgenfoto's moet geschakeld worden naar een ander softwareprogramma. Zo worden gegevens verzameld terwijl de context ontbreekt. Daardoor is de informatie niet compleet.

Als gegevens ingevoerd worden aan het eind van de zitting dan is dat op het drukste moment, bij het wisselen van de patiënt. Ook de assistent heeft het dan druk om de behandelkamer weer gereed te maken. Een alternatief is de gegevens tijdens het mondonderzoek verbaal door te geven aan de assistent. Dat geeft echter meer kans op ruis en fouten (heeft de behandelaar het wel goed gezegd, heeft de assistent het wel goed verstaan, werd zij afgeleid door iets anders?)

Bovendien zijn niet alle mededelingen op dat moment geschikt voor de oren van de patiënt. Deze is meestal enigszins gespannen en denkt dat hij onheilspellende zaken over zijn mond hoort. Het is daarbij een ervaring dat de assistent steeds minder voor deze taken beschikbaar is. Het lijkt erop dat in een team de behandelaars (lees tandarts, mondhygiënist en assistent) steeds vaker alleen werken. Dan blijft slechts de mogelijkheid over om de gegevens aan het eind van de zitting in te voeren. Dit is ondenkbaar bij het invoeren van een pocketstatus. Bijkomend is dan de vraag op welke wijze rekening kan worden gehouden met de hygiëne.

Van eenmaal invoeren naar multi-moment invoeren

Als een behandelzitting in relatie tot data-invoer wordt geanalyseerd, blijkt dat gegevens op verschillende momenten worden benaderd en ingevoerd. Voortdurend bestaat er de behoefte om iets meer te weten (wanneer is die endo gedaan?) en iets wat is opgemerkt vast te leggen. Het is immers niet mogelijk om in één blik alles in de mond te zien en in te voeren. Het opnemen van een parodontiumstatus is een duidelijk voorbeeld van een multi-moment opname. De vele metingen zijn niet op één moment in te voeren.

De behandelaar wil zelf tijdens de behandeling de informatie zien en kan ook het best zelf de klinische gegevens invoeren. Hij is immers de persoon die met zijn eigen ogen deze bevindingen heeft geconstateerd en is bovendien verantwoordelijk voor het vastleggen van gegevens. Zodra hij dit overdraagt aan derden is de kans op ruis en fouten aanwezig. Dus ook platte multi-interpretabele teksten dienen te worden vermeden. Volgens een standaard invoeren van objectieve gegevens leidt tot eensluidende en voor ieder teamlid duidelijke informatie. Door zelf in te voeren is de kans op fouten minimaal en is een controle van de invoer aan het eind van de dag niet langer noodzakelijk, hetgeen de efficiëntie ten goede komt. Uiteraard is het een vereiste dat de software zodanig is ontworpen dat gegevens invoeren en benaderen tijdens de behandeling op een snelle en hygiënische wijze mogelijk is. De behandeling mag in geen geval hierdoor worden verstoord. ICT dient de behandeling te ondersteunen, waarbij de administratieve afhandeling 'onder water' dient plaats te vinden.

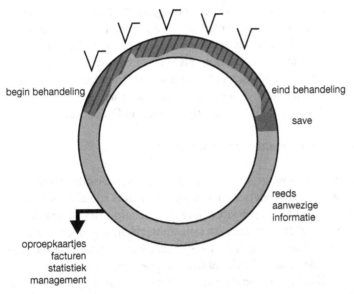

Figuur 8.2 Schematische voorstelling van gebruik en invoer van gegevens tijdens een behandeling: de continue informatiestroom.

Gewenste situatie: informatie beschikbaar voor, na, maar vooral tijdens de behandeling

In figuur 8.2 wordt de behandeling en de bijbehorende informatiestroom als een cirkel weergegeven. lichtgrijs is de reeds aanwezige informatie. Deze kan op ieder moment worden afgetapt, zowel ten behoeve van de klinische behandeling als voor administratieve/financiële handelingen. Op enig moment heeft een intake plaatsgevonden en is de cirkel gaan draaien. In het gearceerde deel is de invoer van gegevens genoteerd als een 'V' en deze invoer kan op ieder moment plaatsvinden. Elke invoer (bijv. er is een carieuze dentinelaesie) vindt plaats in relatie, context, met de reeds bestaande informatie (was er al een carieuze laesie en van welke diepte?) Tijdens de behandeling wordt dus informatie benaderd (lichtgrijs) en gegevens weggeschreven (gearceerd). Multi-moment invoer van gegevens tijdens behandeling omvat declarabele gegevens, zoals periodiek mondonderzoek en locale anesthesie, maar ook klinische informatie zoals aanwezige carieuze laesies of pockets. Vaak loopt de invoer van wel- en niet declarabele gegevens door elkaar. De software maakt het onderscheid, zodat de behandelaar niet afgeleid wordt om dat te doen. Tijdens het maken van een mod restauratie wordt een carieuze laesie in een approximaal vlak van het buurelement opgemerkt. Beide aspecten zijn gegevens die worden ingevoerd. De mod restauratie zal door de software worden herkend als zowel een declarabel als klinisch gegeven. De waargenomen carieuze laesie als klinisch gegeven. Het declarabele aspect wordt administratief afgehandeld. De klinische gegevens zijn op een later moment en voor andere behandelaars beschikbaar in de aanwezige informatie (de lichtgrijze stroom in figuur 8.2).

Van data naar informatie naar monitoren

De database bevat gegevens die tijdens de behandelzitting worden getoond. De behandelaar interpreteert deze en is zo geïnformeerd over de patiënt. Wat gebeurt er nu met deze informatie tijdens de behandeling? De gegevens zijn ooit, en waarschijnlijk door verschillende teamleden, vastgelegd met de bedoeling informatief te zijn voor de volgende zitting bij welk teamlid dan ook. Eenmaal ingevoerde data worden dus hergebruikt door verschillende personen op verschillende momenten, hetgeen efficiënt is. Voortdurend worden er nieuwe data toegevoegd, zoals de constatering van cariës of bloeding. Als deze gegevens in de context van de oude worden geplaatst, ontstaan er relaties tussen gegevens: informatie. Bijvoorbeeld: er wordt nu een carieuze laesie geconstateerd. Door de al aanwezige gegevens kan direct worden gezien of er reeds ontkalking aanwezig was en zo ja, sinds wanneer en door wie is dat geconstateerd? Daarmee ontstaat informatie over de progressie van de laesie en kan risico-inschatting plaatsvinden, zodat op het juiste moment de juiste indicatie en behandeling kan plaatsvinden. De cirkels volgen elkaar als een spiraal op en gaan eeuwig door (altijd aanwezige informatie die in context wordt aangevuld met nieuwe gegevens).

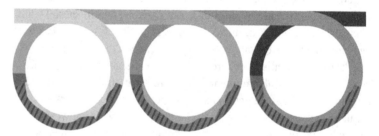

Figuur 8.3 *Schematische voorstelling van monitoren.*

Monitoren

Figuur 8.3 toont enkele cirkels die in de loop van de tijd een andere grijsnuance hebben gekregen omdat de aanwezige informatie ook anders wordt. De tweede cirkel, lees zitting of moment van gegevensinvoer, bevat de informatie van de eerste aangevuld met nieuwe data, de derde cirkel bevat de informatie van de eerste en de tweede, aangevuld met weer nieuwe gegevens. Door de logica die op deze data wordt losgelaten zal de informatie ook veranderen. Bijvoorbeeld de pocketdiepte was bij de eerste cirkel 5 mm, bij de tweede 6 mm en deze wordt getoond als 6 mm met een symbool dat aangeeft dat deze 6 mm een verslechtering is ten opzichte van de vorige keer, hetgeen afgeleid wordt op grond van de tandheelkundige logica die op deze gegevens is toegepast.

De informatiecirkels geven de mogelijkheid de patiënten te monitoren, zodat op het juiste moment de juiste behandeling kan worden geïndiceerd en uitgevoerd door de betreffende discipline binnen het team. Het zorgtraject kan door monitoren worden gevolgd en dus bewaakt: hoeveel en welke zorg heeft geleid tot welk resultaat. Na evaluatie kan naar bevinding worden gehandeld.

Uiteraard is het van belang dat er in het team afspraken worden gemaakt over welke gegevens worden ingevoerd. Het verschil in visie op zorg kan leiden tot een verschil van invoeren van gegevens. Als een teamlid geen bloeding invoert, dan zal een andere behandelaar de status presens foutief interpreteren omdat hij verkeerd is geïnformeerd. TabDents laat wel tandheelkundige logica los op de gegevens, maar is natuurlijk afhankelijk van hetgeen wordt ingevoerd en dat is de verantwoordelijkheid van het team.

Information at your fingertips

Er is een enorme hoeveelheid gegevens over een patiënt in de database beschikbaar. Een database is een logische verzameling van data die door de software op verschillende manieren kan worden benaderd. De brij van gegevens zoals persoonsgegevens, medische gegevens, metingen, behandelingen, foto's, financieel, apparaten en informatie worden in figuur 8.4 in het bovenste deel van de trechter getoond. De ordening vindt plaats in het tweede deel maar de samenhang wordt pas aangebracht nadat softwarematig een filtering wordt gedaan waardoor relevante informatie in de juiste volgorde en context wordt

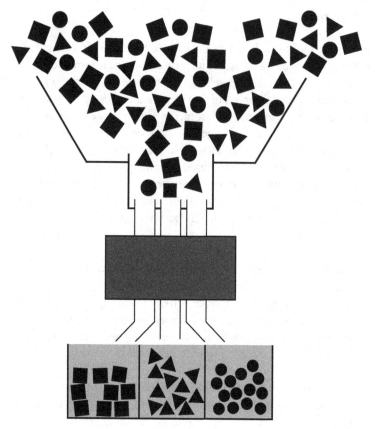

Figuur 8.4 *Hoeveelheid gegevens die wordt geordend en gefilterd tot relevante informatie.*

getoond. Zie de filter in het onderste deel. Door een van de delen (kubus, driehoek of cirkel) te benaderen is alleen die informatie beschikbaar die het betreffende teamlid op dat moment wil hebben. Bijvoorbeeld de receptionist zal niet in de status presens zijn geïnteresseerd wanneer zij bezig is met het invoeren van het juiste adres.

Eén plaatje meer zegt dan duizend woorden

Een behandelaar moet in één oogopslag kunnen zien hoe de situatie van de mond is. In de tandheelkundige praktijk wordt hiervoor van oudsher een grafische weergave gebruikt. Het voordeel hiervan is dat alle teamleden deze beeldtaal op dezelfde wijze interpreteren, waardoor zij allemaal over dezelfde informatie beschikken. Wanneer de

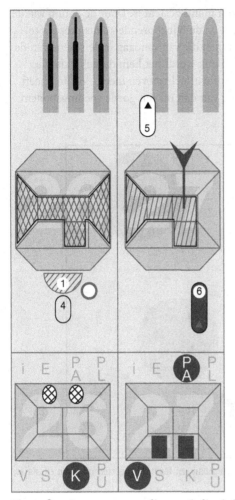

Figuur 8.5 Status presens en diagnose/indicatie in een oogopslag.

status presens wordt ingevoerd en gemuteerd door nieuwe gegevens (vulling, bloeding), dan is deze virtuele mond van de patiënt vergelijkbaar met de echte mond. Door in de status presens tevens de parodontale situatie te tonen zijn de verschillende disciplines eensluidend geïnformeerd. In combinatie met het tonen van de diagnose en indicatie is ieder teamlid op de hoogte van de toekomstige behandeling die bij een element zal worden uitgevoerd. Bijvoorbeeld: indien een tandarts bij een element met diepe pockets, furcatie en pus ziet zal hij dit feit meenemen in zijn indicatie voor een kroon. Uit de praktijk blijkt dat de virtuele mond de patiënt enorm boeit. Hij ziet nu klip en klaar hoe het met zijn mond gesteld is. Door de datum van de vorige behandeling te kiezen en de bijbehorende status presens te tonen en deze te vergelijken met die van vandaag is de reactie van de patiënt spectaculair. Met één blik wordt het hem duidelijk dat de bloeding erg is afgenomen, of dat rechtsboven meer bloeding heeft dan linksboven. Voorlichting valt dan op een goede voedingsbodem.

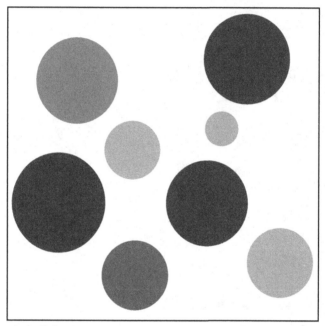

Figuur 8.6 *Schematische voorstelling van een team dat opereert op eigen eilandjes.*

Team?

Het samenwerken met verschillende disciplines is niet alleen efficiënt, maar heeft tevens het voordeel dat gebruikgemaakt kan worden van elkaars expertise. Voor de patiënt kan het een nadeel zijn dat hij door veel zorgverleners wordt behandeld. Het is misschien niet altijd duidelijk welke zorgverlener welke behandeling mag, kan en zal uitvoeren. Wie weet krijgt de patiënt tegenstrijdige voorlichting en weet hij helemaal niet meer welk advies hij moet opvolgen. Het kan ook zijn dat het ene teamlid denkt dat een collega een behandeling uitvoert, terwijl dit niet het geval is omdat de afspraak is afgezegd en de patiënt niet meer benaderd is voor een nieuwe afspraak. Alle teamleden spannen zich in, maar de kans blijft bestaan dat zij op een 'eilandje' opereren en dat de patiënt tussen wal en schip valt. Niemand heeft meer controle over het zorgtraject en de patiënt trekt aan het kortste eind. Om dit te voorkomen is eensluidende en voor iedereen altijd beschikbare informatie een noodzaak.

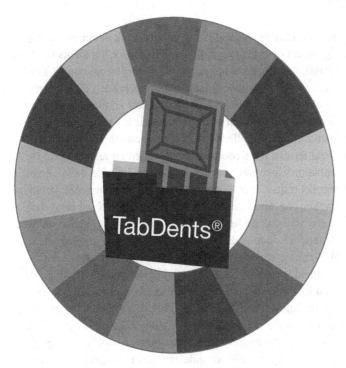

Figuur 8.7 Een schematische voorstelling van een hecht team waarbij de elektronische patiëntenmap van TabDents het communicatiemiddel is.

Team!

Van gele briefjes naar werkelijke communicatie

Als er in een praktijk overal gele briefjes zijn geplakt, is het duidelijk dat men pogingen doet om te communiceren. Op ieder briefje staat een boodschap voor een ander teamlid. Deze boodschappen gaan vaak over organisatorische zaken, maar helaas zeer vaak ook over inhoudelijke zaken aangaande de patiënt. Dat betekent dat iemand nog 'iets moet doen' bij de patiënt of met zijn gegevens. Dit vraagt om fouten en is ook niet efficiënt want er ligt nog werk te wachten. Eigenlijk is dit heel makkelijk op te lossen met behulp van ICT mits de patiënt en zijn map werkelijk centraal worden gesteld. Als ieder teamlid consequent alle relevante gegevens invoert, dan zijn de collegae ook goed geïnformeerd. De communicatie over de patiënt gaat dan via het elektronisch patiëntendossier waarin immers alle gegevens zijn opgeslagen.

Bij het werken in teamverband is het noodzakelijk dat er onderling wordt afgestemd over het behandelplan en -traject. TabDents ondersteunt hierbij. Een van de behandelaars kan worden gekoppeld aan de patiënt als een 'eindverantwoordelijke' of 'supervisor'. Figuur 8.5 toont een element met de bijbehorende pockets en bloedingen en daaronder een klein element waar de indicatie is aangegeven. Deze indicatie zou door verschillende disciplines kunnen zijn ingevuld, bijvoorbeeld ter extractie, rootplaning, te vullen en te bekronen. De eindverantwoordelijke stelt met de patiënt het definitieve plan op en waakt over het traject. Protocollen kunnen zelf worden gedefinieerd in serieafspraken die automatisch worden gemaakt. Stel dat eerst de assistent een afspraak nodig heeft, daarna de mondhygiënist, na twee weken de tandarts, dan is dit 'treintje' van afspraken geschikt als protocol. Wanneer een van de afspraken komt te vervallen, zal dit worden gemeld waardoor het niet mogelijk is dat de afspraak bij de tandarts doorgaat terwijl een van de eerdere bezoeken niet zijn gebracht. De behandelaars die sommige onderdelen van de behandeling voor hun rekening nemen, kunnen worden gedefinieerd zijnde hiervoor gekwalificeerd. De preventieassistent die de voorlichting geeft kan in een serieafspraak als behandelaar worden opgenomen. In een andere serie zal zij juist ontbreken.

Daarnaast kunnen de teamleden met elkaar elektronisch communiceren door iedere dag te kijken of de software hen patiëntendossiers toont die bestudeerd moeten worden. Het probleem van parttime aanwezig zijn van medewerkers en geen tijd beschikbaar hebben voor overleg is hiermee opgelost. Geen memo's met informatie die multi-interpretabel is, maar elkaar informeren via het elektronisch patiëntendossier.
Een team kan pas succesvol als een team werken wanneer zij elkaar goed informeren en wanneer de patiënt het gevoel heeft dat ieder teamlid ook werkelijk over al zijn gegevens beschikt. Dat geeft hem het vertrouwen in goede handen te zijn. 'U was de vorige keer bij mijn

collega, ik zie dat u toen pijn rechtsboven had, hoe staat het daar nu mee?'

Patiënten kunnen worden behandeld via protocollen die de praktijk zelf opstelt of zij kunnen in een bepaalde fase van het traject 'gelabeld' worden. De inhoud van de voorlichting kan worden opgeknipt in stukjes en zo worden ingevoerd in de database waardoor het voor iedere behandelaar duidelijk is welke voorlichting de patiënt al heeft gehad. Hij kan hierna gericht vragen, herhalen of aanvullen. Interdentale mondhygiënemiddelen staan getekend in de status presens waardoor de behandelaars weten wat, op welke interdentale plekken, wanneer en door wie aan de patiënt is geadviseerd. Zo beschikt niet alleen het hele team, maar ook de patiënt over eensluidende informatie waarbij het vertrouwen toeneemt en waarschijnlijk de klachten afnemen. In deze tijd is het vastleggen nu eenmaal belangrijk om ons te allen tijde te kunnen verantwoorden en juridische problemen, die in een van de andere hoofdstukken worden besproken, zoveel mogelijk te vermijden.

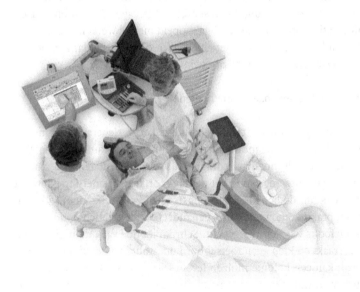

Figuur 8.8

In het team dienen afspraken te worden gemaakt die gebaseerd zijn op de visie die men heeft. Een team ontkomt er niet aan om met elkaar te communiceren over de wijze waarop men de praktijk wil uitvoeren, welke missie men wil nastreven, welke kwaliteit men wil leveren. Geen enkel computerprogramma, ook TabDents niet, kan dat voor het team doen. Het uitspreken en het vastleggen van deze ideeën dwingen de teamleden tot het concretiseren ervan. Als de visie, de wijze van beroepsuitoefening, de wijze van invoeren van gegevens en omgaan met informatie wordt gedeeld, kan een team werkelijk als zodanig opereren. En dan kan een ICT-ondersteuning ook daadwerkelijk effectief de steun bieden als hiervoor beschreven. De patiënt zal dan de hechtheid van het team ervaren en zich in veilige handen voelen.

Van typemachine naar centrale rol ICT

De tijd dat een pc als een moderne typmachine in een praktijkkamer staat te glimmen is voorbij. De tandarts is echter niet modern als hij een plat scherm op het bureau in de hoek heeft staan. ICT neemt in de praktijk en de behandelkamer een net zo belangrijke plaats in als een unit. Zonder een unit niet boren, zonder TabDents geen informatie en management. In de behandelstoel ligt de patiënt en op het scherm wordt zijn virtuele mond gepresenteerd, inclusief röntgenfoto's. Deze informatie wordt voortdurend gekoppeld met de werkelijke situatie in de mond. De patiënt kan met eigen ogen constateren dat zijn behandelaars goed over hem zijn geïnformeerd.

Van schijnhygiëne naar echte hygiëne

Een vast gegeven is dat tandheelkundige zorgverleners nu eenmaal met de handen in de mond zitten om hun werk te kunnen doen. Ook al worden handschoenen gedragen, als deze niet op de juiste manier worden gehanteerd, dan is het gevaar voor kruisbesmetting aanwezig en beschermt de behandelaar hoogstens zijn eigen handen. Kijk rond in een praktijk en zie hoe met gehandschoende handen handgrepen en telefoons worden vastgepakt. Schrik niet hoe vaak de muis wordt aangeraakt en kiep geen toetsenbord om want van de inhoud die daar uitvalt kan een kolonie muizen leven. Dit is wat gechargeerd maar laten we eerlijk zijn: Is er iemand die niet met zijn handschoenen de toetsen of de muis aanraakt? We moeten immers tijdens de behandeling gegevens invoeren en benaderen. Waarom accepteren we deze vieze boel terwijl er een moderne oplossing is?

Door een monitor in de behandelcirkel te plaatsen, deze te voorzien van een glazen touch plaat is het mogelijk om met de achterkant van een spiegel gegevens in te voeren en röntgenfoto's te benaderen. Dit

gebeurt eenvoudig door te tikken op het scherm. Indien nodig (aëro-
sol) kan de glazen plaat ook nog worden gereinigd met een desin-
fectantia. Voor één ding moeten we waakzaam zijn. Het is onzinnig
om een programma zoals Word te gebruiken in combinatie met een
touch screen, met andere woorden, het softwareprogramma moet
uiteraard wel helemaal geschreven zijn voor het gebruik van een touch
screen, anders is dit ook schijn en zijn we weer terug bij af. Vandaar
dat de architectuur en de human interface van TabDents zo totaal
anders is opgezet.

Tot slot

De hier uiteengezette visie over de rol van ICT als ondersteuning en
communicatiemiddel in een tandheelkundig team heeft zijn neerslag
gekregen in een aantoonbaar werkend softwarepakket, zodat het niet
bij gedachten is gebleven maar ook toepasbaar is in de praktijk.
TabDents neemt een even belangrijke positie in als die van de behandelunit. De behandelcirkel bestaat uit patiënt, behandelaar, unit en
TabDents, inclusief röntgen.

mevr. Corrie Jongbloed-Zoet, mevr. Petra Koole-Kisman

Inleiding

De veranderende samenleving eist steeds meer en andere kennis en vaardigheden van zorgverleners in de gezondheidszorg, zo ook in de mondzorg en van de mondhygiënist. Er bestaat een groeiende aandacht voor preventie in de zorg en door de vergrijzing van de bevolking zal enerzijds het aantal patiënten toenemen, anderzijds de zorgvraag van de patiënt complexer worden. Het gebitsbewustzijn van de patiënt neemt toe. Daarbij stelt de patiënt door een grotere assertiviteit en verbeterde informatievoorziening via bijvoorbeeld het internet ook andere eisen aan de behandeling.

Door de jarenlange uitstekende preventieve zorg in de mondzorg, is een grote groep tandheelkundig ongecompliceerde patiënten ontstaan die geheel aan de zorg van de mondhygiënist kan worden toevertrouwd. Daar staat tegenover dat risicogroepen in de samenleving meer specifieke aandacht en zorg behoeven, waarvoor een gezamenlijke inspanning van verschillende zorgverleners nodig is (hoofdstuk 3).

Naast deze inhoudelijke redenen leidt het overheidsbeleid op het terrein van taakherschikking in de gezondheidszorg tot meer samenwerking tussen zorgaanbieders (hoofdstuk 2). Een samenwerking die de doelmatigheid en de toegankelijkheid van de zorg moet bevorderen en geleid heeft tot de ontwikkeling van het teamconcept en de rechtstreekse toegankelijkheid van de mondhygiënist. Veel van de discussies over de vorm van samenwerken in de mondzorg vinden plaats vanuit het perspectief van de tandarts. Voor samenwerken is het echter noodzakelijk te kijken vanuit het perspectief van alle medewerkers in de mondzorg.

De verschillende zorgverleners hoeven niet noodzakelijkerwijs op dezelfde locatie werkzaam te zijn. Wel is het nodig dat bijvoorbeeld door middel van protocollen de samenwerking schriftelijk is vastgelegd. Bij het afstemmen van de samenwerking is het dan ook van groot belang op de hoogte te zijn van elkaars deskundigheidsgebied. Doel van dit hoofdstuk is dan ook dit uit te diepen.

De inhoud van het beroep van mondhygiënist

De Nederlandse Vereniging van Mondhygiënisten (NVM) heeft zich sinds de oprichting in 1967 beziggehouden met de mondgezondheid in Nederland en de rol en positie van de mondhygiënist in de mondzorg. Inmiddels vertegenwoordigt de vereniging het merendeel (75%) van de naar schatting 2600 in Nederland werkzame mondhygiënisten. De professionalisering en de veranderende positie van de mondhygiënist, de vrije vestiging door mondhygiënisten, de rechtstreekse toegankelijkheid van mondhygiënisten en de positie van de mondhygiënist in mondzorgteams, leiden tot meer aandacht voor een beroepsgroep die fundamenteel een andere benadering hanteert van de volksziekten cariës en parodontitis dan de tandarts.

De aandacht van de mondhygiënist is en zal in de toekomst vooral gericht zijn op preventie, dat wil zeggen het voorkomen van deze aandoeningen. Het genezen van deze aandoeningen komt derhalve op de tweede plaats. In het verleden is immers bewezen is dat de traditionele benadering van de problematiek in de mondzorg (meer middelen en aandacht voor curatie) niet altijd heeft geleid tot een betere mondgezondheid.

Deze centrale kerntaak van de mondhygiënist is voor de NVM altijd speerpunt van het beleid geweest. In het NVM-beleidsplan 2004-2007 stelt de beroepsvereniging nadrukkelijk dat 'preventie het uitgangspunt moet blijven voor alles wat de mondhygiënist doet'. Dit uitgangspunt vraagt van de NVM én van de individuele mondhygiënist voor nu en in de toekomst en geheel eigen plaats en onderhandelings- en samenwerkingspositie in de mondzorg. Mede door de rechtstreekse toegankelijkheid van de mondhygiënist zal een doelmatiger inzet van de mondhygiënist mogelijk worden en op termijn mondgezondheidswinst opleveren.

Al het handelen van de mondhygiënist is gericht op preventie, waarbij onderscheid gemaakt wordt tussen primaire, secundaire en tertiaire preventie. In elke situatie zal de mondhygiënist vooraf onderzoek doen, aandacht besteden aan instructie en voorlichting, de patiënt methodisch en reflectief behandelen en achteraf de verleende zorg evalueren.

Primaire preventie richt zich op het voorkomen van ziekte, is gericht op het elimineren van oorzaken en vindt plaats als de patiënt gezond is. Zij kan op de gemeenschap, een groep of een individu gericht zijn. Secundaire preventie vindt plaats als de gezondheid gestoord is en omvat vroegtijdige diagnose en vroegtijdige behandeling. Onder tertiaire preventie wordt verstaan: het beperken van schade aan de gezondheid en het rehabiliteren opdat preventieve zorg weer mogelijk is.

Het werkveld van de mondhygiënist is de structurele mondzorg. Dit houdt in dat alle handelingen zijn gericht op het gezond houden dan wel het gezond krijgen van het gebit en de gebitsomringende weefsels. De essentie van structurele mondzorg is het steeds terugkomen bij de primaire preventie, waarbij het teweegbrengen van een gedragsverandering bij patiënten het doel is: de preventieve verrichtingen zijn erop gericht dat de patiënt steeds opnieuw kan beginnen met een 'gezonde' mond. Deze werkwijze heeft een iteratief (herhalend) karakter met als doel dat de patiënt uiteindelijk zelf de verantwoordelijkheid kan nemen voor zijn mondgezondheid én dat de mondgezondheid van de patiënt een steeds hoger niveau bereikt.

Het deskundigheidsgebied, zoals beschreven in hoofdstuk 4, wordt als volgt in de wet omschreven. Het deskundigheidsgebied van de mondhygiënist omvat primaire, secundaire en de tertiaire preventie, curatieve mondhygiënische zorg en beperkte curatieve tandheelkundige zorg. In het deskundigheidsgebied stelt de mondhygiënist zelf de diagnose en indicatie tot behandeling hetgeen resulteert in een zorg- en behandelplan voor de patiënt. De mondhygiënist onderzoekt en behandelt steeds vanuit de in de wet omschreven deskundigheid en voorzover het om de mondgezondheid van de patiënt gaat. De patiënt kan zich voor onderzoek en behandeling rechtstreeks wenden tot de mondhygiënist. Dat betekent dat de mondhygiënist het mondonderzoek moet uitbreiden tot een screeningsonderzoek met betrekking tot aandoeningen in de mond en het afnemen van een algemene anamnese. Indien het onderzoek daartoe aanleiding geeft verwijst de mondhygiënist de patiënt naar tandarts of arts (Staatsblad 2006 147, Nota van Toelichting). De rechtstreekse toegankelijkheid is tevens van groot belang om de positie van de mondhygiënist aan het begin van de zorg waar te kunnen maken en problemen in een vroeg stadium te onderkennen en te voorkomen.

De mondhygiënist start de werkzaamheden met het stellen van de diagnose en indicatie tot behandeling op basis van zijn deskundigheid. Uitgangspunt van de behandeling is preventie en het de patiënt leren van een gedragsverandering ten aanzien van de eigen mondzorg. Mocht de patiënt onverhoopt toch klachten krijgen, dan zal curatieve zorg toegepast dienen te worden. Afhankelijk van zijn eigen bekwaamheid en deskundigheid zal de mondhygiënist in dat geval óf zelf de curatieve handelingen verrichten – zo nodig in opdracht van een tandarts – óf de patiënt overdragen aan een andere beroepsbeoefenaar. Ook in deze situatie speelt preventie een rol van betekenis: de mondhygiënist zal de patiënt duidelijk maken waarom een probleem is ontstaan en hoe herhaling kan worden voorkomen.

Bij curatieve mondhygiënische zorg gaat het om het reinigen van het gebit van de patiënt, om de weefsels die het gebit ondersteunen te genezen of om de patiënt in een situatie te brengen die niet bedreigend is voor de mondgezondheid en/of de algemene gezondheidstoestand van de patiënt. Voorbeelden zijn het aanbrengen van sealants, verwijderen van tandsteen (supra- en subgingivaal), tandplaque of aanslag op het gebit, het gladmaken van worteloppervlakken en het polijsten van onder andere vullingen met behulp van geëigende apparatuur en instrumenten uit de mondhygiënisten praktijk.
Indien nodig vindt de behandeling plaats na toediening van lokale anesthesie (geleidings- of infiltratie anesthesie). Ook kunnen tandvleesziekten bestrijdende middelen uitwendig op de weefsels worden aangebracht. Sinds 2006 omvat de deskundigheid van de mondhygiënist eveneens het prepareren en restaureren van primaire cariës.

Mondgezondheid in Nederland

De gerichtheid van de mondhygiënist op de preventie is alleszins gerechtvaardigd gezien de mondgezondheid van de Nederlandse bevolking. De analyse van de ontwikkeling van de mondgezondheid in hoofdstuk 3 is grotendeels juist, doch verdient een aantal nuances die voor de beroepsuitoefening van de mondhygiënist van belang zijn. De cariësepidemie is voorbij, maar tegelijk zijn er een aantal verontrustende signalen. De vermindering van het DMF-S getal bij twaalfjarigen is in 1995 tot stilstand gekomen. De gebitten van de jongste kinderen lijken op dit moment echter weer achteruit te gaan. Bovendien is er een tweedeling te constateren: groepen uit lagere sociaaleconomische milieus blijven qua mondgezondheid sterk achter bij groepen uit hogere sociaaleconomische milieus. Uit het rapport *Signalement Mondzorg 2007* van het College van Zorgverzekeraars komt naar voren dat de verzorgingsgraad in de leeftijdsgroep tot tien jaar onveranderd laag is. Onder de elfjarigen is de verzorgingsgraad verbeterd, terwijl met het toenemen van de leeftijd de verzorgingsgraad verder toeneemt. Niettemin is nog steeds een kwart van de caviteiten niet behandeld. Daarbij lijkt er een wat minder gunstige attitude van de drieëntwintigjarigen ten opzichte van de verzorging van hun gebit. Het is nog onbekend of dit op termijn een slechtere mondgezondheid zal opleveren.

Parodontitis is een aandoening van multifactoriële oorsprong die zich bij tien tot vijftien procent van de bevolking ontwikkelt tot een ernstige situatie die gebitsbedreigend is. Het is daarom belangrijk om de mogelijkheid te krijgen de patiënten die risico lopen op te sporen. Vergelijkbare cijfers worden gevonden in de USA waar parodontitis voorkomt bij 35 procent van de bevolking. Daarvan zijn dertien procent als gevorderde vormen te diagnosticeren en tweeëntwintig procent als oppervlakkige tot middelmatige parodontale afbraak. Daarbij moet opgemerkt dat in het laatste decennium een aantal verbanden tussen de mondgezondheid en de algemene gezondheid zijn aangetoond. Er bestaat een samenhang tussen de algemene gezondheid en parodontale aandoeningen, zoals de wisselwerking tussen diabetes en parodontitis. Daarnaast hebben ook roken, een hoog alcoholgebruik en stress negatieve invloed op de parodontale weefsels. Door de directe invloed van tabaksproducten op het slijmvlies van de mond en de tong kunnen afwijkingen ontstaan die zich ontwikkelen tot mondkanker. Ook medicijngebruik kan de mondgezondheid sterk beïnvloeden. Van ziekten zoals AIDS, mondkanker en eetstoornissen kunnen symptomen in de mond voorkomen. Door zorgvuldige inspectie van de mond kunnen de symptomen van deze ziekten vroeg worden opgespoord en kan een behandeling tijdig worden ingezet. Naast cariës en parodontale aandoeningen zijn er nog andere bedreigingen voor het gebit en de mondgezondheid: erosie van het tandglazuur verdient daarbij steeds meer aandacht (zie hoofdstuk 3).

Een groot deel van de (jongere) bevolking mag dan vrijwel zonder pathologie of de schade daarvan zijn, duidelijk is, dat ook voor deze groepen screening en preventie noodzakelijk zijn. Daarbij is het noodzakelijk risicogroepen te herkennen. Dit vergt een vorm van mondzorg waarvoor de mondhygiënist is opgeleid en derhalve de deskundigheid bezit.

Voor oudere leeftijdsgroepen is in hoofdstuk 3 aannemelijk gemaakt dat vaak sprake is van een gecompliceerde mondgezondheid, die een chronisch karakter heeft. Het resultaat van de preventie en curatie leidt ertoe dat meer mensen langer hun natuurlijke gebit behouden. Dit betekent dat er meer vraag zal komen naar het behandelen van (wortel)cariës en parodontale aandoeningen. Ook zal de zorg voor volwassenen en vooral voor ouderen zowel qua techniek als qua aard en omvang, meer tijd en menskracht vragen. Daarbij is screening, monitoring en preventie een essentieel onderdeel. Ook hiervoor is de mondhygiënist geëquipeerd, zij het dat in de uitvoering nauwe samenwerking met andere zorgverleners nodig is.

Voor ouderen in zorginstelling blijkt de mondzorg geen hoge prioriteit te hebben. Het gebrek aan mondhygiëne van de patiënten en het gebrek aan hulp van het verpleeghuispersoneel bij het handhaven of herstellen van een goede mondhygiëne is een van de meest voorkomende knelpunten. Reden om hier een versterking van de rol van de mondhygiënist in het kader van een samenwerking te bepleiten.

Ontwikkelingen in de mondzorg

Niet alleen ontwikkelingen in de mondgezondheid, maar ook ontwikkelingen in de mondzorg rechtvaardigen een preventief georiënteerde mondzorg, waarvoor de mondhygiënist een basis dient te zijn. Collectieve tandheelkundige voorlichting en opvoeding (TGVO) is altijd een belangrijke peiler geweest in de preventie van mond- en tandziekten. Een collectieve aanpak via consultatiebureaus, georganiseerde jeugdtandverzorging en scholen én door algemene preventiepropaganda, is effectief gebleken. Het bereiken van risicogroepen heeft hierbij steeds meer aandacht gekregen. Voor het huidige cohort kinderen dat minder met collectieve preventie in aanraking is gekomen en daardoor wellicht een minder gunstige attitude heeft ten opzichte van gebitsverzorging, geldt mogelijkerwijs dat dit op termijn een slechte mondgezondheid zal opleveren.
Steeds minder GGD-en en consultatiebureaus hebben specifieke deskundigheid in huis op het gebied van de mondzorg en, als er al deskundigheid is, loopt het aantal beschikbare uren daarvoor terug. Juist als het gaat om het geven van voorlichting is continue, jarenlange informatieverstrekking een absolute voorwaarde wil bewustwording van het probleem op peil blijven.

De overheid besteedt al vele jaren aandacht aan het verkennen van mogelijkheden voor de herinrichting van de mondzorg. Enerzijds onder druk van capaciteitsproblemen zoals een vermeend dreigend tandartstekort, maar anderzijds op basis van meer algemene overwe-

gingen zoals doeltreffendheid en doelmatigheid van de zorgverlening.
Een aantal commissies heeft zich de afgelopen jaren over die herinrichting gebogen hetgeen geleid heeft tot de volgende veranderingen:
- de invoering van het teamconcept in de mondzorg met taakherschikking tussen de verschillende in de mondzorg werkzame beroepsgroepen (tandartsen, mondhygiënisten, tandartsassistenten);
- uitbreiding van taken en rechtstreekse toegankelijkheid van de
  mondhygiënist;
- een vierjarige opleiding tot mondhygiënist op hbo-bachelorniveau
  (opleiding mondzorgkunde) met onder meer curatieve tandheelkundige verrichtingen en toegepaste wetenschappelijke scholing;
- een zesjarige opleiding tot mondarts.

De overheid rekent de mondzorg tot de eigen verantwoordelijkheid
van de volwassen Nederlander. Dit blijkt uit het nieuwe verzekerings-
stelsel waarin alleen mondzorg voor kinderen van nul tot tweeëntwintig jaar deel uitmaakt van het basispakket. Volwassenen zijn aangewezen op aanvullende verzekeringen, waardoor er niet langer gesproken kan worden van een drempelloze toegang tot de mondzorg
voor de gehele bevolking. Uit onderzoek komt naar voren dat deze
maatregel vooral voor mensen met een lage sociaaleconomische status
en allochtone groepen nadelig zal uitwerken. Gebleken is dat een
groep van ongeveer 500.000 mensen geen aanvullende verzekering
voor tandheelkundige hulp heeft afgesloten. Een deel daarvan ontzegt
zich preventieve en curatieve hulp en zoekt pas hulp bij pijnklachten.
Peilstations in Nederland (NMT) geven aan dat bij onregelmatige
tandartsenbezoekers meer wortelkanaalbehandelingen en extracties
worden uitgevoerd dan bij regelmatige tandartsbezoekers. Bij de
jeugdige onregelmatig tandartsbezoekers ligt de nadruk meer op curatieve dan op preventieve hulp en in het bijzonder op 'eerste hulp'
vaak in de vorm van pijnbestrijding
In 2004 is een verkennend onderzoek naar de kwaliteit en kwantiteit
van het tandheelkundige zorgaanbod in Nederland uitgevoerd. Hieruit
blijkt dat de maatregel 'periodieke controle uit het ziekenfondspakket'
een negatief effect heeft op het tandartsbezoek. Van de volwassen
(voorheen) ziekenfondsverzekerden die naar de tandarts gaan (64%)
zegt ongeveer eenderde minder vaak of helemaal niet meer op controle te zullen gaan.

Op dit moment leeft 10,5 procent van de Nederlanders onder de
armoedegrens. Volgens de gegevens van het Centraal Planbureau ma-

ken 450.000 kinderen deel uit van deze categorie (CPB, 2005). Vooral jonge kinderen zijn afhankelijk van hun ouders voor tandartsbezoek. Als de ouders de tandarts niet meer bezoeken bestaat er een reëel gevaar dat ook de kinderen minder gauw naar de tandarts gaan. Het is nog onduidelijk wat op de langere termijn de effecten van het nieuwe zorgstelsel op de mondzorg zullen zijn. De NVM streeft er dan ook naar met name de preventieve mondzorg voor iedereen goed bereikbaar te maken, zowel individueel als collectief.

Mondhygiënist in Nederland

Bovenstaand betoog over de plaats van de mondhygiënist in de mondzorg kan als volgt worden uitgewerkt. De mondhygiënist zet zich in voor de bevordering van de mondgezondheid en daarmee voor de bevordering van de algemene gezondheid van de Nederlandse bevolking. Mensen hebben recht op gezondheidszorg en moeten in staat gesteld worden zelf de verantwoordelijkheid voor hun eigen mondgezondheid te kunnen nemen. Een goede mondgezondheid, dat wil zeggen de afwezigheid van ziekten, is van belang voor de algemene gezondheid en een pijler voor welzijn. De mondhygiënist begeleidt mensen om de verantwoordelijkheid voor hun eigen mondgezondheid te kunnen nemen door de patiënt inzicht te bieden in de situatie van de eigen mond, en kennis aan te reiken over de wijze waarop de patiënt onder meer door zelfzorg de eigen mondgezondheid kan optimaliseren.

De mondhygiënist bewaakt en stuurt het preventieproces, is eindverantwoordelijke voor dit proces en draagt zonodig taken over aan en/of pleegt overleg met andere zorgverleners. Ook in de collectieve preventie, georganiseerd en uitgevoerd door GGD-en, heeft de mondhygiënist een regiefunctie.

De NVM stelde reeds in haar beleidsplan van 1998 de noodzaak vast van het vergroten van de doelmatigheid van de inzet van mondhygiënisten met betrekking tot preventie. In haar beleidsplan van 2004-2007 stelt de beroepsvereniging dat 'Preventie het uitgangspunt moet blijven bij alles wat de mondhygiënist doet'. Preventie is de basis voor mondhygiënische zorg en de mondhygiënist is hier specifiek voor opgeleid. In de dagelijkse werkelijkheid komt deze deskundigheid nog onvoldoende tot zijn recht. Patiënten worden namelijk hoofdzakelijk voor parodontale curatieve zorg verwezen en niet systematisch voor preventieve zorg. Om deze situatie te verbeteren is een centrale positie van de mondhygiënist in de preventieve zorg noodzakelijk. Door de rechtstreekse toegankelijkheid zal een doelmatige inzet van de mondhygiënist op termijn mondgezondheidswinst opleveren. De beroepsgroep maakt zich ook sterk voor adequate honorering van de mondhygiënische zorg.

Het aantal werkzame tandartsen en mondhygiënisten in Nederland is niet precies bekend. Schattingen geven een indicatie van de aantallen van dit moment. Volgens het NMT-tandartsenbestand (2004) zijn er ongeveer 7750 tandartsen werkzaam. De gemiddelde leeftijd is relatief hoog en het aantal in deeltijd werkende tandartsen neemt toe. De NVM schat het aantal mondhygiënisten in Nederland in 2005 op ongeveer 2600. De huidige groep mondhygiënisten is relatief jong. Van de mondhygiënisten is 98 procent vrouw; van deze groep werken velen in deeltijd.

Acht van de tien mondhygiënisten werkt extramuraal. Van degenen die extramuraal werken, werkt tweederde deel in loondienst. Bijna eenderde deel werkt als vrij gevestigde mondhygiënist. Er is een duidelijke trend in toename van het aantal vrij gevestigde mondhygiënisten zowel werkzaam op eigen locatie als werkzaam in een groepspraktijk als zelfstandig ondernemer. Op termijn zal het aantal mondhygiënisten het aantal tandartsen overtreffen, 6-8000 respectievelijk 3-5000. Tot die tijd is er nog een groot tekort aan menskracht te dichten.

Een berekening door de NVM toont aan dat zorg door de mondhygiënist slechts bij tien procent van de bevolking terechtkomt. Zelfs bij een grote inspanning om het aantal mondhygiënisten uit te breiden zal de capaciteit voorlopig onvoldoende blijven om alle werkzaamheden uit te voeren die tot het takenpakket van de mondhygiënist horen. Het is voorstelbaar dat juist samenwerkingsverbanden waarin tandartsen, mondhygiënisten en de inzet van tandartsassistenten het tekort kunnen beperken. Voorwaarde voor een effectieve preventie is dat mondhygiënisten daarin een regisserende rol hebben.

De effectiviteit van de mondhygiënist

Er is geen – recente – literatuur over de doeltreffendheid en de doelmatigheid van de inzet van mondhygiënisten in de mondzorg in Nederland. Buitenlandse literatuur geeft echter wel aanknopingspunten die van belang kunnen zijn voor de mondhygiënische zorg. In de landen om ons heen waar geen mondhygiënisten werken, is het met de situatie van de mondgezondheid van de bevolking slechter gesteld dan in Nederland. Voorbeelden hiervan zijn België, Frankrijk en Oostenrijk. Zweden en Denemarken laten al heel lang successen zien.

Reviews van onderzoeken over een periode van dertig jaar onderzoek wijzen het succesvolle langetermijneffect van plaquecontrole door mondhygiënisten op het behoud van gebitselementen en het voorkomen van cariës en parodontale aandoeningen. In een zesjarig onderzoek in een Zweedse kliniek voor jeugdtandzorg wordt aangetoond dat een team bestaande uit een tandarts en vijf mondhygiënisten ten opzichte van het klassieke model van twee tandartsen en vier preventieassistenten, kosteneffectief is en een grotere cariësreductie geeft. In diverse landen of staten van landen is men bezig de toegankelijkheid tot de mondhygiënist te vergroten. Dit wordt vooral bepleit om meer mensen te laten profiteren van de zorg van de mondhygiënist. Onderzoek in Canada toont aan dat deze vrije toegankelijkheid ertoe leidt dat daadwerkelijk meer mensen profiteren van de preventieve zorg, dat meer mensen daardoor voor curatieve en restauratieve zorg naar de tandarts gaan, dat de zorg goedkoper is dan in traditionele tandartspraktijken met een mondhygiënist en dat patiënten niet meer gezondheidsrisico's lopen.

Onderzoek geeft aan dat vanuit een 'public health'-perspectief de aanpak voor cariëspreventie ofwel gericht moet zijn op de hele bevolking ofwel op risicogroepen in de bevolking. Daarmee wordt een grotere vermindering van nieuwe caviteiten bereikt dan wanneer een strategie wordt gevolgd die gericht is op individuen 'at risk'. Daarom is nauwe samenwerking van voorlichters en behandelaars en onderlinge afstemming noodzaak. Dat geeft ondersteuning aan het streven meer collectieve preventie onder regie van mondhygiënisten te ontwikkelen.

In een Deense jeugdtandzorgkliniek is in 1987 een voornamelijk niet-curatieve behandelingsstrategie voor cariës ingevoerd. Daarbij werd aan risicokinderen extra aandacht besteed. Na drie jaar hadden de zes- en twaalfjarige kinderen in de experimentele groep meer gave occlusale vlakken in vergelijking met kinderen uit de controlegroep die het reguliere preventiepakket ontvingen (vroegtijdige verzegeling en lokale fluoride applicatie eens per halfjaar), terwijl er minder behandeltijd nodig was. Na vijf jaar bleek dat de nieuwe preventieve aanpak de curatieve behandelingen met zestig procent reduceerde. Van de totale behandelingstijd was slechts vijfentwintig procent nodig voor curatieve behandeling van cariës bij drie- tot zeventienjarigen.

Het inzetten van mondhygiënisten in een tandartspraktijk levert een positieve verschuiving op in de praktijkvoering: meer preventie en minder curatieve en prothetische behandeling. De totale uitgaven van tandheelkundige hulp neemt daarmee ook af.

Uit internationaal onderzoek blijkt dat de toegang tot de mondzorg toeneemt naarmate de eisen voor supervisie van de mondhygiënist afnemen. De toegankelijkheid van de mondzorg wordt verbeterd door vrije toegang tot de mondhygiënist. Tevens blijkt dat de onafhankelijke mondhygiënist veilig en effectieve zorg levert. Eveneens functioneren onafhankelijke mondhygiënisten efficiënt bij het in kaart brengen van de mondgezondheid en het doorsturen van patiënten die tandheelkundige zorg nodig hebben. De Alberta Dental Hygienist Association heeft vastgesteld dat wanneer de mondhygiënist onder supervisie behandelingen uitvoert dit de kosten vijfentwintig procent hoger maakt in vergelijking met de vrije toegankelijke mondhygiënist.

Vastgesteld kan dus worden dat de een echte preventieve benadering effectief en efficiënt is. Dat is nog niet voor alle groepen, die op grond van hun mondgezondheid intensieve preventie nodig hebben, vastgesteld. Het beschikbare onderzoek geeft echter geen reden aan te nemen dat grote afwijkingen in de effectiviteit zullen optreden. Het is de mondhygiënist die deze essentiële preventieve benadering kan leveren.

De positie van de mondhygiënist in de organisatie

Het door de overheid ingezette beleid op het gebied van taakherschikking heeft in eerste instantie als doel het doelmatig inzetten van de beschikbare menskracht in de mondzorg waardoor de efficiency van de zorg vergroot wordt. De toegevoegde waarde van de taakherschikking ten opzicht van de taak- of functiedifferentiatie of taakdelegatie zit in de mogelijkheid de zorg anders te organiseren. Deskundigheid en competenties van hulpverleners zijn richtinggevend voor de vraag wie een patiënt moet behandelen in plaats van een keuze op basis van bestaande hiërarchische overwegingen. Van het in meerdere mate samenwerken in teams (tandartsen, mondhygiënisten, tandartsassistenten en tandprothetici) wordt bovendien een kwaliteitsimpuls verwacht als gevolg van mogelijkheden voor tweede meningsvorming, collegiale toetsing en bijsturing en stimulans voor arbeidssatisfactie. Deze teams hoeven niet noodzakelijkerwijs op één locatie gehuisvest te zijn om samen te kunnen werken.

Alleen al op grond van arbeidsmarktoverwegingen zou taakherschikking dus maximale kansen moeten krijgen. Hierbij zal het zorgverzekeringssysteem van grote invloed zijn voor de beschikbaarheid van de zorg. Taakherschikking leidt tot een grotere zorgcapaciteit naar verhouding van het aantal in de zorg werkzame personen, maar ook tot een hogere doelmatigheid van zorg: de meest aangewezen type zorgverlener wordt ingezet voor de zorgvraag. Daarnaast kan verwacht worden dat taakherschikking een grotere arbeidssatisfactie van de zorgverleners tot gevolg zal hebben. Immers, de beroepsuitoefening is meer in overeenstemming met het opleidingsniveau van de zorgverlener.

In het kader van de taakherschikking in de mondzorg is het de bedoeling dat de mondhygiënist de preventieve mondzorg inclusief bepaalde tandheelkundige curatieve werkzaamheden van de tandarts overneemt. Het gaat bij deze curatieve tandheelkundige werkzaamheden om het boren en vullen van primaire caviteiten, waarbij het boren als een voorbehouden handeling wordt aangemerkt waardoor voor deze werkzaamheden een opdracht van een tandarts noodzakelijk is. De mondhygiënist is in dit opzicht functioneel zelfstandig. Dat wil zeggen dat toezicht door en tussenkomst van de opdrachtgever (i.c. de tandarts) niet nodig is. Het spreekt vanzelf dat de mondhygiënist voor die verrichtingen waarvoor een opdracht van de tandarts is vereist, zeker in het geval van zelfstandige vestiging of zelfstandige praktijkvoering in een groepspraktijk, zorgdraagt voor het vastleggen van afspraken – bijvoorbeeld in de vorm van een protocol – met de opdrachtgevende tandarts(en). Deze opdracht hoeft niet iedere afzonderlijke handeling te betreffen maar kan ook een 'overall' opdracht zijn. Over de bekostiging zullen in dat kader afspraken gemaakt dienen te worden met of de opdrachtgevende tandarts of de zorgverzekeraar van de patiënt.

Voor de mondhygiënist betekent deze taakherschikking vooral dat hij in de totale mondzorg verantwoordelijk is geworden voor een grote groep patiënten met een stabiele mondgezondheid en voor niet tandheelkundig gecompliceerde patiënten. Dat wil zeggen dat de dagelijkse, reguliere mondzorg zoveel mogelijk wordt verschoven van de tandarts naar de mondhygiënist. Om deze taken op zich te kunnen nemen beschikt de mondhygiënist minimaal over die competenties waarmee hij zelfstandig of functioneel zelfstandig en onder normale omstandigheden de nodige (be)handelingen kan toepassen binnen zijn deskundigheidsterrein. Hij kan zelfstandig besluiten nemen en daarvoor verantwoording afleggen. Wanneer de patiënt zorg behoeft die buiten het deskundigheidsterrein valt, verwijst de mondhygiënist de patiënt door naar een tandarts of arts. De mondhygiënist werkt dan ook in gevarieerde omstandigheden (extramurale gezondheidszorg, intramurale gezondheidszorg, collectieve gezondheidszorg) effectief en efficiënt samen met andere beroepsbeoefenaren in de mondzorg. Een sterke mate van samenwerking zal er echter moeten zijn voor de volwassen ouderen en diverse specifieke groepen zoals risicokinderen en geïnstitutionaliseerde patiënten.

De taakherschikking kan gestimuleerd worden door een herbezinning over de tariefstructuur in de mondzorg én de toegankelijkheid van de zorg. Preventieve zorg dient een eigenstandig en substantieel onderdeel te vormen van de vergoedingen én voor iedereen toegankelijk te zijn. Ook door het aanpassen van de tarieven kan de taakherschikking verder geïmplementeerd worden en kunnen de kosten van de mondzorg op langere termijn wellicht naar beneden worden bijgesteld.

Mondhygiënisten werken samen met tandartsen, tandartsassistenten, tandartsspecialisten, artsen, andere paramedici, verplegenden en verzorgenden. In de algemene mondzorg zal de samenwerking vooral plaatsvinden in een teamverband van tandartsen en tandartsassistenten met, indien nodig, verwijzing naar tandheelkundig specialisten. Om deze samenwerking voldoende tot zijn recht te laten komen is het van belang dat de verschillende beroepsbeoefenaren op de hoogte zijn van ieders deskundigheid en dat zij elkaars competenties kennen en vertrouwen. De basis hiervoor moet gelegd worden tijdens de opleidingen. Voor de invulling van het door de overheid ingezette beleid is het niet strikt noodzakelijk dat zorgverleners onder één dak zijn gehuisvest. Wel is het noodzakelijk dat de samenwerking tussen de verschillende beroepsbeoefenaren protocollair wordt geregeld en schriftelijk vastgelegd.
In de intramurale zorgverlening of de collectieve preventieve zorg zal de mondhygiënist (naast het daadwerkelijk verlenen van zorg en het geven van voorlichting) steeds meer de functie van coördinator van de mondzorg gaan vervullen. Dat betekent dat de mondhygiënist moet beschikken over de basiskwalificatie voor het geven van leiding en het uitvoeren van managementtaken.

In de visie van de NVM past een andere inrichting van de mondzorg. Nog steeds ligt in de mondzorg de nadruk sterk op curatie, op tandheelkunde. De NVM pleit voor structurele mondzorg met veel meer nadruk óp en aandacht voor preventie: de verrichtingen zijn er vooral op gericht dat de patiënt steeds 'terugkeert' naar een gezonde mond en de primaire preventie. Door uiteindelijk zélf de verantwoordelijkheid te kunnen nemen voor zijn eigen mondgezondheid kan curatieve zorg voorkomen of uitgesteld worden. Door deze zorgherschikking, waarbij de nadruk ligt op het voorkomen van ziekten in plaats van het oplossen van problemen veroorzaakt door ziekten, ontstaat de gezondheidszorg waar patiënten recht op hebben. Bovendien zal door deze manier van zorgverlening niet alleen winst te halen zijn op het niveau van mondgezondheid van de patiënt, maar ook in de doelmatigheid van de zorg. Preventieve zorg is immers beduidend minder kostbaar dan curatieve zorg.

Door het toepassen van structurele mondzorg voor de héle bevolking komt niet alleen de mondgezondheid van de Nederlandse bevolking op een hoger niveau, maar kunnen de kosten van de zorg afnemen. Buitenlands onderzoek toont aan dat het inzetten van meer mondhygiënisten in de tandartspraktijk een positieve verschuiving oplevert in de praktijkvoering: meer preventie en minder (dure) curatieve prothetische behandelingen. Eveneens is aangetoond dat door de rechtstreekse toegankelijkheid van de mondhygiënist de mondzorg laagdrempelig wordt, waardoor problemen in een vroeger stadium onderkend en voorkomen worden.

Met betrekking tot de mondzorg voor de jeugd kunnen de effecten van individuele preventie versterkt worden door collectieve preventie, waardoor de zorg nog doelmatiger wordt. Met name zal dit het geval zijn bij de risicogroepen onder de jeugd.

Uit onderzoek blijkt dat de mondzorg voor patiënten in twee leeftijdscategorieën, namelijk jeugdigen tot achttien jaar en ouderen boven de 65 jaar bij ongewijzigd beleid in de toekomst een groeiend probleem vormt. Door de jeugd al vanaf jonge leeftijd te voorzien van structurele mondzorg, aangevuld met collectieve preventieve zorg, het opnemen van preventieve mondzorg in de basisverzekering en het weer initiëren van een georganiseerde jeugdtandverzorging kunnen deze problemen voorkomen worden. Ten behoeve van ouderen dient preventieve mondzorg opgenomen te worden in het zorgplan van instellingen voor ouderenzorg en de mondzorg in zijn algemeenheid meer toegankelijk te worden voor ouderen. Door het gedrag van mensen ten aanzien van hun mondgezondheid positief te beïnvloeden (bijv. t.a.v. rookgedrag) draagt de mondhygiënist bij aan een verbeterde leefstijl.

Slotbeschouwing

De laatste decennia heeft het beroep van mondhygiënist een vlucht genomen. Alles overziend is de ontwikkeling van het beroep mondhygiënist snel gegaan. Vooral in het kader van de taakherschikking valt op dat de discussie over de plaats van de mondhygiënist in de mondzorg is opgelaaid.

Bij alle vernieuwingen die de beroepen in de mondzorg hebben ondergaan, ziet men dat de opleiding tot mondhygiënist (m.i.v. 2002 een vierjarige hbo-bacheloropleiding) en de wettelijke randvoorwaarden voor de beroepsuitoefening van de mondhygiënist ingrijpend gewijzigd zijn. Ook voor de tandarts is inmiddels duidelijk dat de opleiding tot tandarts een zesjarige wetenschappelijke opleiding wordt en het aantal opleidingsplaatsen zal verminderen.

In de toekomst zal de mondzorg van een grote groep patiënten vooral een taak zijn van de vierjarig opgeleide mondhygiënist. Dit betekent dat de opleidingscapaciteit voor mondhygiënisten zal moeten worden vergroot. De meer tandheelkundig complexe behandelingen worden uitgevoerd door een tandarts die een ander en zwaarder programma heeft doorlopen dan de huidige tandarts.

De NVM zou er de voorkeur aan geven om de gehele preventieve mondzorg over te laten aan de mondhygiënist. De mondhygiënist heeft bewezen de afgelopen jaren capabel te zijn om deze zorg (het voorkomen en het behandelen van cariës en parodontitis) toebedeeld te krijgen. Aangaande de preventieassistent is de NVM van mening dat er zeker plaats is voor een preventieassistent in het mondzorgteam, mits het deskundigheidsgebied duidelijk omschreven is en een goede, gecertificeerde vierjarige mbo-opleiding aan de beroepsuitoefening voorafgaat. Aangetoond is immers dat hoe beter de opleiding is des te meer resultaat wordt geboekt.

Voor de samenwerking binnen deze drie beroepen in het mondzorgteam, zal het vooral van belang zijn om op de hoogte te zijn van elkaars deskundigheid en competenties, bij voorkeur al ingebed in de opleidingen tot tandarts, mondhygiënist en tandartsassistent. Dit zal leiden tot een meer natuurlijke afstemming en samenwerking dan voorheen het geval was. Vooral de oude hiërarchische structuren beletten de samenwerking en dus de resultaten op lange termijn voor de patiënten. Respect voor en kennis over elkaars professionaliteit zullen leiden tot samenwerking op basis van gelijkwaardigheid.

Essentieel voor het goed laten verlopen van de taakherschikking en samenwerking zal de honorering van de mondzorg binnen de verzekeringsstructuur zijn. Het oude systeem werkt in de hand dat curatieve handelingen meer plaatsvinden en beter gehonoreerd worden dan preventie. Ook is er geen afzonderlijke tariefstructuur voor de diverse beroepsbeoefenaren in de mondzorg. Een betere kennis van de zorgverzekeraar aangaande het profiel en de beschikbaarheid van de afzonderlijke beroepsbeoefenaren zal wellicht leiden tot een beter inzicht en resulteren in een ander tariefgebouw. De overheid heeft initiatieven ontwikkeld deze systemen door te lichten.

De mondhygiënist heeft een niet meer weg te denken plaats in de mondzorg. De gerichtheid op preventie en de unieke rol in patiëntenvoorlichting hebben ertoe geleid dat de mondhygiënist een begrip is. Door de uitbreiding van het deskundigheidsgebied en de opleiding, én door de rechtstreekse toegankelijkheid kan de mondhygiënist een belangrijke rol spelen in de mondzorg. De mondhygiënist kan de verantwoordelijkheid nemen voor een grote groep patiënten met een stabiele mondgezondheid en voor niet tandheelkundig gecompliceerde patiënten, mede verantwoordelijk zijn voor tandheelkundig gecompliceerde patiënten en een belangrijke bijdrage leveren aan de zorg voor risicogroepen in de samenleving. Niet alleen met betrekking tot de organisatie en financiering van de zorg, maar vooral in het belang van de toegankelijkheid van de zorg voor de patiënt en in het kader van gezondheidsoverwegingen. Samenwerking is hiervoor essentieel.

Bronnen

De voor dit hoofdstuk gebruikte literatuur is vermeld in de literatuurlijst.

drs. Rien Koopmans

Inleiding

In dit hoofdstuk zal ik onder andere aan de hand van kernwoorden, welke in de andere hoofdstukken door de medeauteurs in het boek zijn gebruikt, proberen een visie te geven, vanuit de praktijk, op samenwerken en het managen van een samenwerking. Overigens een persoonlijke visie op praktijkvoering, managen en samenwerken, waarbij enige overlap onvermijdelijk is gezien de verwevenheid van onderwerpen. Kortom een persoonlijke reflectie op alle theoretische beschouwingen vanuit de praktische ervaring met samenwerken in de mondzorg.

Al 27 jaar ben ik werkzaam in een grote praktijk in het zuiden van het land. We zijn met vier tandartsen uit Groningen een praktijk gestart in een oude pastorie en in zevenentwintig jaar uitgegroeid tot een team van veertig personen bestaande uit: zeven tandartsen onder wie alle aandachtsgebieden zijn vertegenwoordigd, zes mondhygiënisten waaronder kindertandverzorgsters (mondhygiënistes) en mondzorg-kundigen (mondhygiënistes), zeventien assistentes waaronder pre-ventieassistentes, een tweetal tandtechnici, zes baliemedewerksters, een beheerder en een financial controller, allen onder leiding van een managementteam bestaande uit een manager bedrijfsvoering onder-steund door twee tandartseigenaren. We werken op twee locaties aan totaal twaalf stoelen.

Daarnaast ben ik inmiddels zeven jaar actief in het bestuur van BIG-office, Vereniging van grote tandartspraktijken in Nederland, waar ik de nodige ervaringen heb uitgewisseld over samenwerken.

Enkele praktijkgegevens: ingeschreven patiënten ongeveer 14.000, er is sprake van een gedeeld patiëntenbestand. De tandartsen verwijzen naar elkaar en naar de genoemde hulpkrachten. De meerkamerplanning wordt gepland op twee tot vier kamers afhankelijk van de tandarts en het soort behandelingen. De tandartsen hebben één, twee of drie dagdelen poli, dat wil zeggen dat de betreffende tandarts zijn eigen controles doet en parallel daaraan de pijnklachten van de hele praktijk, zodat de andere tandartsen die dag gevrijwaard zijn van pijnklachten tussen de behandelingen door. Er zijn vijf tandartseigenaren die de maatschap vormen en twee jonge tandartsen in loondienst welke op percentage basis worden gehonoreerd. De organisatiestructuur wordt weergegeven in figuur 10.1.

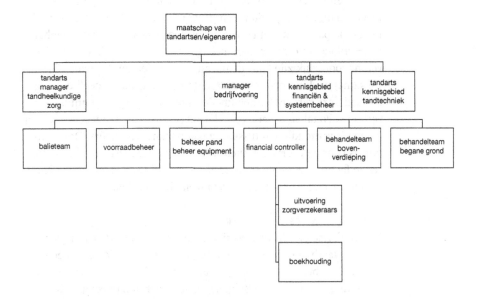

Figuur 10.1 *Organogram van de tandartsenteam de Besterd in Tiburg.*

Samenwerkingsvormen

Een organisatie kan op verschillende wijzen ontstaan. Een organisatie kan klein beginnen en uitgroeien. Maar ook kan een groot samenwerkingsverband ontstaan door het samenvoegen van meerder kleine praktijken. Het voordeel van een langzame groei is dat er aan een stabiel team en gewenste cultuur kan worden gewerkt. Fusies zijn niet alleen in de zorg maar ook elders aanleiding tot veel aanpassingen in het team met alle gevolgen van dien, zoals een groot verloop in het personeelsbestand. Soms blijken er te grote verschillen in cultuur en/

of visie te zijn die weer aanleiding zijn tot het uiteenvallen van de samenwerking of hoogoplopende meningsverschillen.

Er zijn verschillende vormen van samenwerking, waarbij het vooral belangrijk is wie eigenaar/praktijkhouder is. Daaruit is al veel af te leiden over de vorm en werkwijze zoals in hoofdstuk 6 is betoogd. Op grond van management en leiding (het thema van dit hoofdstuk) is de volgende indeling is te maken.

MEERDERE TANDARTSEIGENAREN

Eigenaren die een maatschap of BV vormen, hebben door hun gemeenschappelijk eigendom een grotere bindende factor met de praktijk en de patiënten dan tandartsen in loondienst. De laatste hebben meer vrijheid om te veranderen van praktijk, omdat zij in dat geval niet verantwoordelijk zijn voor de opvang van patiënten die achterblijven. De samenwerking tussen meerdere tandartseigenaren geeft de mogelijkheid deze verantwoordelijkheden samen te dragen, continuïteit te verhogen en taken te verdelen. Het succes daarvan hangt echter af van de goede verhoudingen tussen de maten/aandeelhouders. Deze structuur is voor de voortvarendheid van ondernemen vaak een belemmerende factor. Het nemen van beslissingen met een vijftal maten is nu eenmaal lastiger dan wanneer je alleen eigenaar bent.

EÉN TANDARTSEIGENAAR

Een tandartseigenaar met overige tandartsen in loondienst, is een situatie waarbij er een zeer grote verantwoordelijkheid ligt bij één persoon die buiten verhouding is en de organisatie kwetsbaar maakt in continuïteit. De tandartseigenaar zal de kar in zijn eentje moeten trekken, valt hij weg om welke reden dan ook (arbeidsongeschiktheid,leeftijd e.a.) dan is het de vraag wie de praktijk voortzet. Het is daarom aan te bevelen een grote praktijk met meer eigenaren te hebben met alle nadelen van dien. Als een tandarts uitvalt, moet de continuïteit van de praktijk als bedrijf gewaarborgd zijn. Eigenlijk zou binnen de organisatie niemand onvervangbaar moeten zijn. Eén tandartseigenaar maakt de slagvaardigheid in de dagelijkse praktijk overigens wel aanzienlijk groter.

EEN NIET-TANDARTS IS EIGENAAR

Een eigenaar die geen tandarts is en alle tandartsen in loondienst heeft, is een organisatie welke het gevaar in zich heeft dat de tandheelkunde ondergeschikt raakt aan de bedrijfsmatige doelen. Als investeerders meerdere vestigingen opkopen, bestaat de kans dat tandheelkunde zorg ondergeschikt raakt. De organisatie wordt dan ge-

stuurd door management dat geen affiniteit heeft met de tandheelkunde (deze situatie kan al worden waargenomen in onderwijs, ziekenhuizen). De mondzorg wordt handelswaar, ook door de werkwijze
van verzekeraars. Het biedt hoofdzakelijk financiële voordelen.

> Onze visie op praktijkvoering was gericht op samenwerken om
> elkaars werk te kunnen zien, samen sterker te zijn, de patiënt
> meer en betere zorg te kunnen bieden, kortom hoofdzakelijk om
> tandheelkundige redenen. Later bleek het ook andere voordelen
> te hebben zoals het verdelen van taken een grotere bereikbaar-
> heid (openstelling) en opvang bij ziekte en vakanties.

Het voorbereiden van een goede samenwerking

Allereerst is het belangrijk dat de tandartsen die van zins zijn te gaan
samenwerken, om de tafel gaan zitten om te formuleren wat het doel
is van de samenwerking. Daarbij hoort een gemeenschappelijke visie,
met een aantal doelstellingen en meetbare afspraken. Dat moet zowel
de inhoud van de mondzorg als de organisatie betreffen. Het is sterk
aan te bevelen de visie, doelen en afspraken tot stand te brengen onder
begeleiding van een coach van buiten. Het geheel dient op papier te
worden gezet evenals een transparante structuur voor de organisatie.
Duidelijk moet zijn wie waarvoor verantwoordelijk is en hoe onderling
overleg is geregeld. De plaats van de tandartseigenaren ten opzichte
van de andere medewerkers in de praktijk moet duidelijk zijn. De
deelnemende eigenaren behoren dit unaniem te bekrachtigen. Voorafgaande zijn gesprekken met ervaringsdeskundigen een aanbeveling
om te leren van andermans fouten of juist goede ervaringen.
Dan is een door een notaris opgesteld contract (afhankelijk van de
rechtsvorm) noodzakelijk. Met ingang van 2008 zal (als gevolg van een
wetswijziging) in verband met de aansprakelijkheid de maatschap niet
meer kunnen bestaan en zal deze moeten worden omgevormd tot een
open of besloten vennootschap.
Belangrijk is dat het overlegtraject naar het contract wordt genotuleerd
waarin de intentie van iedere maat aan bod komt. Deze notulen dienen
tezamen met het contract vastgelegd worden wil het contract overeind
blijven bij een dissociatie. In het contract moet vastgelegd zijn de
procedure van toe- en uittreden en de procedure bij dissociatie opdat
het praktijkbelang niet geschaad wordt in het belang van de praktijk-
voeringen. De verdeling van het gemeenschappelijke bezit van het

onroerend goed is niet zelden een struikelblok. Ook de berekening van goodwill is vaak een discussiepunt, waarbij het niet alleen gaat om een patiëntenbestand maar ook om een aandeel in de organisatie. En ten slotte moet het contract afspraken over de winstverdeling bevatten: deze moet transparant zijn, zodat inzichtelijk is hoe diverse kosten en opbrengsten worden toegedeeld.

> Aanvankelijk was onze winstverdeling gelijkelijk verdeeld uit-gaande van een gelijke inbreng aan inzet en prestatie met dezelfde werktijden. Toen de computer zijn intrede deed werd inzichtelijk hoe verschillend de omzet was tussen de maten en was een dergelijke winstverdeling niet houdbaar en gaf aanlei-ding tot de nodige discussies. Daarna zijn enige keren compro-missen gesloten die tot een variatie op de winstverdeling leidden. De variatie bestond uit winstverdeling deels naar tijdsfactor en deels naar omzetfactor. Op basis van deze ervaringen kom ik tot de conclusie dat jaarlijks de winstverdeling op de agenda moet.

Het onderhouden van een goede samenwerking

Jaarlijks dient visie op diverse onderdelen van de samenwerking te worden geëvalueerd en zonodig bijgesteld, zodat de individuele visies niet gaan afwijken van de vastgelegde gemeenschappelijke visie en allen tevreden zijn met de verdeling van de opbrengsten en kosten. Het is verstandig eens in de drie jaar het maatschapcontract te be-oordelen en aan te passen indien nodig. Dat kan bijvoorbeeld nodig zijn omdat niet meer wordt voldaan aan de normen van deze tijd of wat redelijk en te doen gebruikelijk is binnen de beroepsgroep. Voor-beelden zijn regels betreffende het meenemen van patiënten en me-dewerkers bij uittreden. Maar ook kan dat gaan over de hoogte en berekeningswijze van de goodwill, ook al wordt die tegenwoordig steeds meer bedrijfsmatig berekend.
Wanneer de tandartseigenaren bovenstaande zaken in twee weeken-den per jaar op de 'hei' onder begeleiding van een coach aan de orde stellen, dan zal gedurende het jaar veel minder discussie ontstaan. Men kan immers verwijzen naar de gemeenschappelijke visie en af-spraken.
Naar mijn mening is het belangrijk om in al deze documenten te laten zien dat het belang van de samenwerking en de organisatie prevaleert

boven individuele belangen zowel in de visie en winstverdeling als in
het samenwerkingscontract.

Een kantekening is hierbij te maken. Het is belangrijk dat alle tandartseigenaren actief hun mening geven/kunnen geven. Jarenlang ge-
dogen en stilzwijgen zijn op termijn funest. Er moet binnen een gemeenschappelijk visie ruimte zijn voor een afwijkende eigen visie die
openlijk wordt gedoogd, mits deze visie goed gefundeerd is. Vaak
liggen aan afwijkende visies cruciale punten ten grondslag. Voorbeelden daarvan zijn loyaliteit aan afgesproken beleid of wantrouwen ten
opzichte van de organisatie. Dat laatste kan blijken uit een behoefte
steeds gemaakte afspraken ter discussie te stellen en overal in te willen
meebeslissen. Actieve participatie in de organisatie, zoals die zichtbaar kan zijn in de goede voorbereiding van maatschapvergaderingen,
is een andere voorbeeld. Uitspreken en onderling bespreken van dit
soort verschillen is nodig voor slagvaardigheid van de organisatie.

Gedurende het jaar dienen een aantal vergaderingen te worden uitgeschreven waarin organisatorische zaken aan de orde komen en
feedback plaatsvindt van het management naar de tandartseigenaren.
Feedback kan alle onderwerpen betreffen, zoals evaluatiegesprekken
met personeel, investeringen, begrotingen, patiëntentevredenheid en
personeelsbeleid.

Uiteraard dient ook jaarlijks een aantal tandheelkundig inhoudelijk
bijeenkomsten te worden uitgeschreven. Daarin wordt de visie op
tandheelkunde en mondzorg getoetst. Onderwerpen zijn daarbij: het
beleid ten aanzien van de verdeling van aandachtsgebieden, zorgvraag, zorgaanbod, patiëntenaannamebeleid, inzet van hulpkrachten,
beleid ten aanzien van het delegeren van verrichtingen, opleidings-
trajecten van tandartsen en medewerkers, statistiek van verrichtingen
en declaratiebeleid. Belangrijk is steeds zorgvuldig te notuleren en te
zorgen voor een goed voorzitterschap. Dat kan een van de maten zijn
doch zo mogelijk een intermediair van buiten.

De statistiek behelst bijvoorbeeld het onderling vergelijken van
het aantal verrichtingen per honderd controles om een inzicht te
krijgen in hoe bepaalde verhoudingen liggen. Uit deze statistiek
valt kwaliteit af te lezen (hoe vaak wordt DPSI-meting gedaan,
hoe regelmatig worden foto's gemaakt), kwantiteit (hoeveel verrichtingen worden er uitgevoerd in de verschillende aandachtgebieden) en declaratie beleid (hoeveel tandsteen per honderd

controles, onderlagen, chirurgische extracties). Door deze para-
meters met elkaar te vergelijken, is het mogelijk dit op elkaar af te
stemmen en eenduidiger naar patiënten te handelen, kwaliteit te
verbeteren en kritisch te zijn op juiste declaratie. Uiteraard vergt
dit de nodige tact om elkaar te wijzen op elkaars onvolkomenheden maar als dat lukt, is er veel te winnen.

Het managen van een samenwerking

Leiderschap is niet iets wat je kunt leren. Je moet het in je hebben,
maar je kunt het echter wel ontwikkelen. Er zijn meerdere vormen van
leiderschap waarover vele boeken zijn geschreven. Welke de juiste is
blijft altijd de vraag en wordt meestal bepaald door het succes, de
winnaar heeft altijd gelijk zullen we maar zeggen. Een leider kun je
alleen zijn als anderen je als zodanig accepteren, je bent dus meestal
een leider dankzij je team (zie ook hoofdstuk 7).
Een grote diversiteit tussen de tandartseigenaren maakt dat het vormen en onderhouden van een team veel energie vergt; de ontwikkeling
is daarbij een glijdende schaal van een groep tot team.

Voorbeeld hoe bij ons het 'leiderschap' is ontwikkeld
We begonnen in 1980 met een taakverdeling van de diverse
organisatorische zaken zoals gebouw, personeel, financiën,
equipement, voorraad. Al snel bleek één tandarts organisatieta-
lent en affiniteit met managen te hebben en de anderen juist niet.
Hij nam taken over die een ander liet liggen. Vervolgens werd
besloten hem vrij te houden voor deze taken en hem daarvoor te
honoreren. Dan groeit de praktijk en ontstaat de behoefte aan
ondersteuning. Er komen een officemanager, een beheerder, een
boekhouder enzovoort. Ten slotte ontstaat de discussie of een
directeur zou moeten worden aangesteld waarin aan de orde
komt of een tandarts zich moet bemoeien met het management.
Ik denk dat we in ons geval kunnen spreken van een organische
samenwerking en de typering van de samenwerking ligt tussen
X3 en X4 (figuur 6.3), wat echter moeilijk te onderbouwen is
gezien de heterogene samenstelling van het team. Het leiderschap wordt gekenmerkt door coachen en faciliteren.

De aard van de relaties in de maatschap (loyaal, competitief, conflic-
terend) is van grote invloed op de effectiviteit van de uitvoering van
het afgesproken beleid. Het leiderschap is beperkt in zijn effectiviteit
als de structuur van de taken complex is, het beleid aan verandering
onderhevig en de positionele macht beperkt. Naar mijn mening is het
gewenst dat een tandarts eigenaar te allen tijde een rol speelt in het
management. Dat moet om de inhoudelijke aspecten binnen de organisatie te bewaken zoals kwaliteit van de zorg, afstemmen van zorgaanbod op de zorgvraag en te gebruiken materialen. Maar ook behandelaars in hun tandheelkundige handelen te begeleiden. Daarbij
moet sturing gegeven worden aan de aanwezige bevoegdheden en
bekwaamheden en leiding gegeven worden aan het tandheelkundige
overleg. In het managen van een organisatie uitsluitend door be-
drijfskundigen schuilt het risico dat de tandheelkunde ondergeschikt
wordt aan het bedrijfsdoelen. Natuurlijk zijn er uitzonderingen en is er
nog weinig onderzoek naar gedaan, maar mijn gevoel en ervaring
tenderen naar een tandarts aan het roer.

Bij het groeien van een organisatie doen zich daarbij een aantal potentiële problemen voor.
– Een structuur waarbij één tandarts voorzitter, manager én maat is,
  leidt op den duur tot wrijving binnen de maatschap.
– Als de organisatie groeit en taken steeds meer bij het management
  komen te liggen, ontstaat 'ambtelijk gedrag'; men leunt achterover,
  bereidt overleg niet voor en trekt pas aan de bel als er zaken aan de
  stoel veranderen die niet naar de zin zijn. Een taakverdeling waarbij
  de maten betrokken zijn bij het management is te prefereren, mits
  men de taken ook uitvoert zoals afgesproken. Met het groeien van
  de organisatie neemt de overhead dus toe en daarmee de kosten.
  Bedenk wel dat in een dergelijke samenwerkingsvorm de tandartsen 's avonds en in het weekend gevrijwaard zijn van administratieve en organisatorische zaken.

Uitwisselen van ervaring met andere praktijken is één van de belangrijkste instrumenten om te toetsen of de organisatie op het goede
spoor zit. Dat geldt zeker voor grote praktijken waar tijdig moet
worden gesignaleerd dat zaken niet goed lopen. De consequenties van
problemen kunnen namelijk bijzonder groot zijn. Je kunt van een
ander leren hoe dingen beter of anders kunnen, maar ook hoe dingen
niet moeten. Van elkaars fouten leren is in veel opzichten waardevol.
Er kan veel werk zitten in het ontwikkelen van allerlei organisatorische
aspecten waarvan weinig tot geen knowhow is bij beroepsorganisa-

ties, maar die je wel vindt bij andere grote praktijken. Zo is in 2000
BIG-office met dit doel opgericht.

De teamcultuur verschilt per praktijk. Hoe ga je met elkaar om, sta je
voor elkaar klaar of werkt ieder voor zich, worden assistenten uitgewisseld of juist niet. Die cultuur wordt door de tandartsen bepaald. Zij
geven het voorbeeld op de werkvloer. En tandartspraktijk heeft als
bijzondere unieke eigenschap dat de directeureigenaar ook op de
werkvloer staat en bovendien een heel nauwe samenwerking heeft met
zijn medewerkers (niet zelden acht uur op een dag). De medewerkers
zijn de belangrijkste factor als ze werken naar de visie van de praktijk.
Als ze passen in het team en ze werken gemotiveerd en met plezier,
dan werkt u met plezier en doet iedereen zijn werk beter en dat merkt
uw patiënt. Als je veel tijd steekt in een goed personeelsbeleid, krijg je
daar op de werkvloer veel voor terug. Ook veel energie steken in
begeleiding en scholing van de tandartsen, zowel als van de overige
medewerkers geeft een positieve drive aan de praktijkvoering. Wat een
solist wellicht als vanzelfsprekend kan vinden, moet bij een grote
praktijk vertaald worden naar beleid omdat je consequent en transparant moet zijn, steeds weer.

Een tandarts kan veel tijd besteden aan het trainen van zijn assistenten
en vervolgens veel verrichtingen delegeren om op meerdere kamers te
kunnen werken. De ervaring is dat andere assistenten in dezelfde
praktijk dat ook graag willen en de tandarts waar ze voor werken daar
ook om vragen. Een goede samenwerking in een team betekent dat
ook de nodige kennis wordt overgedragen door assistenten, van de
ene naar de andere tandarts. Aan assistenten, mondhygiënisten en
kindertandverzorgsters worden onder supervisie veel verrichtingen
gedelegeerd. Dat betekent dat niet alleen tandartsen maar ook medewerkers elkaars werk en dat van de tandarts zien. Dat is een stimulans
om kritisch te zijn op je eigen werk als tandarts. Als je medewerkers
aanspreekt op hun werk moet je zelf daar ook voor openstaan en je
kwetsbaar opstellen. Soms moeilijk, maar uiteindelijk levert dat pure
winst die zich vertaalt in een beter product en vertrouwen van de
patiënt. Als bijvoorbeeld de officemanager een assistent aanspreekt op
bepaalde aspecten van haar functioneren en vervolgen de tandarts
waarvoor die assistent meestal werkt haar de hand boven het hoofd
houdt, is het onmogelijk te sturen en beleid te voeren. De tandarts op
de werkvloer die ook eigenaar/directeur is, dient het voorbeeld te geven en onvoorwaardelijk achter het management te staan.

In de tandartspraktijk kan het naast elkaar bestaan dat elke tandartseigenaar een eigen team om zich heeft van hulpkrachten (2-6) met

gemeenschappelijke maar ook individuele doelen. Deze subteams werken niet allen even efficiënt, hebben niet dezelfde taken, uniformiteit, motivatie en gedrevenheid, loyaliteit en verantwoordelijkheden. Ze variëren van een groep tot een team. Dat heeft te maken met hoe een tandarts met zijn assistenten omgaat, een verschil in hiërarchie. De ene tandarts zal zijn assistent alleen de traditionele rol laten spelen, terwijl de andere veel delegeert, zijn assistent dus veel leert (vullen, polijsten, anesthesie geven enz.) en ook openstaat voor suggesties van haar kant. De tandarts moet dan de assistent coachen in het behandelen van patiënten. Deze tandarts zal waarschijnlijk meerdere assistenten om zich heen hebben en dat vergt een andere werkhouding, want men is meer van elkaar afhankelijk.

Communicatie in een grotere setting is van invloed op de onderlinge samenwerking. Een transparante structuur waarbij ieder weet welk plaats zij/hij in de organisatie heeft en welke taken en verantwoordelijkheden zij/hij heeft, is een voorwaarde voor goede samenwerking. Een goede overlegstructuur met een voorbereide agenda en eenvoudig toegankelijke notulen, zijn eveneens noodzakelijk om communicatie goed te laten verlopen. Het gebruik van e-mail is een noodzakelijk kwaad en dient zeer zakelijk van aard te zijn. Wanneer discussies via de e-mail worden gevoerd, leidt dit niet zelden tot misverstanden en hoogoplopende ruzies, zelfs binnen de maatschap (hoofdstuk 8).

Tandheelkunde

Groei van de organisatie is gedeeltelijk een autonoom proces door ontwikkelingen in de buitenwereld (toename kennis en kunde, enz.) en ambities van de deelnemers in de samenwerking. Een voorbeeld daarvan is de ontwikkeling van differentiaties en aandachtsgebieden. Voor de organisatie kunnen daarbij doelen bestaan als vergroten van de kwaliteit, verhogen van de arbeidsvreugde en efficiënter en kostenbesparend werken. Aan deze ontwikkeling zijn wel risico's verbonden. Wanneer een tandarts (of mondhygiënist?) met een bepaalde deskundigheid uitvalt, dan dient te worden gezocht naar een vervanger met die deskundigheid. Dat wordt een criterium voor opname in de samenwerking naast 'het passen in het team'. Eigenlijk moeten er van iedere deskundigheid twee zijn, maar dat maakt de groep weer erg groot.

In onze praktijk hebben we twee behandelaars van de meeste aandachtgebieden (disciplines): endodontie, parodontologie, chirurgie, prothetiek, gnathologie, orthodontie, implantologie, esthetische tandheelkunde, kindertandverzorgsters, mondzorgkundigen, mondhygiënistes en preventieassistentes. Een mooi aanbod aan tandheelkundige zorg zul je denken, maar dan wil je bange patiënten ook van dienst zijn dus het lachgas staat op de rol. Dat betekent weer medewerkers die specifiek worden opgeleid en een onderdeel waar je de continuïteit in moet blijven leveren.

Er is aan de andere kant geen andere weg mogelijk. Geen solist kan al deze specifieke zorg op adequaat niveau leveren. Een alternatief is solisten die samenwerken en naar elkaar verwijzen met ieder meer vrijheid en minder organisatorische problemen. Eén patiëntendossier en goede verslaglegging is dan wel essentieel, maar dat kan via een netwerk tussen meerdere praktijken worden gerealiseerd. Binnen één praktijk zijn de lijnen veel korter en dat werkt efficiënter en verwijzen is minder bedreigend. Het is namelijk zo dat niet zelden een solo-tandarts niet durft te verwijzen naar een andere praktijk uit de angst de patiënt te verliezen om welke reden dan ook. Maar ook patiënten zijn vaak gehecht aan hun eigen tandarts en gaan niet graag naar een andere tandarts. In een grotere setting met meerdere aandachtsgebieden ben je als tandarts directer betrokken bij nieuwe ontwikkelingen en mogelijkheden. En natuurlijk zijn bepaalde aandachtgebieden alleen mogelijk in een grotere tandartsenpraktijk als het om de incidentie van behandelingen.

Naarmate de organisatie groeit neemt de noodzaak aan kostenbeheersing en goede planning toe. Indien er in een bepaald aandachtsgebied minder zorgvraag is, moet tijdig het roer om. Zo kan de planning worden aangepast zodat er geen hiaten vallen in het werkschema van de betreffende behandelaar. Er is niets zo efficiënt als een allround tandarts met een allround assistent, maar die bestaan niet heb ik hiervoor al geconstateerd. Hoe groot is de verleiding te zoeken naar werk om je mensen aan het werk te houden in grotere settings? Zorgen voor een goede afstemming van zorgvraag op zorgaanbod en dit monitoren is een middel dit te voorkomen en dus een must.

Onderlinge afspraken over een gemeenschappelijke visie/werkwijze ten aanzien van de mondzorg zijn noodzakelijk wanneer het patiëntenbestand gedeeld wordt door de tandartsen. Dan moeten de patiënt het vertrouwen hebben door alle behandelaars op dezelfde wijze te worden behandeld als het gaat om kwaliteit, houding en declaraties. Uiteraard blijven er individuele verschillen van inzicht mogelijk maar deze moeten uit te leggen zijn aan de patiënt. Als een tandarts of hulpkracht voor eenzelfde verrichting een veel hoger bedrag declareert dan een ander wekt dat geen vertrouwen. Dat de ene tandarts altijd klaarstaat voor de patiënten en de andere zich er makkelijk vanaf maakt, geeft op zijn minst scheve ogen in het team en is naar de patiënt niet te verkopen.

DELEGEREN

Je ziet nog steeds weerstand onder sommige tandartsen om te delegeren aan assistentes. Waar het wel gebeurt lijken tandartsen de delegatie sterk te willen controleren, onder andere met het argument het overzicht te willen houden. Maar ten allen tijde leidt delegatie tot uit handen geven van de uitvoering van handelingen. En dat vergt vaardigheden van de tandarts op organisatorisch, communicatief en didactisch gebied, die allen gericht zijn op het coachen van de medewerker.

Het delegeren van verrichtingen geschiedt soms omdat ze weinig opleveren, zoals preventie. Of omdat ze veel tijd kosten zoals in de kindertandheelkunde. Daarmee kan de omzet van de tandarts toenemen en dat is niet zelden een eerste motivatie om te delegeren. Altijd moet er worden gewaakt dat het niet een 'afschuiven' wordt, waarmee de patiënt zich afgescheept voelt. Het moet een meerwaarde opleveren voor de praktijk maar ook voor de patiënt en de medewerker.

Volgens mij zal per saldo door taakdelegatie de mondzorg niet goedkoper worden. Wel kan de mondzorg hoogwaardiger worden door een grotere aandacht voor kwaliteit. Kwaliteit is namelijk eenvoudiger af te dwingen bij een medewerker, bijvoorbeeld door richtlijnen, evaluatiegesprekken en motivatie, dan bij jezelf. Anderzijds, zoals hiervoor al betoogd, betekent het samenwerken dat anderen het werk van de tandarts zien. Dat vereist ook aandacht voor kwaliteit.

Duidelijk onderscheid tussen complexe zorg/dentitie en eenvoudige zorg/dentitie maakt delegeren veel eenvoudiger. Wanneer de patiënt een niet complexe dentitie heeft (regelmatig gebit waarin de behandelbehoefte zich beperkt tot controles, sealen, kleine caviteiten, initiële laesies, instructies en tandvleesproblematiek) dan is een mondhygiëniste na een periode van coachen en samen patiënten zien heel goed in staat deze patiënten onder haar hoede te nemen (zie hoofd-stuk 9).

Het delegeren betekent ook dat je medewerkers moet coachen en hen bewust maken van de verantwoordelijkheid die ze hebben. Ze behoeven de steun van de tandarts en deze dient ze de ruimte te geven zelf de verantwoordelijkheid te nemen voor hun tandheelkundig handelen. Onderdeel van het coachen is zeker het stimuleren om uitvoering van verrichtingen te weigeren indien de medewerker niet zeker is van zijn/haar bekwaamheid. Behandelrichtlijnen zijn noodzakelijk bij delegatie zodat je weet dat ze nog zorgvuldiger werken dan jijzelf. De medewerker weet immers dat de tandarts het werk beoordeelt en ze willen het graag goed doen of nog beter. Zoals al eerder gezegd, zul je als tandarts je kwetsbaar moeten opstellen en zelfs je medewerker prijzen wanneer zij onvolkomenheden in je eigen behandeling signaleren, het gaat toch om een beter product. Laat ze maar een gaatje vinden dat jij over het hoofd zag of je wijzen op een niet gemaakte foto of gemiste dpsi-score, we prijzen ze toch ook als ze goed declareren!

Overigens maakt het delegeren ons vak nog leuker. Enerzijds hebben we tijd voor leukere, uitdagender tandheelkunde. En het is leuk mensen dingen te leren, te zien hoe zij nog mooiere vullingen kunnen leggen dan je collega.

Opvallend vaak wordt het delegeren naar een assistente als effectiever ervaren dan naar een mondhygiënist. Een verklaring zou kunnen zijn dat een assistent jarenlang aan de stoel de kunst heeft kunnen afkijken en één op één wordt gecoacht. De mondhygiënisten stromen soms vanaf het voortgezet onderwijs direct of via de assistent opleiding door naar de mondhygiënisten opleiding. Als ze afstuderen ontberen ze vaak de nodige klinische ervaring. Vervolgens worden de mondhygiënisten niet één op één gecoacht, maar aan hun lot overgelaten. Dit is funest voor hun ontwikkeling in de praktijk. Dat althans ervaar ik in de eigen praktijk en hoor ik van pas opgeleide mondhygiënisten.

Het is nodig dat medewerkers die onder supervisie van een tandarts werken verslag doen aan de tandarts met wie ook behandelplannen en foto's worden besproken. Ook kunnen zich situaties voordoen waar een mondhygiënist niet uitkomt en een tandarts de behandeling zal moeten afmaken, zodat de patiënt te allen tijde op een kwalitatief goede behandeling kan rekenen. Om te voorkomen dat een patiënt bij veel verschillende disciplines een afspraak krijgt, zijn combinatieaf-spraken soms een must waarbij de mondhygiënist of assistent een deel van de behandeling doet en de tandarts een deel en dat in dezelfde zitting.

Om voornoemde redenen geniet het de voorkeur om mondhygiënisten in een setting met tandartsen te laten samenwerken.

Financiën versus kwaliteit

Na 27 jaar werken in een maatschap en uitwisseling van ervaringen binnen BIG-office, is het mijn ervaring dat het constant zoeken is naar een balans tussen kwaliteit en geld. Dat is noodzakelijk om een goede sfeer in de maatschap en dus de praktijk te houden. Kwaliteit kost geld. Maar er moet ook een adequaat inkomen genoten worden. Op die balans zijn vele factoren van invloed, zoals persoonlijke kwaliteiten, vaardigheden, karakters, ambities en principes. Die factoren zijn bovendien niet altijd constant. Zo kan de leeftijd van de maten van invloed zijn. Ben je jong en heb je nog studerende kinderen of ben je in de fase dat je in een financieel rustiger vaarwater bent aangekomen, dan kan dat van invloed zijn op beslissingen die maten moeten nemen, zoals ten aanzien van investeringen, meer of minder werken en het doorvoeren van innovaties. Allemaal factoren die ook bepalen of samenwerken of solo gaan het beste is.

> Het is gebleken dat wanneer een collega die veel verrichtingen doet die slecht gehonoreerd worden maar efficiënt en hard werkt, een hogere omzet kan halen dan een tandarts die niet efficiënt is en/of minder hard werkt en veel verrichtingen doet die goed gehonoreerd worden. Als je bijvoorbeeld tien voor twaalf besluit een vulling niet meer te leggen en dus de patiënt een afspraak geeft om zelf op tijd aan de lunch te kunnen beginnen, of je legt de vulling nog wel en luncht wat later, dan maakt dat aan het eind van het jaar veel uit want zulke beslissingen komen in een jaar vele duizenden malen in verscheidende vormen voor.

Als een tandarts snel, efficiënt en handig is kan hij een goede kwaliteit leveren met een goede omzet in een deelgebied dat qua tarief minder aantrekkelijk is. Omgekeerd kan een tandarts die minder van deze vaardigheden bezit minder omzetten en minder kwaliteit leveren in een aandachtsgebied wat qua tarief juist goed betaald. Dat maakt de discussie over winstverdeling soms zo moeilijk.

Een oplossing is een winstverdeling waarbij alle maten betaald worden naar hun eigen omzet en daarbij een gelijk aandeel betalen aan de vaste kosten en een aandeel van de variabele kosten naar rato van de omzet of uren. Dat geeft voor alle maten een vrijheid zo veel of zo weinig zo hard of zo rustig te werken als men wil, mits men zich aan de afspraken over kwaliteit houdt. Daarnaast dient men zich te houden aan afspraken over een aandeel in de organisatie, voor zover niet gedelegeerd aan het managementteam. Verschillen die dan nog wrijving kunnen geven is de ambitie die men heeft. In hoeverre kun je iemand verplichten een bepaald ambitieniveau te hebben?

Het honoreringsysteem zou meer een honorering van een team kunnen zijn, waarbij een basisinkomen bestaat naast een aandeel afhankelijk van verantwoordelijkheid en complexheid van de zorg.

Wanneer, zoals eerder genoemd, lastige behandelingen van kinderen gedelegeerd worden aan kindertandverzorgsters en verrichtingen die weinig opleveren gedelegeerd worden aan assistenten, dan zal hun omzet soms te laag zijn voor wat zij kosten en wat de kosten zijn van een ingerichte kamer. Echter de omzet van de tandarts zal daarentegen juist hoger worden.

De kosten van een ingerichte kamer per uur zijn aanzienlijk hoger dan het honorarium van een assistent of mondhygiënist per uur, dus wanneer zij over een behandeling tweemaal zolang doen als een tandarts zijn de opbrengsten lager (de kwaliteit wellicht hoger). De verrichtingen welke we zojuist noemden zullen echter wel moeten worden uitgevoerd. Daarom is het redelijk een tandarts en zijn zelfstandig werkende mondhygiënisten en assistenten als eenheid te zien.

Conclusie

Groeien naar een grote organisatie zou in het ideale geval een proces moeten zijn. Voor een stabiele samenwerking is een goede voorbereiding en onderhoud van de samenwerking nodig. Grote samenwerkingsverbanden vereisen vooruitzien, teambuilding, een kwaliteitsysteem, tandartseigenaren die betrokken zijn bij de leiding, monitoren van kosten, opbrengsten, zorgvraag en zorgaanbod. Grote samenwerkingsverbanden kunnen hoogwaardige, veelzijdige en complete tandheelkundige zorg leveren, continuïteit en grote bereikbaarheid leveren en hebben veel verantwoordelijkheden en meer overhead. Samenwerken betekent niet zozeer meer zorgen, dan wel andere, zo moge duidelijk zijn. De omvang en aard van de zorgen hangt af van goede basisafspraken en onderhoud van die afspraken. Niets is veranderlijker dan de mens en zijn omstandigheden, daarom is een voortdurende overlegstructuur noodzakelijk om afspraken bij te stellen, steeds met wederzijds begrip en ruimte voor elkaars meningen en verschil van inzicht: de menselijke factor is de belangrijkste variabele in de samenwerking.

Nabeschouwing

Prof. dr. Rob M.H. Schaub

Behoorlijk gereedschap

Samenwerken in de (mond)zorg is een vast onderdeel geworden van de organisatie van de mondzorg. De diversiteit naar vorm en inhoud is daarbij groot. In de voorgaande hoofdstukken is hierop langs twee lijnen ingegaan: de wijze van samenwerking en de wijze van taakverdeling.

Duidelijk is gemaakt dat er verschillende doelen voor samenwerken bestaan, van sterk bedrijfsmatig gericht tot sterk zorggericht. De keuze van de doelen hangt daarbij af van de personen die deelnemen aan de samenwerking. Daarin spelen factoren als de persoonlijke en beroepsmatige kwaliteiten, de eigen belangstelling en de eigen mogelijkheden (materieel, fysiek en mentaal) een rol. Doelen worden echter ook bepaald door de omgeving, zoals de wensen van de samenleving (patiënten en politiek) en de mogelijkheden geboden door financiers (verzekeraars). Zo zal de zorgvraag gezien de mondgezondheid van de bevolking eigenlijk alleen in samenwerking kunnen worden beantwoord. De politiek wenst samenwerking om taakherschikking mogelijk te maken leidende tot goede toegankelijkheid, kwaliteitsverbetering en kosten beheersing. Wat ook het doel is, er hoort een wijze van werken in de samenwerking bij. Waar het doel primair is gericht op sterk individueel gerichte zorg, kan de voorkeur uitgaan naar een 'echt team'. De diversiteit in de zorg maakt dat veel verantwoordelijkheid bij de individuele zorgverleners in de samenwerking zal liggen. Er is minder protocollair mogelijk, maar er zal veel onderling overleg nodig zijn. Het leiderschap moet voor die werkwijze de ruimte bieden. Voor andere doelen hebben andere werkwijzen de voorkeur. Waar de voorkeurswerkwijze niet kan worden gehaald, moet het doel worden bijgesteld, dan wel een andere weg gezocht om het doel te bereiken. De voorkeurswerkwijze kan niet worden gehaald als één of meer deelnemers de noodzakelijke werkwijze niet kan uitvoeren of wanneer de omgeving teveel beperkingen (bijv. onvoldoende financiering) oplegt. Maar ook het samenstel van doelen kan beperkend zijn: zorgdoelen en persoonlijke doelen kunnen conflicteren. De hoofdstukken over de doelen van samenwerking, de wijze van samenwerking, de juridische en de sociaalpsychologische aspecten bieden de informatie om tot een afgewogen opzet van samenwerking te komen. Daarbij wordt informatie over praktische aspecten gevonden in het hoofdstuk over ICT, waarin een effectieve, betrouwbare wijze van informatie-uitwisseling tussen teamleden wordt aangeboden. In het hoofdstuk uit de praktijk wordt praktisch geïnformeerd over de wijze waarop bijvoorbeeld de doelstellingen en de kwaliteit van de onderlinge verhoudingen worden bewaakt. Het businessplan, de onderlinge contracten en de regelmatige bespreking daarvan zijn voorbeelden van deze praktische invulling. De financiering is voor iedere praktijk, dus ook een samenwerking een randvoorwaarde. Daarvoor zijn alternatieven en analysen over de effecten van financiering aangedragen.

Samenwerking in de mondzorg wordt sterk bepaald door de taakverdeling. Dat is deels een organisatorische aangelegenheid, waarvoor regelgeving richtinggevend is. Anderzijds kent de taakverdeling principiële kanten. Dat komt soms expliciet, soms impliciet vele malen aan de orde.

Met al deze informatie kunnen niet op alle voorkomende vragen en dilemma's concrete antwoorden worden gegeven. Er is verschil van mening over het beleid om de taakherschikking van vooral de mondhygiënist verder door te zetten en vorm te geven. Ook over de financiering verschillen de meningen. De wet- en regelgeving rond de taakverdeling wordt verschillend uitgelegd. Dat betreft de diverse nota's en rapporten over de toekomst van de mondzorg. Maar ook de interpretatie van de wetgeving met betrekking tot de overdracht van taken en de aansprakelijkheid is niet eenduidig.

De ambitie van het boek om lezer voor veelvoorkomende situaties gereedschap te geven om samenwerken in de mondzorg vorm te geven is daarmee ingevuld. Althans het gereedschap kan leiden tot het kiezen van een richting in vorm en werkwijze. Natuurlijk zal er in de praktijk nog veel meer komen kijken, maar de hoofdzaken lijken hier benoemd.

De toekomst

Hoe zal het nu verder gaan? Er zijn vele samenwerkingspraktijken en die functioneren goed. Dat althans is af te leiden uit de positieve verslagen in bijvoorbeeld het Tandartsenblad. De websites van vele samenwerkingspraktijken stralen een optimistisch en positief beeld uit. En regelmatig starten nieuwe samenwerkingspraktijken. Tandartsen geven bij afstuderen aan vooral aan te sturen op beroepsuitoefening in samenwerkingsverbanden. Anderzijds lijkt onder mondhygiënisten de behoefte aan een eigen vestiging te groeien. Onderling lijken de zorgverleners in de samenwerking het goed naar hun zin te hebben. Er is veel onderlinge taakoverdracht, die zelfs de grenzen van de wettelijke mogelijkheden overschrijden. Dat kan kritisch worden beschouwd, maar het is ook een teken dat in de dagelijkse praktijk de keuze voor zowel taakdelegatie als taakherschikking wordt aanvaard. Kortom, samenwerken in de mondzorg lijkt de toekomst te hebben. En hoewel de resultaten voor specifieke doelen niet goed zijn in te schatten, lijkt de samenwerking ook bij te dragen aan een goede mondzorg.

Toch is er ook wel reden tot zorg. Veel samenwerkingsverbanden hebben de vorm van wat in hoofdstuk 6 is aangeduid als productiepraktijk. Tandartsen werken samen door onderlinge verwijzing, de overige medewerkers functioneren in meer of mindere mate als hulpkracht. Overigens zijn die medewerkers vaker (preventie)assistenten dan mondhygiënisten. Daarbij worden wel vele taken overgedragen, waarbij in de praktijk de medewerker een grote mate van zelfstandigheid heeft in de uitvoering. Zal en kan dit zo verdergaan? Bij een blik op de toekomst vallen een tweetal onderwerpen op: de omgeving en de ontwikkeling van de beroepsgroepen.

DE OMGEVING VAN DE SAMENWERKING

Samenwerken in de mondzorg geschiedt in een veilige omgeving. Er is geen overschot aan tandartsen, mogelijk is er zelfs lokaal een tekort. De andere beroepsgroepen zijn in getal (nog) klein. Kortom de tandarts heeft een monopoliepositie, waarbij onderlinge concurrentie of concurrentie met andere beroepsgroepen nog niet aan de orde is.

De vorm van de productiepraktijk, die het meest lijkt voor te komen, is daarbij eveneens een veilige optie. Deze vorm sluit immers goed aan bij de nog steeds dominante zorgvisie van de curatief-technische benadering van mondgezondheid. Hierin staat het herstel van optredende afwijkingen en schade centraal. Hoezeer de tekortkomingen hiervan ook aantoonbaar zijn (zie hoofdstuk 3), patiënten, verzekeraars, politici en zorgaanbieders volgen deze visie. En daarbij past het verrichtingensysteem van financiering van de mondzorg, hetgeen vooral in een productiepraktijk goed van pas komt. De omzet is immers redelijk goed te sturen door variatie in de aantallen verrichtingen.

Deze aspecten van de veilige omgeving zullen in de komende jaren langzamerhand waarschijnlijk wijzigen. In de loop van de jaren zullen de aantallen beroepsbeoefenaren veranderen. En daarmee zullen de mogelijkheden voor concurrentie toenemen. Nu al worden daarvoor de voorwaarden geschapen. Bijvoorbeeld door in de tariefbepaling geen onderscheid te maken tussen zorgverleners. Door productfinanciering en maatstafconcurrentie nemen de mogelijkheden toe om tarieven concurrerend vast te stellen. De sturing van omzet door variatie (lees: toename) in verrichtingen, die vaak gepaard gaat met meer taakdelegatie, wordt dan minder effectief. Uiteraard zijn er andere methoden om op veranderde tarifering in te spelen, zoals verlaging van de kosten.

De 'curatief-technische' zorgvisie is op te vatten als een sociaal systeem, omdat alle partijen deze als het ware onderschrijven. En deze systemen blijken uiterst stabiel, ook bij grote veranderingen. Denkbaar is echter dat steeds meer de tekortkomingen van deze zorgvisie zullen blijken door de veranderende zorgvraag van de bevolking. Een signaal daarvan is de groeiende onvrede onder patiënten over het tekortschieten van zorg voor het parodontium. Maar ook de visie van de mondhygiënisten (hoofdstuk 9) op de preventieve zorg kan een aanleiding zijn om de huidige visie opnieuw te bezien. En preventie leent zich niet zo voor verrichtingentarifering, zodat een verschuiving in de visie voor samenwerking gevolgen kan hebben. Als een uurtarief het gevolg zou zijn, zal bij de berekening van dat tarief de omvang van de taakdelegatie zeker worden meegenomen.

DE ONTWIKKELING VAN DE BEROEPSGROEPEN

De taakverdeling verloopt zeker niet geruisloos. Toen vijftien jaar geleden de discussie over het teamconcept begon waren de rollen nog vrij duidelijk. Er waren tandartsen en die werden ondersteund door 'hulpkrachten', die overigens wel een breder takenpakket kregen. En op grond daarvan werd het teamconcept gedacht. Maar die 'hulpkrachten' ontwikkelden zich tot zelfstandige, zelfbewuste zorgverleners. Zij hebben een visie op de mondzorg en hun plaats daarin. Als tandartsen nog de visie hebben van de tandarts als regisseur en chef die zijn spelers/medewerkers aanstuurt, dan lijkt die visie voor herziening vatbaar. Voor mondhygiënisten en tandprothetici staat het vast: zij hebben of krijgen een positie via taakherschikking met een eigen verantwoordelijkheid. Deze positionering in de mondzorg is

gaande. Misschien is dat niet zo zichtbaar, maar met veranderende
aantallen zorgverleners zal dat veranderen.

Daarbij is een beweging ingezet om het aantal typen zorgverleners die
een plaats in de zorgverlening nastreven te vergroten. De opleiding
tandheelkunde gaat zes jaar duren. Hoe dat ingevuld wordt is nog niet
helemaal duidelijk. Het idee is om dat zesde jaar te gebruiken voor de
verbreding van de opleiding. Voor de basis van de mondzorg lijkt dat
een goed beleid. Vele praktijken, ook samenwerkingspraktijken, zijn
hierop gebaseerd. Met de vormgeving van de taakherschikking van de
mondhygiënisten zal deze basiszorg echter door hen verleend worden.
Het is interessant om te zien of tandartsen hierbij de regie gaan
voeren, zoals volgens het beleid de bedoeling is. Gaan tandartsen die
lastige taak niet ontlopen door zich te differentiëren en gaan studenten tandheelkunde dan niet vragen om juist gedifferentieerd opgeleid
te worden? En wat betekent dat dan voor de samenwerking? Er zijn
over enige tijd vijfjarig en zesjarig opgeleide tandartsen en diverse
gedifferentieerde tandartsen. Gaat er onderscheid gemaakt worden in
bijvoorbeeld titelbescherming? Zal er een beschermde titel 'mondarts'
komen? Dan moet het onderscheid met de tandarts wel erg duidelijk
zijn. En wat gebeurt er met vergoedingen door verzekeraars? Wordt
een endodontische behandeling uitgevoerd door respectievelijk een
vijf-, een zesjarig opgeleide tandarts en een tandarts-endodontoloog
op gelijke wijze vergoed? En bij dit soort ontwikkelingen is er al
voorzichtig sprake van het omvormen van differentiaties in specialismen. Kortom er zullen vele deelnemers in de samenwerking zijn, die
hun plek zullen willen hebben.

Een vergelijkbare situatie doet zich voor bij de twee-, drie- en vierjarig
opgeleide mondhygiënisten. En daar zal ongetwijfeld ook differentiatie optreden door masteropleidingen die het hbo zal aanbieden. Gedacht kan dan worden aan mondzorg voor ouderen en collectieve
preventie. Nu de opleiding tot tandprotheticus ook een hogeschool-
opleiding is geworden, zal dat zich ook daar ongetwijfeld voordoen.
Ondanks de recente strenge opstelling van de Inspectie voeren velen al
jaren onbevoegd zorgtaken uit, waaruit gewoonterecht kan voortko-
men, hetgeen zal leiden tot nog meer zorgverleners. En dat wordt nog
aangevuld met allerlei aanvullende deskundigheden van zorgverleners: de (paro)preventieassistent, de assistent-praktijkmanager en de
klinisch tandtechnicus.

Bij al deze bestaande, zich ontwikkelende en nieuwe beroepsbeoefenaren, die steeds minder vanzelfsprekend de tandarts als 'baas' zien,
zal de wet BIG aangepast moeten worden. Een complete taakherschikking voor de mondhygiënist en mogelijk de tandprotheticus kan

alleen als een aantal voor tandartsen voorbehouden handelingen ook zelfstandig door hen kunnen worden uitgevoerd. Een verschuiving dus van de lichte naar de zware registratie (zie hoofdstuk 4), hoewel dat geen eenvoudige operatie is (opzetten eigen tuchtrecht bijv.). Ook elders in de zorg bestaat deze behoefte/noodzaak, zoals bij nurse-practioners in de diabeteszorg die zelfstandig recepten moeten kunnen uitschrijven. En daarmee wordt het verkrijgen van een plaats in de zorg voor zorgverleners nog dringender.

In dit proces van ontwikkelingen ontbreekt regie, zoals dat in Engeland wel het geval is. De General Dental Council stelt de bevoegdheden en taken van alle beroepsbeoefenaren in de mondzorg vast, evenals hun opleiding. In Nederland kunnen opleidingen en individuele zorgverleners feitelijk op eigen houtje in die ontwikkeling participeren. Hogescholen begonnen om hen vigerende redenen een vierjarige opleiding Mondzorgkunde; de NMT startte de opleiding tot preventieassistent. En dat is slechts één van de voorbeelden. Een regie op basis van wet- en regelgeving, memories van toelichting en rapporten van commissies staat te ver van de dagelijkse praktijk. Daar moet invulling worden gegeven.

SAMENWERKEN IS EEN GOED ANTWOORD

Inspelen op de veranderingen in de omgeving en de ontwikkeling van beroepen in de mondzorg kan heel goed door samenwerken. In samenwerking van verschillende beroepen kan meer worden gevarieerd in zorg, productie, kosten en inkomsten. Daarbij zou heel goed gebruik kunnen worden gemaakt van de variatie in beroepen. Dat althans is op papier denkbaar, maar in de praktijk zal er veel inspanning nodig zijn. Door de geschetste ontwikkelingen komt samenwerking in de mondzorg in zijn algemeenheid terecht in de 'storming-fase'. Dat is in sociaal-psychologische termen een vroege fase van teamontwikkeling (hoofdstuk 7). Men kent elkaar, weet dat samenwerken nodig en zinvol is, maar men zoekt naar de eigen plek en de relaties met anderen: aftasten van elkaar, kijken wat mogelijk is en waar grenzen liggen. En deze fase gaat niet zonder emoties. Uit recent onderzoek blijkt dat veel tandartsen en hun beroepsorganisaties huiverig staan tegenover een vrij toegankelijke mondhygiënist die ook zelfstandig curatieve zorg kan geven. Mondhygiënisten kijken met argusogen naar de preventieassistent. In bestaande samenwerkingspraktijken zullen aanpassingen nodig zijn door een herijken van onderlinge verhoudingen, taken en werkwijzen. Bij een al goed ontwikkelde teamvorming zal dat mogelijk met weinig problemen gerealiseerd kunnen worden. Samenwerking met zwakke punten in doelen, structuur en werkwijzen zullen echter bij reorganisatie daarmee geconfronteerd worden.

Soms wordt de indruk gewekt, dat men zelfs nog niet aan de storming toe is. Er moet een intrinsieke wens tot samenwerken zijn en daarvoor moet wel enig zelfvertrouwen en ook onderling vertrouwen zijn. Bij al die nieuwe en ontwikkelende beroepen is dat proces nog gaande. Misschien is het daarom dat naast de ontwikkeling van samenwerking ook nadrukkelijk de behoefte aan de solopraktijk en de eigen vestiging wordt waargenomen. Het zou wel eens kunnen zijn dat daardoor in de toekomst samenwerken vaker vorm gaat krijgen in samenwerking van solopraktijken.

Concluderend kan worden gezegd dat samenwerking een vaste plaats heeft gekregen, succesvol is, maar tegelijk in de komende jaren nog veel inspanning zal vergen om in te spelen op ontwikkelingen als hiervoor besproken. Een troost kan zijn dat ook elders in de zorg, ondanks de positieve berichten, vergelijkbare ontwikkelingen zich voordoen. Bijvoorbeeld in de samenwerking van huisartsen, oogartsen en optometristen. Of in de samenwerking van artsen met nurse-practitioners. Moge de inhoud van dit boek voor alle zorgverleners in de mondzorg hierbij een steun zijn.

Over de auteurs

Redactie, inleiding, hoofdstukken 1, 3 en 6, nawoord

prof. dr. Rob M.H. Schaub

Afgestudeerd in 1972 in Groningen. Hij heeft vooral binnen de universiteit gewerkt in de sociale tandheelkunde, maar ook tien jaar in de directie van het Academisch Ziekenhuis Groningen. Sinds 1996 is hij hoogleraar Tandheelkundige Zorgverlening. Daarbij was de opdracht vorm te geven aan de gezamenlijke opleidingen Tandheelkunde en Mondhygiëne. Nu ligt de aandacht vooral bij het onderzoek naar de aard en inhoud van samenwerken in de mondzorg.

Hoofdstuk 2

mevr. drs. Agnes M.A. Kerckhoffs

Afgestudeerd als gezondheidswetenschapper aan de Erasmus Universiteit Rotterdam in 2002. Schreef haar afstudeerscriptie over taakherschikking in de tandheelkunde in het UMC St. Radboud. Werkte na haar afstuderen als rijkstrainee bij het ministerie van VWS en OCW en vervolgens als beleidsmedewerker bij het College voor de Beroepen en Opleidingen in de Gezondheidszorg aan onder andere het dossier taakherschikking in de gezondheidszorg. Thans werkzaam als secretaris van de Raad van Bestuur van het Leids Universitair Medisch Centrum met als specifiek aandachtsgebied het opleiden van (medisch) specialisten.

drs. Jos L.M. van den Heuvel

Afgestudeerd te Groningen in 1969. Algemene praktijk in groepspraktijken in Enkhuizen en Amsterdam. Deeltijds medewerker van de afdelingen Parodontologie van de VU en de GU (later UvA). Medewerker en mederapporteur van het 'Jordaan-project' voor de speciale opleiding en praktijkvoering van mondhygiënisten in een groepspraktijk in Amsterdam. Daarna werkzaam als adviseur van de Zieken-

fondsraad (nu College voor Zorgverzekeringen, CVZ) en later van het
ministerie van Volksgezondheid, Welzijn en Sport in tandheelkundige
aangelegenheden, kwaliteit van zorg en wetgeving en planning van de
beroepen in de gezondheidszorg.

Nu werkzaam als onderzoeksmedewerker van het Nederlands instituut voor onderzoek van de gezondheidszorg (NIVEL) op het terrein
beroepskrachtenramingen in de zorg.

Hoofdstuk 3

mevr. dr. Annemarie A. Schuller

Afgestudeerd als tandarts aan de RUG in 1988. Na haar afstuderen
heeft zij vijf jaar in Lapland (Noorwegen) gewerkt als algemeen practicus. Daarna is zij werkzaam geweest aan de Universiteit van Oslo en
bij het Noorse Instituut voor Volksgezondheid. In Oslo heeft zij haar
promotieonderzoek uitgevoerd binnen de tandheelkundige epide-
miologie. Momenteel is zij werkzaam bij TNO en voert tandheelkundig epidemiologisch onderzoek uit.

Hoofdstuk 4

mr. dr. Wolter G. Brands

Wolter Brands is afgestudeerd als tandarts in 1980 en is vanaf die tijd
werkzaam in een groepspraktijk in Vaassen. In 1990 is hij afgestudeerd in het Nederlands recht en in 1997 werd hij doctor in de
rechtsgeleerdheid. Na een interne opleiding werd hij rechter-plaats-
vervanger aan de rechtbank in Utrecht. Tevens is Brands als hoofd-
docent verbonden aan het UMC St. Radboud te Nijmegen. Hier coör-
dineert hij het onderwijs in de sociale tandheelkunde. In deze laatste
hoedanigheid hoort ook het onderwijs in het teamconcept tot zijn
takenpakket.

Hoofdstuk 5

drs. Nico Vos

Afgestudeerd als tandarts in 1974 in Utrecht. Daarna met twee collega's een groepspraktijk gestart in Arnhem. Vanaf medio 1990 tot eind
2002 is hij werkzaam geweest als adviserend tandarts. Deze functie
combineert hij vanaf 1994 met een parttime medewerkerschap bij het
Centrum voor Bijzondere Tandheelkunde te Nijmegen als tandarts-
prothetist. Vanaf 2002 vice-voorzitter van het Hoofdbestuur van de

NMT met als portefeuille Structuur en Financiering en Kwaliteitsbeleid.

drs. Albert J. Rijnsburger

Afgestudeerd als econoom in 1986 in Amsterdam. Vanaf 1988 werkzaam bij de NMT als econoom, nu in de functie als hoofd van de afdeling Structuur en Financiering en lid van het Management Team. Namens de NMT geparticipeerd in de Adviesgroep Capaciteit mondzorg (commissie Lapré) en thans lid van diverse commissies van Nederlandse Zorgautoriteit, ministerie van VWS en College Voor Zorgverzekeringen.

Hoofdstuk 6

dr. Josef J.M. Bruers

Josef Bruers rondde in 1985 de studie Sociologie af met als afstudeerrichting 'Methoden en Technieken van Sociologisch Onderzoek'. Van 1984 tot 1986 werkte hij bij het Psychiatrisch Ziekenhuis 'Wolfheze' voor de uitvoering van een evaluatieonderzoek betreffende een specifieke behandelvoorziening. Vanaf 1986 is hij als onderzoeker werkzaam bij de Nederlandse Maatschappij tot Bevordering der Tandheelkunde (NMT) en heeft hij, tot 2001 samen met Ger van Rossum, vorm en inhoud gegeven aan het NMT-onderzoek. Middels het in 1995 gestarte project Peilstations, waarin tandartsen periodiek worden bevraagd over verschillende aspecten van de tandheelkundige beroepsuitoefening, is dit project uitgegroeid tot een structurele gegevensverzameling binnen het sociaal-tandheelkundig onderzoek in Nederland. In 2004 promoveerde Josef Bruers op een onderzoek naar tandartsvariaties in de verleende tandheelkundige zorg. Als onderzoekscoördinator in de NMT is hij thans verantwoordelijk voor de planning en uitvoering van het onderzoeksproject Peilstations.

Hoofdstuk 7

dr. Ronald C. Gorter

Ronald Gorter is psycholoog, als UHD gespecialiseerd in sociale tandheelkunde. Sinds 1990 doceert hij tandarts-patiëntcommunicatie bij de sectie Sociale Tandheelkunde & Voorlichtingskunde (ACTA). In het onderwijs is hij ondermeer betrokken bij curriculumvernieuwingen, didactische begeleiding van docenten, toetsing van professioneel gedrag en kwaliteit van bij- en nascholing (Q-keurmerk®). Hij verricht onderzoek naar werkdruk en burn-out in de tandheelkunde, alsmede de stimulerende aspecten van het werken als tandarts. Ook verricht hij onderzoek naar communicatie binnen het tandheelkundig team. Hij publiceerde over deze onderwerpen in diverse wetenschappelijke tijdschriften en is de auteur van een boek over burn-out bij tandartsen.

Hoofdstuk 8

mevr. Anita Hoyng
Mondhygiënist, 1978 aan de VU. Voorheen directeur van de Opleiding tot Mondhygiënist aan de Vrije Universiteit in Amsterdam, later ACTA, manager van een internationaal advocatenkantoor en Professional Trainer/Coach. Zij heeft de TabDents Helpfile geschreven en aspecten van de beroepsuitoefening van mondhygiënist geïmplementeerd. Zij is met drs. Jan Ulehake medeoprichter/eigenaar van TabDents, een tandheelkundig communicatie- en managementsysteem.

drs. Jan Ulehake
Afgestudeerd in 1970 aan de UvA. Ervaring in solopraktijk, middelgrote en grote groepspraktijk. Was werkzaam bij vakgroep Sociale en Preventieve tandheelkunde aan de VU, trad op als praktijkadviseur bij het bouwen en starten van praktijken. Is daarnaast computerdeskundige, programmeur, relationele databasespecialist en treedt op als adviseur voor softwarearchitectuur. Heeft de software voor TabDents ontwikkeld. Hij is met Anita Hoyng medeoprichter/eigenaar van TabDents, een tandheelkundig communicatie- en managementsysteem.

Hoofdstuk 9

mevr. Corrie Jongbloed-Zoet
Afgestudeerd als mondhygiënist in 1978 aan de UVA. In de periode 1978-1988 werkzaam geweest in de algemeen tandheelkundige praktijk, gevolgd door het voorzitterschap van de Nederlandse Vereniging van Mondhygiënisten (NVM) tot 1992. Daarna de overstap gemaakt naar de Opleiding tot Mondhygiënist: als docent, onderwijs- en opleidingscoördinator in respectievelijk Utrecht, Groningen en Nijmegen. Lid van de Regiegroep Opleidingen Mondzorg van het Ministerie van VWS en nauw betrokken geweest bij de ontwikkeling en totstandkoming van de nieuwe AMvB die het deskundigheidsgebied en de opleiding regelt, en bij de ontwikkeling van het vierjarig curriculum van de opleiding. Met ingang van 2008 de werkzaamheden voor de

opleiding beëindigd en thans werkzaam in een adviserende rol voor zowel de NVM als de overheid.

mevr. Petra Koole-Kisman

Petra Koole-Kisman behaalde het diploma Mondhygiënist in 1974 bij de opleiding Mondhygiëne van de Universiteit van Amsterdam. Zij is werkzaam geweest in verschillende dienstverbanden zoals: mondhygiënist in de tandheelkundige praktijk en bij de tandheelkundige dienst voor de Koninklijke Marine. Vanaf 1980-1994 was ze werkzaam bij de opleiding mondhygiëne te Utrecht als docent. Tussen 1995 en 1998 was zij betrokken bij de opzet van de opleiding tandheelkunde/ mondhygiëne aan de Universiteit van Groningen en de Hanzehogeschool. Momenteel voert zij een praktijk als vrijgevestigd mondhygiënist en vanaf 2000 is zij zes jaar voorzitter van de Nederlandse Vereniging van Mondhygiënisten geweest.

Hoofdstuk 10

drs. Rien Koopmans

Afgestudeerd in 1979 in Groningen. In 1980 is hij met drie tandartsen uit Groningen een praktijk gestart in een oude pastorie. In 27 jaar is deze uitgegroeid tot een team van veertig personen waarin alle disciplines in de tandheelkunde zijn vertegenwoordigd. Gedurende deze 27 jaren heeft Koopmans het management in de praktijk vormgegeven. Thans is hij met vier collega's eigenaar van de praktijk en houdt hij zich hoofdzakelijk bezig met tandheelkundig inhoudelijke management. Daarnaast is hij inmiddels zeven jaren actief in het bestuur van BIG-office, vereniging van grote tandartspraktijken in Nederland, waar de nodige ervaringen worden uitgewisseld over samenwerken.

Literatuur

Onderstaand is literatuur aangegeven per onderwerp, waarbij de meest relevante hoofdstukken zijn aangegeven. Doel is enerzijds literatuur aan te geven die als bron voor informatie voor gegevens in de hoofdstukken heeft gediend. Meer nog is echter de literatuur aangegeven die gebruikt kan worden aan naslagwerk of om 'verder te lezen'. Een deel van de aangegeven literatuur is moeilijk beschikbaar, zoals rapporten, verslagen en stukken van de tweede kamer. Deze verslagen zijn te vinden en te downloaden van de volgende webadressen: www.samenwerkenmondzorg.umcg.nl; www.dentalteam.umcg.nl. Informatie over samenwerken is ook te verkrijgen via www.tandartsennet.nl onder praktijkhouder/ondernemer-samenwerking. Een deel van de informatie is alleen toegankelijk voor leden van de NMT.

Algemeen: hoofdstukken 2 en 9

Adviescommissie Opleiding Tandarts. Eindrapport. Ministerie Welzijn, Volksgezondheid en cultuur. 's-Gravenhage: Distributiecentrum Overheidspublikaties, 1985.

Adviesgroep Capaciteit Mondzorg. Capaciteit Mondzorg: aanbevelingen voor de korte en lange termijn. Den Haag: Ministerie van Volksgezondheid, Welzijn en Sport, 2000.

Amerongen WE van. Werkzaamheden van kindertandverzorgsters. Alphen a/d Rijn/ Brussel: Stafleu en Tholen, 1980 (proefschrift).

Burgersdijk RCW. De kindertandverzorgster: een experiment in de tandheelkundige verzorging van kinderen van twee tot twaalf jaar met inschakeling van hulpkrachten met curatieve bevoegdheden in een tandheelkundig centrum te Nijmegen. Nijmegen: Universiteit van Nijmegen, 1979 (proefschrift).

Centrale Raad voor de Volksgezondheid. Advies inzake de gewenste toekomstige tandheelkundige voorzieningen in Nederland/ 's-Gravenhage: Staatsuitgeverij, 1977.

Council of European Chief Dental Officers. Report of CECDO Workforce Survey, 2005 (www.cecdo.org).

European Council Directive Number 05/36/EC. Official Journal of the European Communities, 2005, L255: 0022 – 0142.

Hahn NJ, Coppes L,. Heuvel JLM van den. Het tandheelkundig gezondheidsproject: de resultaten van taakdelegatie in een tandheelkundige praktijk. Amsterdam: Subfaculteit Tandheelkunde, Universiteit van Amsterdam, 1983.

Innovatie in de Mondzorg. Advies van de Commissie. Leiden: Instituut voor Onderzoek van Overheidsuitgaven, 2006.

Inspectie voor de Volksgezondheid. Staat van de volksgezondheid 2007. Taakherschikking blijkt positief voor de kwaliteit van zorg. Den Haag, 2007 (www.igz.nl).

Kabinetsstandpunt MDW rapport 'Concurrentie en prijsvorming in de gezondheidszorg'. Rijswijk, 1997.

MDW-werkgroep. Concurrentie en prijsvorming in de gezondheidszorg. Rijswijk: Ministerie van Volksgezondheid, Welzijn en Sport, 1997.

Raad voor de Volksgezondheid en Zorg. Taakherschikking in de zorg. Zoetermeer, 2002.

Schuller AA, Overbeek K van, Ooijendijk WThM. Directe toegankelijkheid van de mondhygiënist 1. Standpunten van landelijke organisaties. Ned Tijdschr v Tandheelk, oktober 2005, 112: 368-372.

Schuller AA, Overbeek K van, Ooijendijk WThM. Directe toegankelijkheid van de mondhygiënist 2. Standpunten van mondhygiënisten en tandartsen. Ned Tijdschr v Tandheelk, januari 2006, 113: 4-9.

Stuurgroep Toekomstscenario's Gezondheidszorg; Toekomstscenario's Tandheelkunde; een verkenning van de periode 1990-2020, Houten [etc.]: Bohn Stafleu van Loghum, 1992.

Tan HH. Het project Abcoude. Een sociaal-tandheelkundig onderzoek naar het effect van preventieve maatregelen en van delegatie van extra taken aan mondhygiënisten in een algemene groepspraktijk. Amsterdam: Universiteit van Amsterdam, 1981 (proefschrift).

Widström E, Heuvel J van den. More attention to Public Health in the European Union – implications for dentistry? Int Dent J, 2005, 55: 157-161.

Financiering: hoofdstuk 5

De Nederlandse Zorgautoriteit (NZa) maakt en bewaakt goed werkende zorgmarkten. Informatie, onder over andere tarieven op www.nza.nl.

De mondgezondheid: hoofdstuk 3

Dekker J den, Abbink AJAA. Signalement mondzorg 2007. Diemen: College voor Zorgverzekeringen, 2007 (www.cvz.nl).

Kalsbeek H, Poorterman JHG, Kivit MM. Tandheelkundige verzorging volwassenen ziekenfondsverzekerden 1995-2002; mondgezondheid, tandartsbezoek en preventief gedrag na de stelselherziening van 1995. Leiden: TNO, 2003, PG/JGD/03.219.

Kalsbeek H, Poorterman JHG. Tandcariës in Nederland rond de eeuwwisseling. Ned Tijdschr Tandheelkd, 2003, 110: 516-521.

Kalsbeek H, Schuller AA,. Kivit MM, Baat C de. Mondzorg in verpleeg- en verzorgingshuizen en instellingen voor verstandelijk gehandicapten . Ned Tijdschr Tandheelk 2006; 113: 90-95.

Nesse W, Spijkervet FKL, Abbas F, Vissink A. Relatie tussen parodontale gezondheid en algemene gezondheid 1. Luchtweginfecties en hart- en vaatziekten. Ned Tijdschr v Tandheelkd, 2006, 113: 186-190.

Nesse W, Spijkervet FKL, Abbas F, Vissink A. Relatie tussen parodontale gezondheid en algemene gezondheid 2. Vroeggeboorte, diabetes en auto-immuunziekten Ned Tijdschr Tandheelkd, 2006, 113: 191-196.

Poorterman JHG, Schuller AA. Tandheelkundige verzorging jeugdige ziekenfondsverzekerden (TJZ). Een onderzoek naar veranderingen in mondgezondheid en preventief tandheelkundig gedrag. Tussenmeting 2003. Amsterdam: Academisch Centrum Tandheelkunde Amsterdam/TNO Kwaliteit van Leven, 2005.

Poorterman JHG, Schuller AA. Tandheelkundige verzorging Jeugdige Ziekenfondsverzekerden. Een onderzoek naar veranderingen in mondgezondheid en preventief tandheelkundig gedrag. Amsterdam: ACTA/TNO, 2006.

Schuller AA, Poorterman JHC. Trends in mondgezondheid. Cariësprevalentie en frequentie van controlebezoek aan de tandarts. Ned Tijdschr Tandheelkd, 2006, 113: 303-307.

Schuller AA, Bruers JJM, Dam BAFM van, Truin GJ. Jeugdmondzorg: De restauratieve verzorgingsgraad. Leiden: TNO Kwaliteit van Leven, 2007.

Staatssecretaris van Volksgezondheid, Welzijn en Sport. Brief aan de tweede kamer der staten generaal, dd 12 november 2007: Multimorbiditeit en ouderenzorg.

Truin GJ, Frencken JE, Mulder J, Kootwijk AJ, Jong E de. Prevalentie van tandcariës en tanderosie bij Haagse schoolkinderen in de periode 1996-2005. Ned Tijdschr Tandheelk, 2007, 114: 335-342.

Algemene informatie over de (mond)gezondheid en de (mond)zorg is te vinden op www.nationaalkompas.nl.

Wettelijke aspecten: hoofdstukken 4 en 9

Besluit van 21 februari 2006, houdende wijziging van het Besluit diëtist, ergotherapeut, logopedist, mondhygiënist, oefentherapeut, orthoptist en podotherapeut en van het Besluit functionele zelfstandigheid (wijziging Opleiding en deskundigheidsgebied mondhygiënist), incl. Nota van Toelichting Staatsblad, 2006, 147.

Brands WG. Juridische aspecten van delegatie in Nederland. In: C de Baat e.a., Het tandheelkundig jaar 2003. Houten: Bohn Stafleu Van Loghum, 2002.

Brands WG, Kerckhoffs A, Bronckhorst E. Het teamconcept: vrijheid blijheid? Ned Tijdschr Tandheelk, 2007, 114: 368-372.

Cuperus-Bosma J e.a., Evaluatie van de Wet op de beroepen in de individuele gezondheidszorg. Den Haag: ZonMw, 2002.

Inspectie voor de Volksgezondheid. Circulaire nummer 2008-01-IGZ. Den Haag, 2008.

Mijn WB van der. Historie en uitgangspunten van de wet BIG. In: J Legemaate, JKM Gevers, WR Kastelein, GPM Raas, HDC Roscam Abbing, EB van Veen (red.). Regelgeving beroepsuitoefening gezondheidszorg. Houten: Bohn Stafleu Van Loghum, 1994.

NMT praktijkrichtlijn Horizontale verwijzing. Nieuwegein: NMT, 2002.

NMT praktijkrichtlijn Verticale verwijzing.Nieuwegein: NMT, 2002.

Pijnenburg AM, Brands WG. Teamconcept en morele verantwoordelijkheid. Tijdschrift voor Gezondheidszorg en Ethiek, 2007, 17: nr. 1, 13-17.

Casuïstiek taakverdeling; in iedere aflevering van het Nederlands
Tandartsenblad wordt een uitspraak van de Centrale Klachtencom-
missie van de NMT samengevat en van commentaar voorzien.
Website met informatie over de BIG-registratie: http://www.ribiz.nl.

Organisatie van samenwerking: hoofdstukken 6 en 7

Ardon A. Klantgestuurde teams. Amsterdam: Contact, 1999.

Bruers JJM. Zorgverlening door tandartsen. Studie naar tandartsvariaties in verleende
zorg. Dissertatie Nijmegen: Radboud Universiteit Nijmegen, 2004.

Bruers JJM. Samenwerking in de tandheelkundige zorgverlening. In AJ Feilzer e.a.
Praktijkboek tandheelkunde, afl.7. Houten: Bohn Stafleu Van Loghum, 2005.

Dam BAFM van, Bruers JJM. Typen tandartspraktijken naar formatie. NT 2007a, 62
(08): 44-45.

Dam BAFM van, Bruers JJM. Tandartsen en samenwerkingscontacten. NT 2007b, 62
(12): 24-25.

Dreu CKW de. Bang voor conflict? De psychologie van conflicten in organisaties.
Assen: Koninklijke Van Gorcum, 2005.

Drost DM. Mensen onder elkaar. Psychologie van sociale interacties. Utrecht: De
Tijdstroom, 1996.

General Dental Council. Principles of Dental Teamwork. London: GDC, 2006.

Hersey P, Blanchard KH. Management of organizational behavior: utilizing human
resources. Englewood Cliffs NJ: Prentice Hall, 1993.

Katzenbach JR, Smith DK. The wisdom of teams; creating the high-performance
organisation. New York: Harper Business Essentials, 2003.

Kluytmans F, Hancké C (red.). Leerboek personeelsmanagement. Deventer: Kluwer
Bedrijfswetenschappen, 1993.

Kreitner R Kinicki A, Buelens M. Organizational behaviour, second (rev and updated)
European edition. London etc: McGraw-Hill, 2002.

Lingsma M. Aan de slag met teamcoaching. Soest: Nelissen, 2005.

Meertens RW, Grumbkow J von (red.). Sociale psychologie. Groningen: Wolters-
Noordhoff, 1988.

Mintzberg H. The structuring of organizations. Englewood Cliffs: Prentice Hall, 1979.

Ned Maatschappij tot bevordering der Tandheelkunde. Wat heet samenwerking?
Samenwerkingsvormen in de tandheelkundige praktijkvoering. Nieuwegein: NMT,
2004.

Ofman D. Bezieling en kwaliteit in organisaties. Utrecht: Servire, 2002.

Quinn RE. Beyond rational management: mastering the paradoxes and competing
demands of high performance. San Francisco: Calif [etc.]: Jossey-Bass, 1988.

Ranzijn E. De tandarts aan de leiding. Houten: Bohn Stafleu van Loghum, 2007.

Steers RM. Introduction to organizational behavior. New York: HarperCollins Pub-
lishers Inc., 1991.

Vroemen MW. Werken in teams. Deventer: Kluwer Bedrijfswetenschappen, 1995.

Wanrooy MJ. Leidinggeven tussen professionals. Schiedam: Scriptum, 2001.

Watzlawick P, Beavin JH, Jackson DD. De pragmatische aspecten van de menselijke
communicatie. Deventer: van Loghum Slaterus, 1974.

Wijnen G, Renes W, Storm P. Projectmatig werken. Utrecht: Het Spectrum, 2001.

Vrijwel alle besproken theorieën en methoden in de hoofdstukken 6 en 7 worden algemeen gebruikt, bijvoorbeeld door trainings- en begeleidingsbureaus. Zoeken via Google (of een andere zoekmachine) op de naam van de methode, theorie of auteur levert doorgaans direct toegang tot beschrijvingen van de methoden en theorieën.

Beleid van beroepsgroepen: hoofdstukken 2 en 9

Axelsson P, Lindhe J. Effect of controlled oral hygiene procedures on caries and periodontal disease in adults. Results after 6 years. J Clin Periodontol, 1981, 8: 239-248.

Batchelor P, Sheiham A. The limitations of a 'high-risk' approach for the prevention of dental caries. Community Dent Oral Epidemiol, 2002, 30: 302-312.

Brown LJ, Lazar V. Dental procedure fees 1975 through 1995: how much have they changed? J Am dent Ass, 1998, 129: 1291-1295.

Brown LJ, Wall TP, Manski RJ. The funding of dental services among US adults aged 18 years and older: recent trends in expenditures and sources of funding. J Am Dent Assoc, 2002, 133: 627-635.

Eijkman MAJ. De jaren negentig: omslag in het sociaal tandheelkundig denken. Rede uitgesproken t.g.v. het afscheid als gewoon hoogleraar Sociale Tandheelkunde. Amsterdam: ACTA, 2003.

Lewis DW. Alternative Dental Hygiene Practice – Access, Cost and Harm Considerations. Probe, 2001, 35: 139-143.

Luciak-Donsberger C. The effects of gender disparities on dental hygiene education and practice in Europe. Int J Dent Hyg, 2003, 1: 196-212.

Manski RJ, Moeller JF. Use of dental services. An analysis of visits, procedures and providers, 1996. JADA, 2002, 133: 167-175.

Nederlandse Vereniging van Mondhygiënisten en HBO-raad. Visie van de Nederlandse Vereniging van Mondhygiënisten en HBO-raad op het beroep van Mondhygiënist en de Hogere Beroepsopleiding tot Mondhygiënist in de toekomst, 2002.

De effectiviteit van de mondhygiënist: hoofdstuk 9

Axelsson P, Nystrom B, Lindhe J. The long-term effect of a plaque control program on tooth mortality, caries and periodontal disease in adults. J Clin Periodontol, 2004, 31: 749-754.

Bongers I, Garretsen H, Rodenburg G, Vis C, Das M. Toelichting op onderzoek (de mening van Nederlanders over kwaliteit en kwantiteit van de gezondheidszorg en over actuele beleidsvoornemens in de gezondheidszorg) Tilburg; Universiteit van Tilburg, Tranzo 2004.

Brown LF, Spencer AJ, Keily PA. Service mix in general dental practices employing and not-employing dental hygienists. J Clin Periodontol, 1994, 21: 684-689.

Carvalho JC, Thylstrup A, Ekstrand KR. Results after 3 years of non-operative occlusal caries treatment of erupting permanent first molars. Community Dent Oral Epidemiol, 1992, 20: 187-193.

Hannerz H, Westerberg I. Economic assessment of a 6-year project with extensive use of dental hygienists in the dental care of children – a pilot study. Comm Dent Health, 1996, 13: 14-43.